JN195434

移植人生のための
患者・医療者マニュアル

監修　一般社団法人 **日本移植学会医療安全委員会**

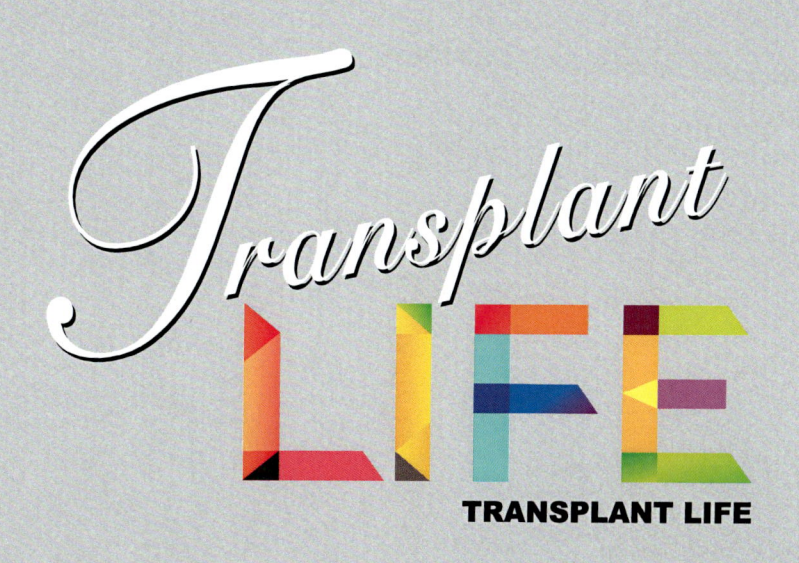

Transplant
LIFE
TRANSPLANT LIFE

ぱーそん書房

執筆者一覧

■ 監 修
一般社団法人 日本移植学会 医療安全委員会

■ 編集委員長
布田　伸一　東京女子医科大学

■ 副編集委員長
吉田　一成　恵比寿ガーデンクリニック/北里大学泌尿器科学

■ 編集委員 <small>(五十音順、敬称略、役職名略)</small>

伊藤　泰平	藤田医科大学移植・再生医学講座
小野　　稔	東京大学大学院心臓外科
菊池　規子	東京女子医科大学循環器内科
荒神　裕之	山梨大学大学院医療安全学講座
阪本　靖介	国立成育医療研究センター臓器移植センター
酒井　　謙	東邦大学腎臓学講座
島田　光生	徳島大学大学院消化器・移植外科学分野
曽山　明彦	長崎大学大学院移植・消化器外科学
伊達　洋至	京都大学医学部附属病院呼吸器外科
戸田　宏一	獨協医科大学埼玉医療センター心臓血管外科
西村　勝治	東京女子医科大学精神医学講座
平井　理心	筑波大学附属病院
平間　　崇	東北大学病院臓器移植医療部

総 論 <small>(五十音順、敬称略、役職名略)</small>

渥美　生弘	浜松医科大学救急災害医学講座
伊藤　高章	立正佼成会附属佼成病院
江川　裕人	はままつ労災病院
小野　　博	国立成育医療研究センター小児内科系専門診療部
大宮かおり	日本臓器移植ネットワーク事業推進本部あっせん事業部
木村　宏之	名古屋大学大学院精神医学分野
菊池　規子	東京女子医科大学循環器内科
荒神　裕之	山梨大学大学院医療安全学講座

佐藤　琢真　北海道大学循環器内科

酒井　　謙　東邦大学腎臓学講座

進藤　考洋　太田西ノ内病院小児科

田村まどか　新潟大学医歯学総合病院小児科

中村健太郎　鹿児島県立大島病院救急科

西村　勝治　東京女子医科大学精神医学講座

布田　伸一　東京女子医科大学

間　今日子　日本臓器移植ネットワーク医療情報部情報管理グループ

服部　英敏　東京女子医科大学循環器内科

平井　理心　筑波大学附属病院

福田　晃也　国立成育医療研究センター臓器移植センター

吉田　一成　恵比寿ガーデンクリニック/ 北里大学泌尿器科学

各　論 (五十音順、敬称略、役職名略)

◆ 心　臓

遠藤奈津美　東京女子医科大学看護部

菊池　規子　東京女子医科大学循環器内科

金萬　仁志　九州大学病院看護部

塚本　泰正　国立循環器病研究センター 移植医療部

布田　伸一　東京女子医科大学

服部　英敏　東京女子医科大学循環器内科

藤野　剛雄　九州大学大学院重症心肺不全講座

堀　由美子　国立循環器病研究センター看護部、移植医療部

◆ 肺

秋場　美紀　東北大学病院臓器移植医療部

石原　　恵　岡山大学病院臓器移植医療センター

加門　千寿　大阪大学医学部附属病院看護部

狩野　　孝　大阪大学大学院呼吸器外科学

木村　潤平　京都大学医学部附属病院看護部管理室

佐藤　雅昭　東京大学大学院呼吸器外科学

杉本誠一郎　岡山大学病院臓器移植医療センター

玉城　七海　東京大学医学部附属病院臓器移植医療センター

伊達　洋至　京都大学医学部附属病院呼吸器外科

平間　　崇　東北大学病院臓器移植医療部

◆ 肝　臓

曽山　明彦　　長崎大学大学院 移植・消化器外科学
高橋　宏和　　佐賀大学医学部附属病院肝疾患センター
辻　あゆみ　　長崎大学病院移植医療センター

◆ 腎　臓

井村　夕姫　　北里大学病院
石井　大輔　　北里大学泌尿器科学
河野　恵　　　奈良県立医科大学附属病院
河村　毅　　　東邦大学医療センター大森病院腎センター外科
関　真奈美　　東邦大学医療センター大森病院
西平　守邦　　友愛医療センター腎臓内科
野口　文乃　　北里大学泌尿器科学
山上　孝子　　増子記念病院
米田　龍生　　奈良県立医科大学泌尿器科・透析部

◆ 膵臓・膵島

會田　直弘　　藤田医科大学移植・再生医学
穴澤　貴行　　京都大学医学部附属病院肝胆膵・移植外科
井山なおみ　　京都大学医学部附属病院看護部・臓器移植医療部
伊藤　泰平　　藤田医科大学移植・再生医学講座
鈴木　敦詞　　藤田医科大学内分泌・代謝・糖尿病内科学
谷口未佳子　　藤田医科大学病院看護部
藤倉　純二　　京都大学医学部附属病院糖尿病・内分泌・栄養内科
松山　陽子　　京都大学医学部附属病院看護部・臓器移植医療部

◆ 小　腸

上野　豪久　　大阪大学大学院小児成育外科
工藤　博典　　東北大学病院総合外科(小児外科)
佐藤　則子　　東北大学病院臓器移植医療部
田附　裕子　　兵庫医科大学消化器外科学小児外科
武藤　充　　　鹿児島大学病院難治性腸疾患支援センター腸管不全部門
和田　基　　　東北大学病院総合外科(小児外科)

◆ 費用・社会保障

海上　耕平　　東京女子医科大学腎臓内科・移植管理科
縄島　正之　　東京女子医科大学病院医療福祉相談室

推薦のことば

　共に30年以上に渡り移植患者さんと向き合ってきた本書編集委員長の布田伸一医師と移植について語り合っていた時に、どちらからともなく、患者さんが「移植人生を送る指針」が必要であり、それが患者さんの自立を促す一助になるという結論に至った。その思いでこの本を制作することが決まった。

　先行して出された「必携　内科医のための臓器移植診療ハンドブック」は移植患者さんが地域で安心して診療を受けられるようにするために一般医家に向けて作成した内容であったが、本書は、移植患者さんに、医療側の手の内・心の内を曝け出すことで、患者さんの移植人生のパートナーとなることを目指した世界に類を見ない本である。

2024年9月吉日

日本移植学会 前理事長
浜松ろうさい病院 院長

江川　裕人

はじめに―読者の皆様に―

　「移植人生 Transplant Life」とは、私が移植された多くの患者さんと出会い、これまで長く寄り添いながら診てきた経験の中で自然に生まれた言葉です。おそらく本書が最初に使っている言葉だと思います。

　移植を受ける患者さんたちは、移植日である第二の誕生日に移植人生の旅に出ます。患者さんはその切符を贈っていただいたドナーさんに心から感謝し、その後の人生が実りあるものになることを念じて出発します。

　移植後は、学校に行ったり働いたり普通の社会生活を送っていきますが、同時に、拒絶、感染症、腫瘍などの予防と治療、他臓器の管理について、医療チームと二人三脚で、健康的な移植人生を築いていきます。

　わが国における移植患者さんの末永い健康を願い、患者さんと医療者の絆をより強くするための座右の書としてまとめました。患者さんをはじめ、読者の皆様に少しでもお役に立てますことを心より願っております。

　本書は、各臓器移植のエキスパートばかりでなく多くの方々から多大なご協力を頂きました。山梨大学医学部教授の荒神裕之氏には、患者と医療チームの絆のための医療メディエーションの重要性についてご指導頂きました。ぱーそん書房の山本美惠子氏には類を見ない本書の上梓に献身的な努力を積み重ねて頂きました。

　ありがとうございました。

2024年9月吉日

「移植人生のための患者・医療者マニュアル」編集委員長
一般社団法人 日本移植学会 医療安全委員会 前委員長
東京女子医科大学 特任教授

布田　伸一

● 目　次 ●

各　論

1　心臓移植

6　小腸移植

●付　録

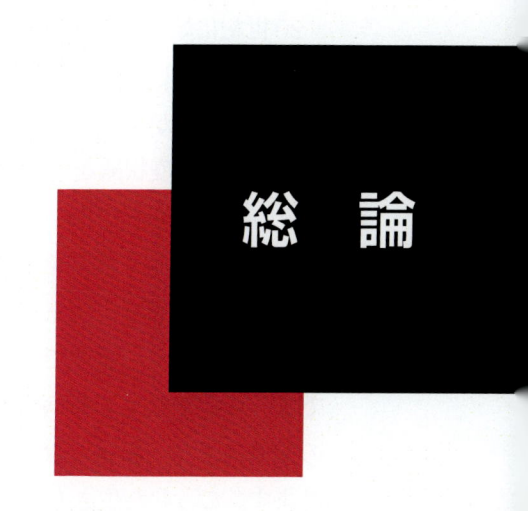

総　論

医療者と共に歩む「移植人生」

人生は、この世に誕生したときから始まり、その人の死をもって終了する運命にあります。まさに、「生」と「死」をつなぐ毎日の積み重ねが、すなわち「人生」です。

人生は、長い人もいれば短い人もおられ、幸せ、不幸、健康、不健康……と、さまざまな形容詞が付いて回ります。でも明日からの人生は未知数です。だから、人は最善を尽くすのでしょう。

20世紀に始まった移植医療は、直前まで死と隣り合わせだった患者に、その日を第二の誕生日として、新たな人生を送るための切符を与えることを可能としました。この新しい人生が、その人にとって薔薇色なのかそうでないのかはまったくわかりません。ただ、免疫状態をコントロールしていくことは移植臓器を保つためにはとても大切で、適切に抑制しないと拒絶して移植臓器は廃絶してしまいますし、必要以上に抑制すると感染症や腫瘍を併発します。また、移植後に欠かせない免疫抑制薬の働きには食事や生活態度が関係するため、その知識も必要になります。こうした普段の生活が移植後はとても重要であり、医療者がいつも寄り添えることが大切になってくるのです。移植でなくても病気や怪我などで医療者は携わりますが、移植の場合には、その関係はより一層強くなり、移植後の人生は医療者とともに築き上げていくことになります。こうした生き方を本書では、「移植人生」という言葉で表しています。

1 | 移植人生における患者と医療者の**相互理解**

POINT!

① 移植医療における患者と医療者の相互理解のためには、移植適応決定前から、移植に関連する多科の医師、移植コーディネーター以外に、医療メディエーター、臨床心理士、医療ソーシャルワーカーの参画が望ましい。

② 移植後早期の管理は慢性期の状態に関係してくる。

③ 移植医療管理にはベースとなるエビデンスに加え、個々の患者の語り（ナラティブ）を考慮していく。

はじめに

　移植医療は長い道のりである。臓器不全の兆候が出始めた時から、その臓器の移植適応決定に至るまではさまざまな薬物および非薬物治療がなされる。治療中から移植適応決定時も、そして、その後の移植待機中も、移植適応から外れないよう患者と医療者は共にきめ細やかな治療を継続する。一旦、ドナーが現れて、移植手術が行われると、今度は拒絶や感染症予防、薬剤の副作用のコントロール、そして各臓器移植特有の移植後合併症の検査と治療と続き、これらの緻密な管理は移植後長きにわたって行われる。このいわゆる「移植人生」では、患者と医療者そして患者家族が二人三脚で進んでいく。

　移植医療が首尾よく進んでいくには当然、医療者はもとより患者の前向き姿勢は必須である。もう一度、人生を送るチャンスをいただいたドナーへの感謝の想いがあるからこそ、患者と医療者の真の相互理解が存在してくる。特に生体移植ではドナーの被るリスクを考えれば、自ずとドナーとその家族への想いは理解され、当然、違法なあっせんはもっての外である。

　これから始まる「移植人生」を送っていくためには「移植」に直接携わる患者と医療者双方の踏み込んだ理解が必要である。

移植待機前から移植後慢性期に至る長期間の医学的管理

1．移植の適応に至るまで

　患者が移植をそれほど現実のこととして考えていない時期から、医療者は、将来において移植が必要となってくる適応条件から患者が外れていないかどうかを考えるものである。移植適応を検討する際に重要なポイントは、

1．医学的に移植以外に患者の命を助ける有効な治療手段（代替療法）はないのかという点である。

　日常生活の見直しから始まり、臓器不全に対するさまざまな基礎薬、そして非薬物治療が検討されているかが問われてくる。そして、移植治療を行わない場合、どのくらいの余命があるかについて、各臓器移植で使用されるさまざまな指標で評価される。この適応判定有無の精査の過程で、家族性の病気であることが判明したりすると、当該患者以外へのさまざまな影響も生じてくることを認識しておくことが大切である。

　続いて重要なことは、

2．移植手術後の免疫抑制療法、その他の治療管理が医学的に遂行できる患者であるか否かである。

　つまり禁忌事項がないか否かの確認である。ここにおいて、例えば素行に問題があると思われる場合は、その専門家とともに複数人での検討が必要になってくる。

　そして最終的に、

3．患者本人が移植の必要性を認識し移植医療を積極的に希望するとともに、家族側の協力があることで判定が下される。

　この判断については、担当医以外の多科の医療者の参画が必要である。特に、移植後長期間にわたる移植後管理を本人ばかりでなく支える家族も共に遂行できるか否かの判断には、医療メディエーター、臨床心理士、そして医療ソーシャルワーカー（medical social worker；MSW）なども参画して行う。

2．移植待機中

　わが国の移植待機期間は海外に比して非常に長い。日本臓器移植ネットワーク（Japan Organ Transplant Network；JOT）のデータ（1997年10月〜2021年12月）[1]によると、心臓・心肺同時移植で1,288.5日（約3年5ヵ月）、肺・心肺同時移植者899.7日（約2年5ヵ月）、肝臓・肝腎同時移植者464.3日（約1年3ヵ月）、膵臓・膵腎同時移植者1,206.3日（約3年3ヵ月）、腎臓移植者5,398.4日（約14年8ヵ月）（2002年1月10日〜2021年12月による）、小腸移植者308.8日（約8ヵ月）であるが、最近だけのデータではこの期間よりさらに1年以上は延長している。この期間を移植待機患者やその家族は明日の命の保障のない不安と恐怖を抱えながら待機する。したがって、この長い移植待機期間に陥りやすい患者側の状態を観察し、それを支える医療者の向き合い方をどのように構築していくかが重要になる。このときの相互の関係の良し悪しで、長い待機中に、当初の移植への期待があきらめに移行したり、特に待機期間の長い献腎移植では高齢を理由に不本意ながら登録を取りやめる患者も出てくる。長い待機期間であっても患者・医療者の相互関係を非常に良好に保てる場合もある。

　そして、心停止後・脳死下移植の場合、待機リストの上位になるといよいよ移植という現

実をより強く認識するようになる。同時にそれまで命がもつかどうかという不安も強くなってくる。

　以上のことは、移植待機リストに載る前に十分説明し、待機が始まってからも折をみて複数回説明することが必要である。

3. 移植直後

　移植して麻酔から覚めた後は、移植した自身が生きていることへの喜びと、それを与えてくれたドナーとご遺族に（生体移植の場合にはそのドナーと家族に）言葉では表せない感謝の気持ちをもつようになる。この感謝の念を抱く同じ時期に、移植後のリハビリテーション、学習が始まり、退院に向けて、自発的に取り組んでいけるかどうかの不安が出てくる場合もある。

　退院が近づくにつれて、嬉しさの反面、入院生活から離れ、移植後生活を自身でコントロールしていくことへの不安、拒絶、感染症などの移植後急性期の問題への不安をもつようになる。同時に、移植後の社会復帰への期待も高まってくる。

4. 退院して外来通院時

　移植後の拒絶、感染症、その他の合併症出現は、それぞれの臓器移植および患者で異なる。移植待機が長かっただけに移植後には待機中にできなかった分を取り戻そうと意気込んだりすると、その期待に反して出現する慢性期の合併症（いわゆる慢性拒絶、腎機能低下、悪性腫瘍など）に落胆することがある。また、ほかの移植患者と自身を比較して悲観的になったり、数年ぶりに社会復帰しても移植前に期待していた行動（恋愛、結婚、出産など）が十分に達成できないことへの不安・不満を強く訴えることもある。患者は移植したことにその原因を向けるが、医療者は移植前〜移植時の原点に戻ることを上手に伝える必要がある。

　図 1[2] に、心臓移植を例にした移植待機前から移植後慢性期に至る長期間の医学的管理をまとめた。医療者は、患者がまさに「移植人生」をうまく辿れるための案内役である。幼小児に移植した患者で移植後合併症のため学業、勤務活動がかなり制限されることがあるが、移植を受けるか否かの決定は親に依存していることが多いため、学童期や社会人になる前に、移植された臓器の傷害の程度によっては再移植も含めた今後の可能性や治療について、移植を受けた本人と親に繰り返し話し合いの機会をもつことで双方の信頼関係を保っていくことが重要である。

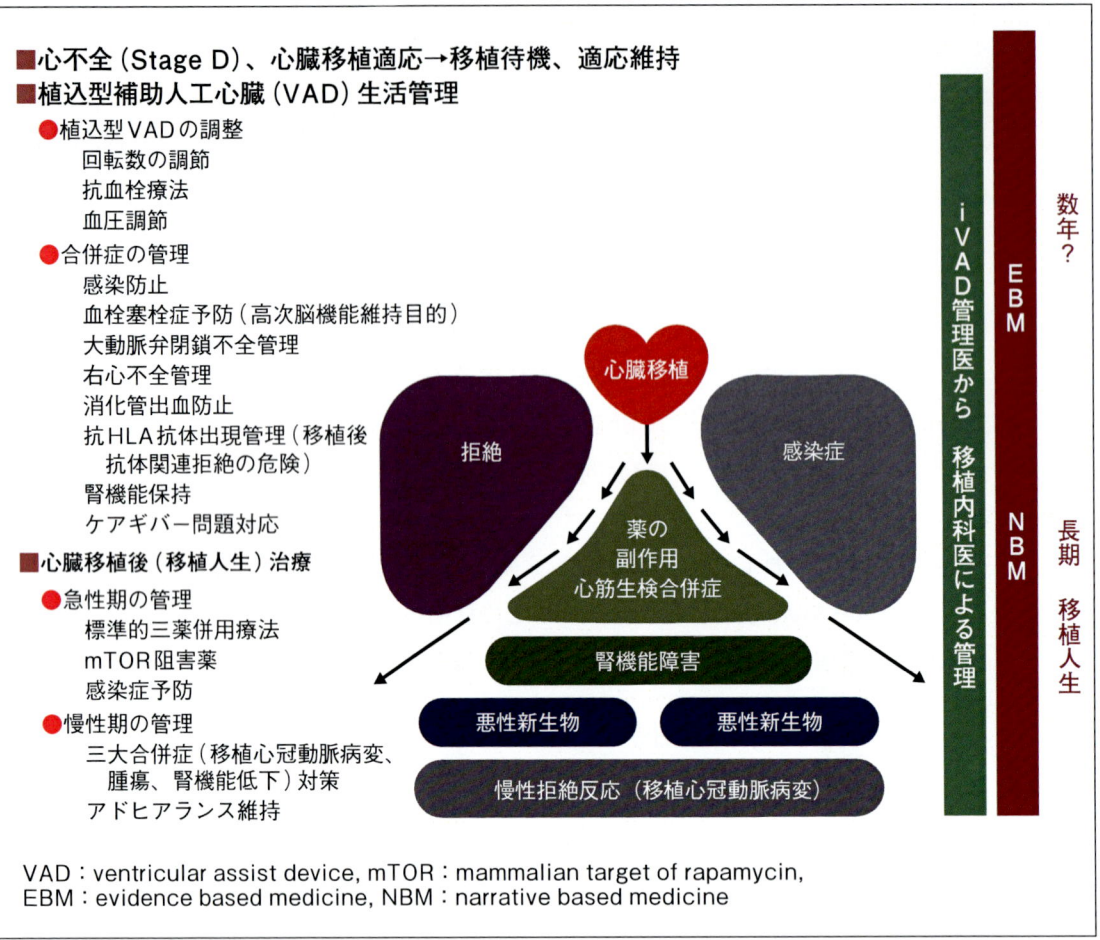

図 1. 心臓移植を例にした、移植待機前から移植後慢性期に至る長期間の医学的管理
（布田伸一：心臓移植における内科医の役割. 移植 50(2-3)：112-117, 2015 を改変）

相互理解における行き違いへの対応

1．移植待機中

　移植待機期間は、わが国では海外に比して極めて長く、移植に到達できず死亡する患者や移植適応から離脱する患者も少なくない。

　移植適応の判定がなされた患者に対して、医療者は、移植の恩恵より長期間にわたる移植待機中に起こる重篤な合併症とその危険性を伝えなければならない役目がある。

　例えば、心臓移植待機の場合、長期待機期間を乗り越えるための植込型補助人工心臓（ventricular assist device；VAD）装着がもたらすさまざまな合併症（VAD装置の不具合、感染症、脳卒中などの神経機能障害、大量出血、右心不全など）があり、植込型VADの有用性を説明する医療者側は決して強制的な説明にならないように注意しながら、不安を取り除くように行うことがよい。VAD植込み後が順調な経過の場合には、退院後、患者は勤

待機が始まって

患者側の見方（認知フレーム）と医療側への理解姿勢

・長期間待機を覚悟していたが、現実はやはりつらい
・公表されている待期期間と実際に乖離あり

・このつらい気持ちを周囲にどこまで言ってよいのか
・もっと現実（真実）を知りたいが、怖い
・移植後管理の負担についても不安あり

・ほかの患者との交流（患者会も含む）から共有の認知フレームの構築

相互理解（認知フレーム）の齟齬

悪化要因
・待機中に本当に勤務可能なのか
・ゆっくり対話する時間なし
・家庭環境（別居、離婚、死別）、職場環境変化（失業）
・自己管理の徹底、現状（勤務困難）認識の難しさ

患者が子どもの場合の悪化要因
・親の意思で子の運命を決めてよいのかという想い

問題解消の方向性
・ほかの患者との交流(不安軽減もあれば、逆もあり)
・患者会などに医療者も参加

医療者側（医師、コーディネーターほか）の思い（認知フレーム）と患者側への理解姿勢

・長期間待機のこと、待機中に勤務は可能かについて本人も家族も十分理解したはず

相手の立場での共感
・先入観をもたずに患者の語りを傾聴
・患者および家族への共感

・患者会などに参加して共有の認知フレームの構築

務も可能となるが、この場合、勤務先の同僚に機器管理の講習を受けてもらう必要がある。

　ここで患者は、移植待機が始まると同時に、植込型VADの合併症（上述）出現の恐怖をもちながら長い待機期間を過ごさねばならない宿命を再認識することになる。

　臓器移植の待機中に乗り越えなければならない点については、各論を参照されたい。

　この宿命とも言える長期の移植待機期間における患者、医療者間における相互理解の行き違いに対しては、双方の対話を充実していくことに尽きる。ここでは、医療者は先入観をもたずに患者の語りに傾聴し、患者・家族と共感する姿勢が重要である。具体的に医療者は、医療と直接に関係する待機中の合併症についてだけ対話をもつのではなく、その合併症が関

係する私生活（家庭内、職場、学校など）の相談にも傾聴し、必要なら助言することが信頼関係構築につながる。また、医療者の中でも医療ソーシャルワーカーの果たす役割も大きく、患者の家庭環境（別居、離婚、死別など）の変化、職場環境変化（失業など）がもたらす移植待機中のコンプライアンス低下の予防に役立つことが多い。特に、患者が子どもの場合、親は自分たちの意思で子の運命を決めてよいのかと悩むことも多い。その悩みを医療者はゆっくり聞き入れていくことで、患者も親も、間接的に自身の苦悩をケアされている感覚をもつようになる。このことがひいては相互理解（認知フレーム）[※1]の齟齬をなくすことになる。

ここで、長い移植待機を多くの制約を余儀なくされる状況に少し慣れてくると、その先の待機期間の過ごし方について患者はさまざま尋ねてくる。移植待機期間中の心身のストレスは孤立してしまうと改善の糸口は得られないため、同じ境遇を経験した先輩患者から解決策が示されることもある。また、後輩患者には自身の反省点を伝えることが自身の待機期間中の精神コントロール維持に役立つこともある。

このように同じ境遇をもつ方の集まり、例えば「患者会」の存在は患者およびその家族にとって有用なことが多い。ここで注意しておくべきことは、この患者会は、患者主導で形成されるものであり、医療者主導でつくることは患者に医療の考えを強要することもあり、その通りできないことに対してストレスを増加させることもあるため、注意が必要である。ただし、「患者会」に医療者がオブザーバーとして参加することは、患者の普段の悩みや不安などを知ることができて有用である。

2　移植待機順位が上位になってきた頃

患者は、待機リストの上位になると移植という現実をより強く意識するため、期待とともに、それまで命がもつかどうかといった不安も強くなる。この頃から（以前に学習したが、その時は既に忘れている）移植後の注意点、移植後の社会復帰も気になるようになる。

この時期の患者は、ドナーコールを現実に受けることもあり、情緒不安定な日が多くなるが、多忙な医療者に自身の気持ちを話す機会は少ない。医療者は、移植が近いことが患者の精神的ストレスを軽減させていると解釈せずに、移植が近いことからくる不安定な患者の内面を察し、語りに傾聴し、共感することが大切である。

移植待機上位のときの注意点や移植後の注意点などについては、医療者から患者へ移植待機リストに載る前に十分説明しているはずであるが、長い待機期間中も説明内容を記憶し続けることは難しく、数年の待機期間中に管理方法に多少の変化が出てくる。医療者は、患者の移植待機が始まってからも患者状況を見て移植後のことについて（チーム内で作成された）テキストなどを参考に複数回繰り返し説明することが必要である。

[※1] 認知フレーム：自身の日常や経験、知識などからつくられた「ものの見方」。

移植が近づいてきた頃

患者側の見方（認知フレーム）と医療側への理解姿勢

- 移植後についての以前の説明を忘れている

- ほかの患者との交流（患者会も含む）から共有の認知フレームの構築

相互理解（認知フレーム）の齟齬

悪化要因
- 移植後の不安についてゆっくり話を聞けない
- 移植後の仕事、人生に不安

患者が子どもの場合の悪化要因
- 親の意思で子の運命を決めてよいのかという想い

問題解消の方向性
- ほかの患者との交流（不安軽減もあれば、逆もあり）
- 患者会などに医療者も参加
- リスクを理解し治療に専念

医療者側（医師、コーディネーターほか）の思い（認知フレーム）と患者側への理解姿勢

- 待機中に生じた合併症がある状態での移植になるという認識とその説明

相手の立場での共感
- 先入観をもたずに患者の語りに傾聴
- 患者および家族への共感

- ほかの患者との交流（患者会も含む）から共有の認知フレームの構築

3　移植後、急性期（ICU滞在時）から一般病棟へ、そして退院（移植後外来通院）の頃

　移植手術を無事終え、患者は集中治療室（intensive care unit；ICU）で麻酔から覚醒して最初はぼんやりしながら長期間待機の末にやっと移植に辿り着いたという安堵、達成感にしばし浸る。それもつかの間で、連日計画されるリハビリテーションを傷の痛みを堪えながら行なわなければならない。そして、減少していく静注点滴薬に代わって増えていく経口薬があり、そこには免疫抑制薬、感染予防薬、等々の今後の移植管理に重要なさまざまな薬剤がある。中でも免疫抑制薬は移植直後（移植臓器、患者により多少異なるが）は頻回の血中濃度から投与量を決定していくため、患者は決められた内服時刻に決められた量を内服する習慣をこの時期にしっかりつけておくことが重要である。移植後管理の基本は、寝ている時も起きている時も拒絶や感染症が生じない免疫抑制状態に維持することであり、そのことを患者も医療者もよく理解することが必要である。

　リハビリテーションも進み、退院に向けて家庭内の衛生状態も十分に完備され、患者は実際に外来通院にステップアップする。この時期は、退院が近づくにつれて嬉しさの反面、入

院生活から離れ、移植後生活をすべて患者でコントロールしていくことや、拒絶、感染症などの移植後急性期の問題への不安をもつことも多い。同時に、移植後の社会復帰への期待も高まる。退院してから今後の外来通院、これからの移植人生の管理について、さまざまな注意点を何回にも分けて医療者は患者に対話を通じて教育していくことが大切である。

　この頃の患者は、心停止後・脳死下移植の場合はそのドナーとご遺族に、生体移植の場合は生体ドナーへの感謝の気持ちを一層もつ時期でもある。

　このように移植されて退院に至るこの期間は、それまでの長い移植待機期間に比して短いものであるが、その間に生じるさまざまなエピソード（拒絶、感染症、ほか）により精神的にも抑揚が激しくなるものである。このような時期に医療メディエーターは、患者と医療者の間に入ってお互いの認知フレームの齟齬を認識し、双方が共感する解決策を提示していくことが、その後の移植人生のスタート点としてとても重要である。

移植が終わって…

患者側の見方（認知フレーム）と医療側への理解姿勢

- 長期間待機の末にやっとの移植という気持ち
- 移植後の注意点などはかなり前の説明だったため忘れた
- 社会復帰を現実的に考える必要性あり
- 移植後のリハビリテーションが思っていたよりつらい
- 移植後の仕事、学校生活や人生を考えると不安が多い
- ドナー（生体ドナー）、ドナー遺族への感謝をどうするか

相互理解（認知フレーム）の齟齬

悪化要因
- 長期間の移植待機中に移植後注意点は忘却している
- 数週間後の退院を前に、移植後生活の学習が追いつかない

問題解消の方向性
- 先輩移植患者の方からの指導（不安軽減もあれば、逆もあり）
- 移植管理医や移植コーディネーターたちから、少しずつ移植後生活の注意点について説明を受ける。
- ドナーなどへの感謝方法も教わる

医療者側（医師、コーディネーターほか）の思い（認知フレーム）と患者側への理解姿勢

- 拒絶予防、感染予防等々の移植後管理を含めた社会復帰を視野に入れて考える

相手の立場での共感
- 先入観をもたずに患者の語りに傾聴。勤務時間の合間に、感染に注意しながら患者側とコミュニケーションをとる
- 患者および家族への共感

4　移植後数年〜10年以上経過した頃

　移植後の拒絶や感染症の出現状況は、移植臓器により異なってくる。拒絶の種類やその治療については他書[3]に譲る。その他の合併症出現については、ドナーとレシピエントの関係（特にサイトメガロウイルスやEBウイルス感染状況）、移植前の腎機能状態も関与してくる[3]が、移植後は、その置かれた状態に対して、最大限の治療を行っていくということを患者・医療者の双方がよく話し合っておくことが重要である。ここで双方の認知フレームに齟齬がないよう医療メディエーターや医療ソーシャルワーカーも深くかかわることが大切である。

　移植後の与えられた人生について、少しでも患者の理解度を上げるためには、医療者は移植後は薔薇色の人生であるような無責任なことは決して言わず、各々の移植患者で異なる移植人生であることを移植前から患者と医療者の対話の中で上手に伝えておくことがよい。そうすることで、移植待機期間が長かった末の移植であっても、患者は移植後は新たな人生と認識して自ら進むようになれる。待機後に羽目を外す生活をするという考えを医療者が移植前に認知した際には、早急に正すことが必要である。この場合に大切なことは、移植した患者だけを特別視するのではなく、患者家族全員が規則正しく羽目を外さない生活を一緒に行うという（健康的な）生活指導が大切である。

　移植後は、患者が非常に真面目な生活を送っていても、自分の思い通りにいかないこともある。「移植は、もう一度、人生を送る切符をいただくもの」と説明されるかも知れないが、その移植人生が、患者にとって満足すべきものになるか否かは、移植手術の時点では全部はわからない。ただ、医療者は、移植後急性期からの管理が慢性期の合併症（いわゆる慢性拒絶、腎機能低下、悪性腫瘍など）にも影響してくることを認知しており、移植して間もない時から注意事項を何度も口にするのはそれ所以である。それでも患者側はほかの移植患者と自身を比較して悲観的になることもある。数年ぶりに社会復帰しても移植前に期待していた行動（恋愛、結婚、出産など）が思いどおりに達成できないことへの不安・不満を強く訴えることもある。医療メディエーターや医療ソーシャルワーカーは患者・医療者の認知フレームを再チェックし、各々の職種の方法で患者へアプローチすることが重要である。

移植医療におけるNBMの重要性

　明日の命の保証のない状態で、患者は何年もの長い移植待機期間を乗り越えて、移植人生のスタートに立つわけであるが、移植後の人生も順調なものという保証はない。確定できないことの連続のように思われるが、それは移植医療に限ったことではない。移植医療は患者と二人三脚で進む医療であるため単科で扱えるものではなく、多職種の多くの医療者が参画する。そのベースになるエビデンスに加え、個々の患者の語り（ナラティブ）考慮していくことで、総括的にEBM（evidence-based medicine）とNBM（narrative- based medicine）

よりよい移植人生のために

患者側の見方（認知フレーム）と医療側への理解姿勢

- 移植後の注意点などについて、入院中はすぐに尋ねられたが、退院後はすぐに尋ねられず不安がある
- 実際に仕事や学校に戻って不安が多い
- 移植臓器の今後について医療者との話から気になる点がある
- ドナー、ドナー遺族、生体ドナー、身内への感謝をうまく伝えたい

相互理解（認知フレーム）の齟齬

悪化要因
- 移植して数週間後の退院までに、移植後の生活の学習が追いつかない
- 特に、慢性期の合併症（慢性拒絶、腎機能障害、リンパ腫、など）の出現状況がわからない
- 移植後経過が自身より順調な患者と比較してしまう

医療者側（医師、コーディネーターほか）の思い（認知フレーム）と患者側への理解姿勢

- 拒絶予防、感染予防、等々のための内服薬遵守の大切さ、移植後特有の日常生活遵守が生涯続くことへの確認

相手の立場での共感
- 患者の語りに傾聴し、移植後、可能になったことへの喜びと同時に、移植医療そのもの、ドナーへの感謝も共に行う（移植医療の原点を確認）

の両者が存在する、理想的な移植医療が達成されるものと思われる（**図2**）。

　わが国で臨床的に移植医療が行われるようになって40年以上経過してきているが、移植を受けた患者の移植人生はこれからも延びていく。患者と医療者の縁は切れるものではなく、その絆はさらに太くなっていくものと思われる。

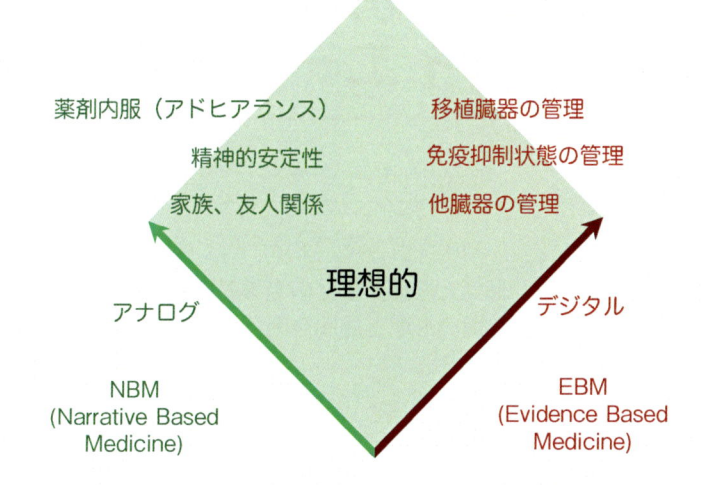

図2.　EBM と NBM からなる理想的な移植医療
（布田伸一作図：2024 年 9 月）

文献

1）日本臓器移植ネットワーク(jotnw.or.jp/faq/)(最終アクセス2024年7月20日).
2）布田伸一：心臓移植における内科医の役割. 移植50(2-3)：112-117, 2015.
3）日本移植学会Transplant Physician委員会(編)：必携 内科医のための臓器移植診療ハンドブック. ぱーそん書房, 東京, 2023.

2 移植人生における 医療メディエーターの役割

POINT!

① 医療メディエーターは、患者と医療者などの当事者に対して、第三者の立場から関わりをもち、当事者間の対話の場の形成と促進を図ることで、深い相互理解やよりよい関係を促す当事者対話の支援者である。

② 医療メディエーターの考え方やふるまいを、移植医療に携わる医療者がそれぞれの立場で活用することも有用である。

③ 医療メディエーターは、移植医療（移植人生）において患者と医療者双方に生ずるさまざまな苦悩や困難の解決請負人ではなく、当事者と共に歩みながら、当事者自身や当事者間にある問題を乗り越えていく力を見い出し、引き出し、育む援助を行う。

はじめに

　医療メディエーターは、患者と医療者などの当事者に対して、第三者の立場からかかわりをもち、当事者間の対話の場の形成と促進を図ることで、深い相互理解やよりよい関係構築を促す（**図3**）。こうした第三者がかかわる当事者対話の枠組みは「医療メディエーション」と称され、2005年に（公益財団法人）日本医療機能評価機構で研修が開始されて以降、各種の医療系団体や個別医療機関などで研修会が開催されている。

　2022年の診療報酬改定では、新たに入院時重症患者対応メディエーターが新設され、日本臨床救急医学会と臨床教育開発推進機構（ODPEC）により養成研修会が開催されている[1]。こうした患者の治療に直接かかわらない専任の担当者の配置により、救急・集中治療領域に

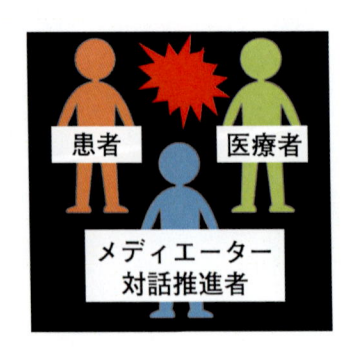

【基本形】
メディエーターが
関係調整を支援する

図3. 医療メディエーターの基本形

おいて、移植医療が一層、推進されることが期待されている。

　また、当事者対話の推進役としての医療メディエーターとしての活用のほかに、汎用的対話モデルとして、医療者自身が医療メディエーターの考え方やふるまいを習得し、臨床場面で実践する活用が展開されている[2]。移植患者はもとより、その家族など介護者（ケアギバー）を含む関係者、ドナー側の関係者、移植に関連するさまざまな診療科の医師、移植コーディネーター、臨床心理士、医療ソーシャルワーカー（MSW）やその他のコメディカルなど、数多くの人が携わる移植医療において、当事者間の関係構築と問題解消に資する医療メディエーターの活用が、今後一層求められる。

わが国における医療メディエーターを取り巻く状況

1．医療メディエーターの育成

　医療メディエーターの育成研修の対象者は医療機関の職員である。内容は、レシピエントとドナーの当事者対話を進める第三者の立ち位置を理解し、実践的なかかわり方を習得するため、総論的な内容のほか、ロールプレイなど体験の場を設けている。

　一方、2022年から設けられた入院時重症患者対応メディエーターは、日本臨床救急医学会とODPECが主催する研修会を通じて養成される。

2．当事者の語りを引き出す医療メディエーターの姿勢

　医療メディエーターは、一方の当事者に偏らない中立的な立場にある。対話を通じた情報共有を促進する中で、相互理解が困難となる状況では双方の認識や感情にずれが生じ、そのずれが拡大しやすく、ひいては関係性の悪化や断絶を及ぼしかねない。医療メディエーターは、このずれに双方が気づくきっかけを与える役割を担っている。

　双方が、認識や感情のずれに気づくためには、各々の理解の枠組み「認知フレーム」を知る必要がある（**図4**）。人はみんな、自らの人生を通じて習得してきた「認知フレーム」を通

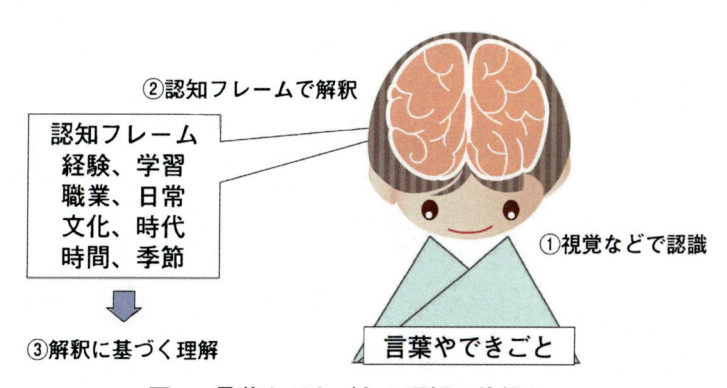

図4．言葉やできごとの理解の仕組み

15

表1. 医療メディエーター求められる姿勢（行動規範）

表1. 医療メディエーター求められる姿勢（行動規範）
1．伝言的仲介でなく直接対話を促進させる
2．判断、評価、意見の表明、提案はしない*
3．解決ではなく情報共有と関係構築を目的とする
4．分け隔てのないケアの姿勢で心を聴く

*：医療者自らが医療メディエーターのふるまいを活用する際には、これらの言動をまったくしないのではなく、まずは聴く姿勢を優先し、これらの言動をいきなり先出ししない心がけをもつことが求められる。

（文献3）を参照して作成）

じて物事を解釈して理解していることから、これを共に分かち合うことができれば、自ずとずれの正体や生じた理由の気づきにつながる。医療メディエーターは、各々の当事者からそれぞれの「語り」を引き出すことを通じて、これを露わにしていく。

　例えば医師は、患者に関心をもち、患者の抱える苦痛などの問題解消を共に図ることで、患者と医師の双方の中で病いが癒される／病気を治療するという意味や価値が生まれている。こうした「ケア」の循環を、医療メディエーターは対話の中で実践し、当事者の自律的な問題解消を支援している。

　表1に医療メディエーターに求められる姿勢を示す。

3．医療メディエーターの活用

　医療メディエーターの要請が開始された当初は、主として医療安全上の課題（医療事故後の対話など）への活用が主眼であった。その後、日常的な相談への対応へと大きく拡大した。その後、入院時重症患者対応メディエーターが誕生してからは集中治療領域において、重篤な状態の患者の治療を行う医師・看護師などの他職種とともに、当該患者およびその家族などに対して、治療方針・内容などの理解および意向の表明を支援する体制を評価する仕組みが開始された[4]。これにより、臓器提供の意思決定などの場面に医療メディエーターの活躍の場が広がった。

移植医療における医療メディエーターの展開

1．移植者数の増加と長期にわたるケア

　国内における死後（脳死下および心停止後を含む）の臓器提供件数は、日本臓器移植ネットワーク（JOT）が発足した1995年以降、年間100件前後の推移が続く横ばいの状況であるが、臓器移植件数自体は、年々増加を続けており、年間500件に迫る勢いとなっている[5]。また、臓器移植後の5年生存率は、74.2〜92.9％と高い水準が維持されている[5]。このような移植者数の増加や各臓器移植特有の移植後合併症への対処に加え、患者の加齢に伴う身

体機能低下への対応も加わることで、長い移植人生に携わる医療体制の構築が求められている。こうした課題への対処の枠組みとして、移植手術に携わる外科医だけでなく移植前管理から長期にわたる移植後管理に内科医の参画を促すことや、移植施設だけでなく、患者の地元の医療機関やかかりつけ医などの非移植実施施設との連携診療が模索されており、移植医療におけるすべての段階で、多職種チームによるケアの重要性も認識されている[6]。

　こうした移植医療をめぐる医療体制の変化の中で、患者と医療の信頼関係の構築や、多職種間における関係性の形成や調整が、これまで以上に重要な課題であると考えられる。医療メディエーターの役割やその考え方、ふるまいは、これらの人間関係における問題解決・関係調整のモデルであることから[2]、その活用が、移植医療のさらなる発展へ寄与するものと期待される。

2．長期にわたる移植待機期間

　移植の平均的な待機期間は、心臓で約4年、膵臓で約3年半など長期にわたり、待機者の多い腎臓移植者に至っては、約15年もの年月の待機を強いられる[3]。こうした長期の移植待機期間は、患者はもとより、家族を中心とする介護者（ケアギバー）にとっても、先の見えない不安との戦いとなる[6]。こうした移植待機期間に必要となるさまざまな身体（医学）的、精神的、社会的ケアを円滑に進めるための支援の枠組みの1つが、医療メディエーターの役割やその考え方、ふるまいである。

　不安への対処を例に挙げると、正常な社会生活が損なわれる病的な状態であれば、専門家との連携の下での対処に医療側の迷いはない。一方で、患者や家族などの介護者（ケアギバー）が、内心に渦巻く不安をうまく言葉に表せなかったり、無意識に抑圧していたりする場合があり、こうした際に不安として表出されるのではなく、医療側への怒りや攻撃的な言動として表出されることを経験する。医療側からすれば理不尽にも感じられる怒りや攻撃的言動に対しても、医療メディエーターとしての考え方やふるまいを習得した医療者や、医療メディエーター自身であれば、当事者との対話を通じて患者や家族などの介護者（ケアギバー）の内心にある想いに目を向け、深層の不安に寄り添う対話を紡ぐことが可能となり、患者側と医療側双方の問題の解消を図ることが期待される。

3．移植予後を悪化させるノンアドヒアランス

　アドヒアランスとは、患者自らが治療方針や服薬の意義を十分に理解し、納得したうえで選択を行い、決定された治療に対して積極的に参加する姿勢を指す。ノンアドヒアランスは、こうした治療への積極的な参加が損なわれている状態を指し、移植医療では、免疫抑制薬の意図的な中断や一時的な飲み忘れ、不規則な内服がある[6]。また、定期的な受診、健康状態のセルフモニタリング、感染症予防、適切な食事、運動、禁煙なども含まれる[7]。

　移植医療におけるノンアドヒアランスは、移植臓器廃絶の重大リスクであり、移植早期

だけでなく遠隔期においても注視すべき問題とされるが、ただ注意しても解決にはつながらないことが多く、服薬のノンアドヒアランスに対して有効性が実証された単一の介入方法もないとされる[7]。このような場合、オープンかつ共感的に患者と話し合い、対策を考える姿勢が求められており[6]、こうした患者側と医療側の対話を通じた問題解消を支援できる存在が医療メディエーターである。しかしながら、現状において、日常臨床場面における専任の医療メディエーターの関与は、人員配置からみても実現困難であることから、こうした場面では、多職種の医療者らが、医療メディエーターの考え方やふるまいを実践することが問題解消に役立つと考えられる。

4. 生体移植を取り巻く課題

日本移植学会倫理指針において、臓器移植の望ましい形態は、死後、善意によって提供された臓器の移植であると示されている[8]。一方で、JOTに登録された約16,000人の臓器移植希望者のうち、1年間で臓器移植を受けられた人は約400人にとどまり、全体のわずか3%である[5]。こうした現状から、生体ドナーからの臓器提供が選択肢であり、腎臓、肝臓、肺の各臓器で生体ドナーからの臓器移植が行われ、実に、腎臓移植の約93%、肝臓移植の約86%を生体ドナーからの提供が占めている[9]。

生体ドナーの場合、もともとは健常なからだに侵襲を加える必要に迫られることから、強要や金銭授受などがない自発的な自由意思による提供であることが厳密に求められ、提供後も生涯にわたる経過観察などのドナーの安全性が重要な課題である。日本移植学会倫理指針上、生体ドナーは親族に限定されていることから、親族内でのプレッシャーなど生体移植特有の問題が生じうる。こうした問題への対処に医療メディエーターの関係調整の手法が一定の有用性があると期待される。

移植人生を支える医療メディエーター

臓器不全という命の危機から始まり、提供臓器を待つ先の見えない期間を耐え、臓器移植手術を経て、新たな移植人生の幕開けとなる。この後も長く続く医学的管理も含めた移植人生のすべてのステージにおいて、ケアとしての対話が果たす役割は大きい。事前の説明ですべてを聞いていたとしても、実際にわが身に起こった出来事と整合性をもって理解することは、特に望まない結果であれば誰にとっても容易ではない。不安、苦悩、後悔、落胆、鬱憤、憤慨など到底、書き尽くせないやり場のないさまざまな想いが渦巻く中でも、患者と医療者の対話の絆は、眼前に現れる多様な問題を乗り越えて前に進むための原動力となる。

医療メディエーターは、移植医療（移植人生）において患者と医療者双方に生ずるさまざまな苦悩や困難の解決請負人ではない。当事者と共に歩みながら、当事者自身や当事者間にある問題を乗り越えていく力を見い出し、引き出し、育む援助を行うのが医療メディエーター

であり、移植医療に携わる多様な医療専門職が身につけると有益な考え方、ふるまいである。

文献

1 ）三宅康史：入院時重症患者対応メディエーター（仮称）のあり方に関する研究．厚生労働科学研究費補助金（移植医療基盤整備研究事業）脳死下，心停止後の臓器・組織提供における効率的な連携体制の構築に資する研究分担研究報告書，厚生労働科学研究データベース（https://mhlw-grants.niph.go.jp/project/163467）（2024年2月12日最終アクセス）．

2 ）和田仁孝：紛争過程とADR；法臨床学への転回．第2巻，p213，北大路書房，京都，2020．

3 ）和田仁孝，中西淑美：医療メディエーション―コンフリクト・マネジメントのナラティヴ・アプローチ．シーニュ，東京，2011．

4 ）診療報酬の算定方法の一部を改正する件．令和4年厚生労働省告示第54号（https://www.mhlw.go.jp/stf/seisakunitsuite/bunya/0000188411_00037.html）（2024年2月12日最終アクセス）．

5 ）日本臓器移植ネットワークホームページ（https://www.jotnw.or.jp/）（2024年2月12日最終アクセス）．

6 ）日本移植学会（編）：必携 内科医のための臓器移植診療ハンドブック．ぱーそん書房，東京，2023．

7 ）Fine RN, Becker Y, De Greest S, et al：Nonadherence consensus conference summary report. Am J Transplant 9(1)：35-41, 2009.

8 ）日本移植学会：日本移植学会倫理指針．2021年9月18日（https://www.asas.or.jp/jst/about/ethics.php）（2024年2月12日最終アクセス）．

9 ）日本移植学会：ファクトブック2022．p4（https://www.asas.or.jp/jst/pdf/factbook/factbook2022.pdf）（2024年2月12日最終アクセス）．

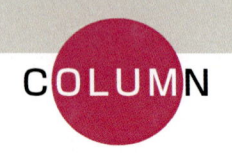

グリーフケアとは

グリーフとは、大きな喪失を経験したことによる、悲嘆griefと呼ばれる感情の大きな動きのことです。死別による悲しみbereavementに限定された概念ではなく、より広く、役割の喪失、関係性の喪失、希望や計画の喪失、大切な人との死別・離別、場所の喪失、物の喪失、そして健康の喪失などさまざまな原因を含みます。また、喪失後だけでなく、その喪失が予想される中で感じる喪失前の不安や苦しみ、また時間が経ってからその喪失が大きなものであったと気づく中での感情の動きも含みます。人間にとってグリーフは、自然な心の動きです。当事者としてまたその人の近くにいる者として、その自然な感情にどのように向き合うかについて考えておくことが大切です。その向き合い方についての研究や実践のことを「グリーフケア」と呼んでいます。グリーフケアにとって専門家の対処が必要な場合もありますが、まずは本人や周りの人たちによる理解と受けとめが大切です。

移植医療そしてその後の移植人生は、おそらく感情的には大きなアップ＆ダウンを伴います。患者本人にとっては、そもそも移植が必要な病気自体が健康の喪失であり、それに伴う生活者としての多くの具体的な喪失があります。病気の治療に大きな関心が向けられ、そのために生活の多くの側面が「当然のこととして」優先順位を下げられます。家族や医療者が治療のために大きな努力をしてくれているとき、患者本人ができなくなったいろいろなことに心を向けることが「わがまま」のように感じられてしまうことがあるかもしれません。しかし、それ

らの喪失に意識を向けないようにしたとしても、それが内面に与える影響は決して小さくないかもしれません。それらは患者自身の「存在価値」の意識にかかわります。

グリーフケアは、どうやったら失われたものを回復するかを計画することではありません。回復できるものがあるのなら、社会福祉の制度、地域の資源、人間関係などを有効に用いて、治療への配慮をしながら、可能な範囲で早期から現実的な努力をすることが大切です。また、グリーフケアは、喪失という現実の前で、「いつかきっと回復できる」という期待を維持する努力のことでもありません。患者本人は、期待と不安の両方を実感しているので、期待の強調は、患者にもう片方の思い（不安）から目を逸らすことを強いてしまうかもしれません。グリーフケアとは、むしろ、病いの初期から不可避的に少しずつ患者の心に結晶化している悲しみに（本人もまた周りの人も）目を向け、それを大切にすることです。悲しみは、失われそうになっているものや失ってしまったものが「大切」であることの表現です。それが「大切」であるという思いを誰かに受け止めてもらい、その人の感情の大きさと「等心大」でその喪失を共に悲しんでもらうことを通して、その大切な人・こと・ものとの新たな関係を築くことが始まります。これがグリーフケアの第一歩です。

患者を囲む家族や大切な関係者には、患者とは異なる次元の喪失があります。もちろん、患者の健康喪失は、家族にとっても大きな喪失経験です。それ自体が悲しみです。患者と共に生きる人生の大きなものを失うかも知れません。また、生活面の影響もさまざまに生じてきます。

まずは治療にかかわる責任感や義務感から「犠牲」にする（もしくは、しなければならないと感じている）ものの喪失です。

　移植につながるような大きな病を抱えた患者のために、家族のほかのメンバーとの時間や関係を喪失してしまうことがしばしば起こります。自分自身の時間や人生の計画を喪失してしまうこともあります。特に日本社会ではこれらの「犠牲」を払うのが当然のこととされてしまう文化があるかもしれません。それらの喪失に伴う悲嘆は公に語ることを憚られる「公認されない悲嘆 disenfranchised grief」ということができます。

　遺伝や生活習慣にかかわる疾患の場合、家族は（それが合理的なものでないとしても）罪悪感を覚えることもあるかも知れません。それらは、疾患を防ぐことができたかも知れない自分を喪失した経験です。経済的負担も苦悩の原因となるでしょう。家族や関係者の中に結晶化してきている悲嘆へのケアの基本は、常識的な「～すべき」という思いを手放し、どのような思いや苦しさが経験されているのかを注意深く伺う（傾聴する）ことです。患者や家族の心の中には、いろいろな人や事情に向けられた複数の価値観が交錯していることでしょう。それらの優先順位を、落ち着いて考える場を提供するのが傾聴の役割です。

　上記に加え、移植医療には、特有の喪失や悲嘆があります。脳死下臓器移植の場合のドナー遺族のグリーフは、多くの場合その突然性が死別悲嘆をより深いものにさせることが知られています。また、臓器提供の決断そのものが「尊い決断」と肯定的に評価されると同時に、その決断をした（日本の文化を生きる）家族にとって一生大きな心の重荷を背負うことになることは想像に難くないことです。ドナーコーディ

ネーターの専門性が発揮される領域と言えます。生体移植ドナーも、自身の健康上の変化を受け入れることは言うまでもありません。そして、レシピエントとの関係性が微妙に変化してしまう可能性も意識しておく必要があるかも知れません。

　ドナーへの事前のカウンセリングは、ネガティブな要素を強調する必要はありませんが、バランスの取れた情報提供と、ドナーの微妙で（相反する）アンビバレントな思いへの傾聴が大切です。

　移植医療は、患者本人にとって、画期的な健康回復をもたらす可能性があり、そこに大きな期待があります。しかし移植数が他国に比べ少ない日本では、移植を待つ長い時間は、病状の重篤化への不安に加え、移植が実現していれば可能であったかもしれない多くのことの喪失と意識されるかもしれません。

　登録をして移植医療を自分の可能性として捉えたとき、患者は自分の意思や努力の及ばない受け身の状況に身をおくことになります。そこには大きな自律感の喪失があることが考えられます。また、脳死ドナーが現れてくれることを待つ思いは、患者自身の「他者の幸せを願う」自然な良心との葛藤を招くかもしれません。多くの場合、一生続く免疫抑制に関連して、「私」と「他者」からいただく臓器との関係について身体感覚としてまた哲学的な問題として苦悩される方もおられると思います[1]。

　移植医療患者は、生と死について、おそらくとても深く微妙な感覚と思考を味わっていることと想像できます。それらは「健康な」医療者やケア者が想像できる思いや考えを超えたものかもしれません。むしろ人類最先端の経験をされている患者から、教えていただくことがたくさんあるはずです。さらに、移植医療が患者の

権利であるという、社会的な合意がいまだ十分ではないかもしれない日本社会で、予期せぬ偏見が向けられることもあるかもしれません。

移植後、順調な回復が長期にわたり続くことが理想ですが、移植した臓器が機能しなくなることがあります。腎臓移植の場合、可能であれば再び透析に戻ることになります。英国の研究[2]によると、この事態に直面した患者家族の悲嘆はとても強いものであると言われています。取り戻せたさまざまなものを再び喪失する経験だからです。また、多くの患者がドナーに対しての罪悪感を感じているとの報告もなされています。同時に、この時期のグリーフケアの態勢が手薄であるとも言われます。

グリーフケアには大きく2つの流れがあるように思います。

1つは悲嘆に対しての精神科的なアプローチです。特に死別に続く強く長引く悲嘆は、世界保健機関WHOの『国際疾病分類第11回改訂版, 2018』や米国精神医学会『DSM-5-TR精神疾患の診断・統計マニュアル, 2022』において「遷延性悲嘆症（せんえんせいひたんしょう）」という疾病として捉えられるようになり、患者が味わう社会生活上の困難をより強く受け止められるようになりました。これによって保険医療の対象となり、社会保険の適用が受けられ、薬物療法を目指した研究治療が進展する可能性が増えました。しかし、悲嘆を病いとする流れには大きな抵抗があるのも事実です。

グリーフケアのもう1つの流れは、より予防的です。上記のように、治療のさまざまな局面で感じるであろう患者や家族の内面の経験に積極的にかかわってゆくケアです。

精神科的なアプローチが科学的なデータとその分析に基づく（evidence-based medicine；EBM）であるのに対して、それを補う形で、患者の主観的な経験の語りや、そこに現れる患者の価値観に積極的にかかわり患者のリアリティを見い出そうとする「患者の語りや価値観を根拠とするケアnarrative-based care（NBC）/values-based practice（VBP）[3]」が重要です。そこでは、何を話しても安心・安全な関係性の中で、批判的にではなく共感的に、患者や家族がそのように感じるのか、また、そう感じるのはなぜだと思うのかを伝えてもらうことが大切です。

語り手の背負っている世界はいくら長時間真剣に傾聴しても理解し尽くすことはできません。ただ、移植にかかわる患者家族の経験を知りたいという姿勢で傾聴することで、語り手は自分の悲しみがどのように結晶化しているかを自分自身で知ることができ、経験を自分自身で意味づけることができるようになります。

1）ジャン=リュク・ナンシー：侵入者；いま〈生命〉はどこに？ 西谷　修（訳・編）, 以文社, 東京, 2000.
2）Paul Gill P, Lowes L：Renal transplant failure and disenfranchised grief；participants' experiences in the first year post-graft failure-a qualitative longitudinal study. Int J Nurs Stud 51：1271-1280, 2014.
3）Fulford KWM：Essential values-based practice；Clinical stories linking science with people. Cambridge University Press, Cambridge, 2012.

3 救命救急医からみる臓器提供現場への想い

POINT!

① 救命救急センターでは、救命・社会復帰に向け全力で治療する。
② 患者・家族と共に治療ケアを行う。
③ 救命が見込めない際には患者・家族と治療目標を話し合う。
④ 患者の思いに寄り添い、患者が最期まで生ききれるように支援する。

はじめに

　救急医は、軽症から重症まで、幅広い救急患者と日々向き合っている。救命救急センターに搬送される患者は、1人で対応できる患者ばかりではなく、チームで対応しないと救命できない重症患者も少なくない。常に重症患者が搬送されても対応できるように、個人の診断・診療技術を高め、チームとしても対応できるように信頼関係を構築し準備を整えている。まずは救命すること、そして日常生活に戻れるように全力を尽くして治療する。

　しかし、救急搬送される患者は救命できる患者ばかりではない。残念ながら救命できず悲しい結果となることも少なくない。そのような患者の中に、臓器提供の可能性のある患者が含まれる。その方が最期までその人らしく生ききるために、最期の時間の過ごし方を患者の家族と一緒に考える。

患者自身の想い

　2021年に内閣府が行った世論調査の中に「あなたは、仮に、ご自分が脳死と判定された場合、または、ご自分の心臓が停止し死亡と判断された場合に、臓器提供をしたいと思いますか」という質問がある（**図5**）。この回答をみると、提供したい、どちらかというと提供したい、を合わせると39.5％が提供をしてもよいと考えていることがわかる。一方で、提供したくない、どちらかというと提供したくない、を合わせると24.3％である。

　若い方の方が提供してもよいとの答えが多く、50歳以下の比較的若い年代では、50％以上が提供してもよいと回答している反面、提供したくないと答えているのは15％と、臓器提供に肯定的な考えの方が多いことがわかる[1]。

　脳死となり臓器提供の可能性がある患者は、その時点で自身の思いを示すことはできない。自身の臓器提供の意思を事前に表示しておけば、その思いを救急医療現場で把握することができるが、前述の世論調査によると臓器提供に関する意思表示を行っているのは10.2％に

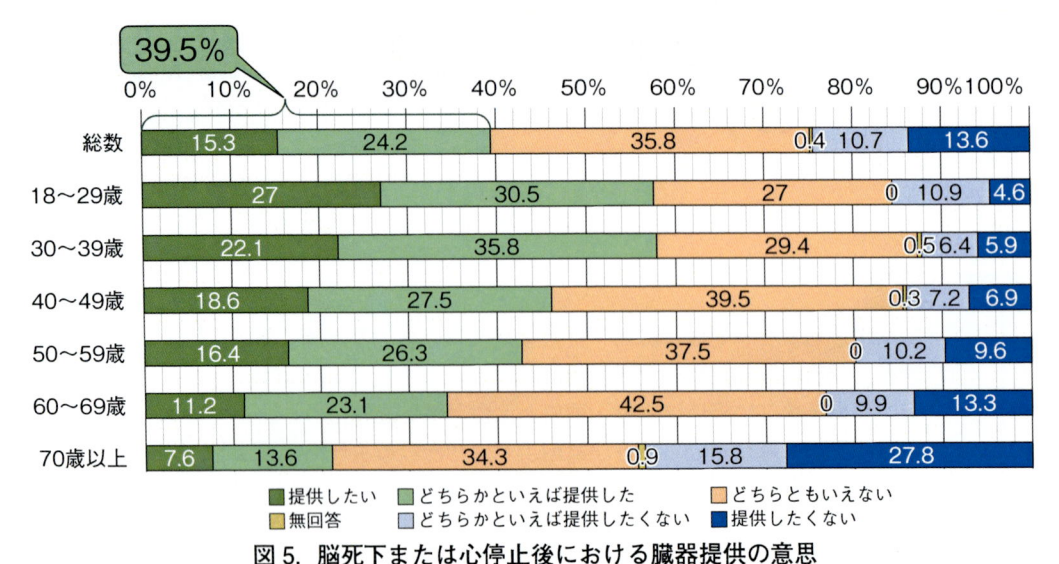

図 5. 脳死下または心停止後における臓器提供の意思

（世論調査報告書．令和 3 年 9 月調査（https://survey.gov-online.go.jp/r03/r03-ishoku/index.html）による）

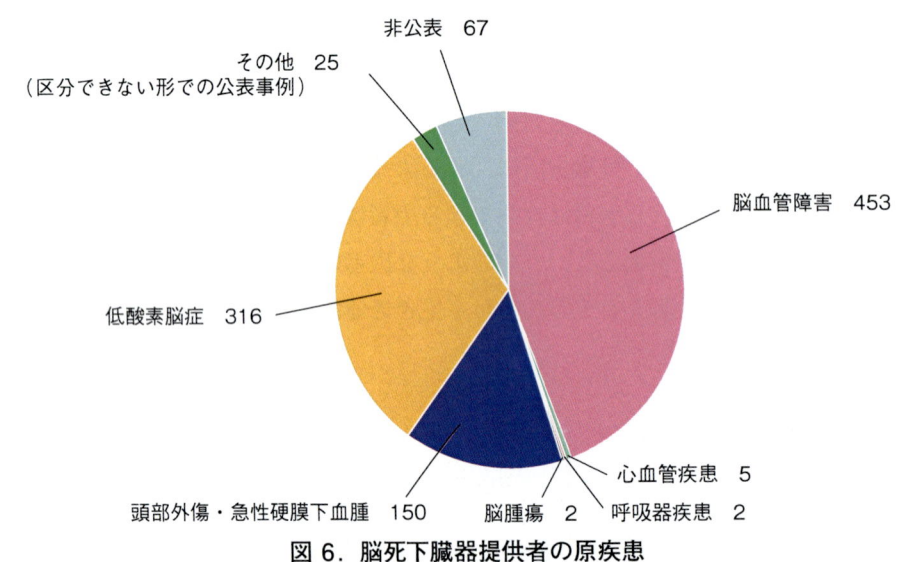

図 6. 脳死下臓器提供者の原疾患

（脳死臓器移植の分析データ（https://www.jotnw.or.jp/data/brain-death-data.php）による）

過ぎない。しかも意思表示を行っていることを家族や親しい人に話しているのは 3.5％のみであった[1]。救急現場では、患者がその人らしく最期の時間を過ごすにはどのようにしたらよいか、患者の家族と一緒に考えている。

　臓器提供ができる患者は、くも膜下出血、脳梗塞、脳出血などの脳血管障害、突然の心肺停止から胸骨圧迫などの蘇生処置によって心臓は動き出したものの脳に大きな障害が残ってしまった低酸素脳症、外傷によって脳に大きな損傷が加わってしまった重症頭部外傷が大部分である（**図6**）[2]。どれも比較的若年で、突然の出来事で目が覚めない状態になり、さらに死が近いことが告げられるというのは、家族にとってはこれ以上ない衝撃であり、悲しみで

あると容易に想像される。家族と向き合うのは簡単なことではなく、病院のスタッフは家族が患者の病状を受け止めきれているかどうか、患者の最期について考えることができる状況にあるかどうか、丁寧にかかわって家族の感情や思いを共有していく。

患者・家族の支援

　臓器提供を行った後、提供にかかわった病院スタッフの多職種が一堂に集まり、振り返りを行う。患者の原疾患の治療から、臓器摘出後に患者をお見送りし、その後の事務対応まで、さまざま話し合うが、そこで毎回ポイントになるのが家族へのかかわりである。家族が必要としたときにそばにいることができたのか、患者の立場になって考えることができていたのか、家族間の人間関係を理解できていたのか、家族が安心して過ごせる場所を提供できていたのかなど、患者の家族と医療スタッフとが患者の病状とその予後を共有し、患者にとってよりよい治療やケアを一緒に考えていけたかどうかを問い続けている。

　日本救急医学会には「脳死・臓器組織移植に関する委員会」が組織されている。2017年には臓器提供の体制整備の問題点を議論する中で、前述した家族支援についても話が及んだ。参加した委員の多くから、家族支援の必要性について意見があがり、「救急医は患者を救命するのみでなく、その家族も助けるのだ」という力強いメッセージにつながった。

　臓器提供につながるような患者が来院した際は、その家族が動揺し、病状を聞くことすらできず、どうしてよいか途方に暮れているような場面を時々経験する。救命を目指し全力で治療するとともに、早期からその家族に寄り添い支援を始める。家族を支援するスタッフがいることで、主治医は治療により専念できるようになる。

臓器提供の選択肢の提示

　臓器移植に関して、4つの権利（提供する権利、提供しない権利、移植を受ける権利、移植を受けない権利）が謳われている[3]。患者の臓器提供しない権利は、医療スタッフが家族に特別な働きかけをしなくても守ることができる。しかし、患者の臓器提供をする権利を守ろうとすると、臓器提供ができることを家族に話し、患者の意思を確認する必要がある。

　そのためにはまず、患者がもう助からないことを家族に伝えなければならない。これは、家族にとって耐え難いことであるとともに、医療者にとってもつらい場面である。家族の動揺を少しでも和らげようと、「患者はよくならない可能性が高いです」などと曖昧な表現を使って説明しているのを散見するが、家族から「よくなる可能性もあるのですよね」と問い返されることもある。家族の動揺があったとしても、もう亡くなってしまうことを明確に伝えることが大切である。そうでないと、患者の最期をどのように過ごしたらよいのかを考えることができないからである。この観点からも家族を支援することは重要であり、家族を支

えるスタッフと密に連携をとり、心情に配慮しながら説明する。

　臓器提供について話した後に、すぐ答えを出せる方はほとんどいない。多くの方は驚きと戸惑いの中、迷われることが多い。患者ならどのような選択をするのか、家族で相談し結論を出すのは簡単なことではない。適切な集中治療を行うことで、家族と医療者とが一緒に患者と向き合い、話し合う時間をつくることができるのではないかと考えている。

　臓器提供についての話は患者の家族に臓器提供を承諾してもらうために行うわけではない。患者自身ならどのように考えるのか、家族と一緒に考えるのが目的である。患者が最期まで患者らしく過ごすためにどのようにしたらよいか話し合う。臓器提供を選択する方もおられるが、家族と一緒にいる時間を大切にしたい、友人と会ってもらいたい、など臓器提供以外の選択をされる方も多い。可愛がっていたペットに会わせたいと病院の駐車場まで患者を搬送しペットとの時間を過ごしたことがあるが、それは家族と一緒に患者の思いを達成することができた時間だった。

臓器提供のプロセス

　患者の家族と一緒に考え臓器提供の方針となると、目標が明確になり、医療スタッフと患者、家族とが1つのチームになったような感覚になる。集中治療に携わるスタッフは、よりよい状態で提供できるように患者管理を行う。病院の臓器提供システムを支えるスタッフは、より円滑に提供を進められるように院内各部署と調整する。そして家族を支えるスタッフは、臓器提供に踏み出す決断をしてもなお迷いを抱え、不安を感じている家族に寄り添うケアをしていく。

　患者の全身状態を保ちつつ法的脳死判定は2回行われる。その間に臓器評価をしつつ、臓器を受け取るレシピエントの選定も開始される。この過程を経て、少しでもよい状態で臓器を提供できるよう自然と全身管理にも力が入る。2回目の法的脳死判定が終了し、脳死の診断のもと、主治医から家族に死亡宣告がなされる。その後も全身管理を継続するが、もし急変し、臓器提供できなくなってしまったらと一抹の不安を常に抱えながら患者管理を行っている。そして、臓器摘出のため手術室に出棟の時を迎え、家族が感極まって見送る中、移植医たちに患者を委ねる際には、医療スタッフも感情を揺さぶられる。

　臓器摘出術は、黙とうを捧げ緊張感の中で手術が始まる。当初はモニターに心電図が見え、心拍の音がある中で手術が進行する。大動脈クランプが行われ、心拍を示す音がなくなっても手術は続く。そして、心臓、肺、肝臓、と順々に臓器が取り出され、クーラーボックスに収められ、摘出チームが手術室を出ていく。提供施設のスタッフは、臓器が取り出されていく患者の姿を眺め、特別な感覚をもちながら、移植チームを送り出す。それぞれ違うチームが、連携・協力していく移植医療の独特の世界を表す瞬間なのである。

おわりに

　すべての臓器を摘出し、丁寧に手術創の縫合を終え、患者を家族とともに迎え入れる。この時、本当に患者が亡くなったことをみんなが共有する。それから、患者のからだをきれいにするなどして時間を過ごしているところに、「新たな患者の中で臓器が動き出しました」と移植施設から連絡が入ることが多い。この連絡を家族や、それを支えたスタッフに伝えると自然と涙が頬をつたう。目の前の患者は亡くなり冷たくなっているが、患者と家族と医療スタッフとが一緒になってやり切った感覚がそこには存在する。

　病院の多部署がかかわって進めていく臓器提供の過程は決して楽ではない。これを提供現場の負担と表現する方もいるが、この過程が臓器を提供する患者やその家族にとって必要な時間であると理解できていれば、負担ではなくなるのだろうと感じている。

文献

1）世論調査報告書. 令和3年9月調査 (https://survey.gov-online. go.jp/r03/r03-ishoku/index.html) (2024年3月10日最終アクセス)
2）脳死臓器移植の分析データ (https://www.jotnw.or.jp/data/brain-death-data.php) (2024年3月10日最終アクセス)
3）臓器移植に関する権利 (https://www.jotnw.or.jp/explanation/01/02/) (2024年3月10日最終アクセス)

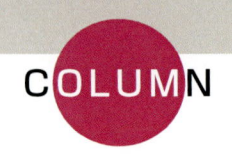

救急現場での救命救急医の本音

　自分自身が万が一脳死状態に陥った時、あなたは臓器提供という選択肢を選びますか？　愛する妻だったら？　母親だったら？　子どもだったら？　きっと対象や状況によって考えは変わるでしょう。脳死に至った経緯によっても考え方は変わるはずです。

　2021年12月に内閣府が実施した「移植医療に関する世論調査」[1]によると、自分が脳死と判定された場合、約40％の方が臓器提供を希望すると回答し、さらにこれを10〜40歳代の若年層に限定すると5〜6割に提供の意思があることがわかりました。また、日本臓器移植ネットワーク（JOT）の調べでは、実際に脳死下臓器提供に至った症例のうち約4割は「家族の申し出」からあっせんが始まったと報告しています。

　脳死下臓器提供という選択は、最愛の家族が死の淵に立たされている状況で突き付けられるものであり、やり場のない悲しみや怒り、虚しさで家族は心が押し潰されそうな状態に置かれています。それでもなお、これだけの家族が自ら臓器提供を申し出た状況を鑑みると、移植医療は国民にとって身近なものになりつつあるのかもしれません。JOTの普及啓発活動や医療ドラマなどでのメディアへの露出増加が、日本国民の意識を変化させつつあるのかもしれません。

　私の移植医療とのかかわりは、「この施設で臓器提供はできますか？」と問う、瀕死の状態の患者を前に悲しみに暮れる家族の一言から始まりました。心肺停止状態でドクターヘリで搬送され、なんとか自己心拍再開し集中治療を行っている中での言葉でした。意思表示カードの記載はありませんでしたが、この方の人となりであれば、最期まで誰かのために生きることを望むだろうという家族の考えのもと、臓器提供に向けた調整を始めました。初めての法的脳死判定、初めてのドナー管理、初めての摘出手術……。ただただ、患者や家族の思いに応えるために、施設一丸となって日々の診療を行い、入院から12日目に無事に臓器摘出手術の日を迎えました。家族とともに臓器を送り出し、無事にレシピエント手術を終えたとの報告を受けた時は心の底からほっとしました。

　「最悪の中での最善の選択」「誰かの中で生きていることで救われる」。後日、家族からこのような言葉をいただき、家族の未来にとってもとても大切な選択だったのだと気づかされました。この事例を通して、臓器提供は患者さんの最期の意思に応える医療であり、レシピエントを救う唯一の医療であり、そして残される家族に寄り添う医療であると考えるようになりました。それまで移植医療となんら縁がありませんでしたが、それ以来、5類型該当施設として備えておくことの重要性を深く認識しています。

　このように崇高な側面がある一方で、臓器提供に至る一連の流れがわれわれ医療者にとって大きな負担となっていることも事実です。家族へのbad newsの説明や選択肢提示、摘出術まで予断を許さないドナー管理、JOTとのさまざまな調整など、入院から摘出術終了まで気が張り詰めた時間が続きます。

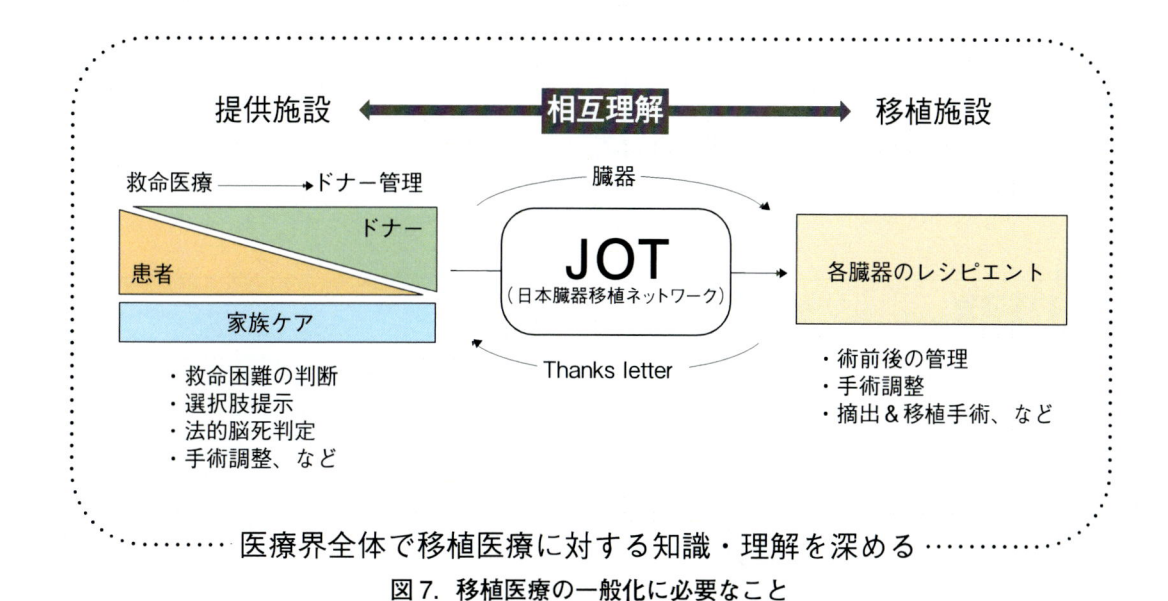

図7. 移植医療の一般化に必要なこと

このような現実を反映して、2020年1月に5類型該当施設を対象に救急医学会が実施したアンケート調査[2]では「ドナー評価・管理が困難83%」「家族対応が困難66.4%」「転院搬送を希望55.9%」など、臓器提供に対してネガティブな意見が多い医療界の現状が明らかとなりました。2008年のイスタンブール宣言（108頁参照）後、自国での移植医療完結が掲げられ、2010年にわが国でも改正臓器移植法が施行されました。書面での意思表示がなくとも家族の承諾のみで臓器提供が可能となった結果、一定数の提供者増加はみられましたが、それでもなお年間100件程度の臓器提供数にとどまり、多くの移植待機患者は待機中に命を落とされる状況が続いています。この状況を打開するには、われわれ医療者の移植医療に対する意識を変えることが鍵になるのではないかと考えています。

では、臓器提供に対してポジティブな感情を抱く医療者とそうでないものとのギャップを埋めるためにできることはなんでしょうか？　負担の大きさが何よりのネガティブな感情の原因と思われますから、まずはチーム医療体制の確立・個々の負担軽減が必要でしょう。そのために院内の体制整備はもとより、提供施設を中心とした地域としての連携体制を構築し、移植医療を支えていく姿勢が重要になります（**図7**）。

移植医療を身近なものとして考えられるよう、教育カリキュラムの中に組み込む、学会や組織の壁を越えて、提供側と移植側の医療者が交わることなども重要と考えます。そのような環境の中で、お互いの苦悩や喜びを共有し、尊重し合い、医療界で移植医療を一般化していくこと、これこそが現在のわが国に求められていると思います。明日、自身の前に臓器提供を希望する患者、そして家族が現れるかもしれません。そのような状況に備えて今一度移植医療について考えてみてはいかがでしょうか？

文献

1）内閣府政府広報室：「移植医療に関する世論調査」の概要. 令和3年12月.

2）日本救急医学会：脳死下臓器提供の現状に関わる意識調査. 令和2年1月.

4 JOTドナーコーディネーターからみる臓器提供現場への想い

はじめに

　日本臓器移植ネットワーク（JOT）は、死後に臓器を提供したい方と臓器移植を希望する方の橋渡し、臓器の移植を希望する方の登録業務、移植医療の普及啓発、の3つを主な事業として、1995年日本腎臓移植ネットワークとして発足した後、1997年に日本臓器移植ネットワークへ改組され現在に至っている。1997年に施行された臓器移植法は2010年に改正され、以降本人の意思表示がなくとも家族の総意で脳死下での臓器提供が可能となり、15歳未満の小児からの臓器提供も可能となった。法改正後10年以上経過した2023年には臓器提供者数は149名と過去最多となり、脳死下臓器提供数は1,000例を超えた。

　家族への説明と承諾手続き、および臓器配分などを担うドナーコーディネーターは、厚生労働省通知「臓器移植対策事業実施要綱」に基づき、臓器提供事例発生時における連絡調整活動等のあっせん業務を行う者と定められており、2024年1月現在、95名（JOTコーディネーター32名、都道府県コーディネーター63名）のドナーコーディネーターが日夜、全国の臓器提供者情報に対応している。

　臓器移植は、患者や家族の臓器提供意思により支えられており、医療スタッフ、ドナーコーディネーター、レシピエントコーディネーター、移植検査センター、全国の都道府県警察および消防防災担当局、行政、交通機関、報道機関など、多方面の理解と協力が欠かせない。JOTドナーコーディネーターは、臓器提供者の「いのちとこころ」を移植患者につなげるため、臓器提供から移植までの一連のプロセスが適正かつ円滑に行われるよう、各関係機関を俯瞰的に統括する役割を担っている。

ドナーコーディネーターの必要性

　臓器移植は、公平性が重視される社会性の高い医療であり、『臓器の移植に関する法律』

および関連法令などを遵守して適正に実施されなければならない。また、臓器提供と臓器移植において守るべき4つの権利「提供する権利」「提供しない権利」「移植を受ける権利」「移植を受けない権利」は、最大限尊重されなければならない。

　ドナーコーディネーターは、臓器のあっせん業務（死後の臓器提供に関する一連の手続き）を許可された唯一の医療専門職であり、移植医療の公平性や透明性の向上に資する必要不可欠な存在として、患者本人の臓器提供の意思を尊重し、家族が最善な形で総意の取りまとめを行えるよう、移植医療全般にわたる専門知識と高い倫理観をもって業務にあたっている。

　家族は、愛する家族の突然の死に直面し、臓器提供に関するさまざまな決断をくださなければならず、その心理的、身体的な負担は計り知れない。ドナーコーディネーターは、事務的手続きにとどまらず、悲嘆（グリーフ）の状態にある家族の立場から物事を考え、気遣いと思いやりをもって、医療スタッフとともに家族への対応にあたっている。

　ある家族は、「われわれ家族は、ドナー家族（臓器を提供した方の家族）ではなく、"大切な家族を失う家族"である。そのことを忘れないでほしい」と涙ながらに伝えた。ドナーコーディネーターとして、家族と向き合うにあたり、根幹となるのは心であり精神である。生涯忘れることのない言葉となった。

臓器提供プロセスと関係機関との連携

　JOTドナーコーディネーターの活動は、医療機関の主治医などから、家族より臓器提供に関する説明希望の申し出があったことの情報を受信したときから始まる。JOTあっせん対応本部は都道府県コーディネーターと連絡を取り合い、速やかに医療機関へコーディネーターを派遣する。派遣されたJOTおよび都道府県コーディネーターは、主治医や看護師、院内臓器移植コーディネーターなどから患者や家族に関する情報を収集し、院内体制やドナー適応に関する一次評価を行う。その後、家族との面談で臓器提供に関する説明を行い、家族の総意として臓器提供に同意された場合に承諾書を作成する。承諾書作成後から臓器摘出・臓器搬送に至るプロセスには、医療スタッフのみならず、多方面の外部機関（移植検査センター、全国の都道府県警察および消防防災担当局、交通機関など）がかかわる。

　脳死下および心停止後臓器提供の流れとともに、患者と家族の臓器提供意思の成就にかかわる関連機関とJOTドナーコーディネーターとの連携について述べる。

1. 脳死下臓器提供の流れ（図8）

　脳死下臓器提供では、法律で定められた法的脳死判定を2回行う。2回の法的脳死判定は、患者が入院している提供施設の医師により行われ、すべての脳死判定基準を満たした場合、第2回法的脳死判定終了時刻が死亡時刻となる。死因が明らかな内因性疾患以外の場合では死亡宣告後に検視が行われる。

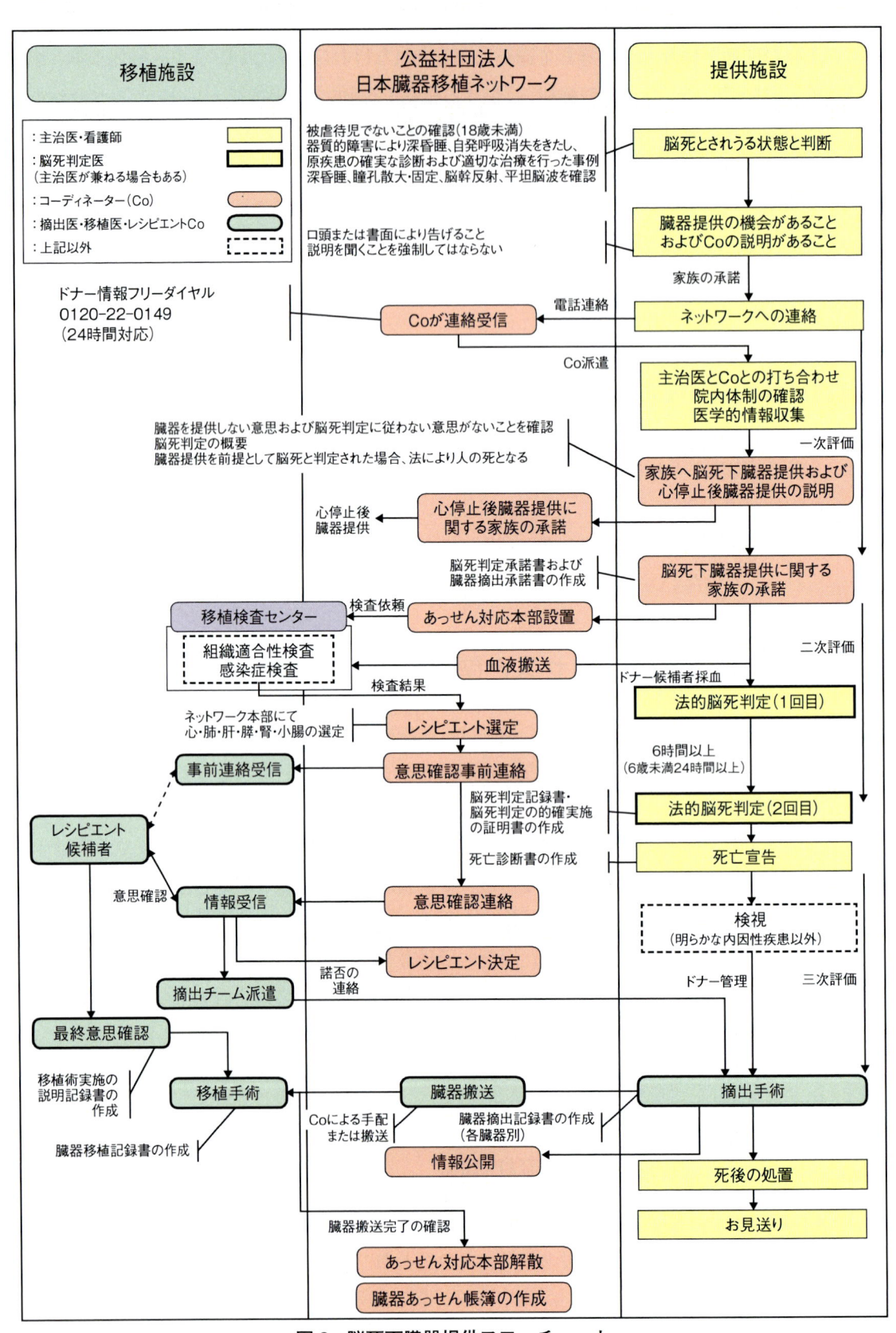

図8. 脳死下臓器提供フローチャート

　ドナーコーディネーターは家族への対応として、臓器提供の意思決定や合意形成への支援、家族が法的脳死判定に立ち会う際の付き添いや患者と家族が過ごす時間の確保、死亡宣告時の環境整備、死亡宣告から臓器摘出までにドナーと家族が過ごす時間の確保や精神的・心理的負担への配慮、お見送りへの立ち会いなどを、院内臓器移植コーディネーターなどの医療スタッフと情報共有しながら連携して対応する。

　JOTあっせん対応本部では、提供施設における臓器提供手続きの進捗状況を踏まえ、患者の血液検体の搬送調整やメディカルコンサルタント[注2]の派遣調整、現地対応コーディネーターから随時共有される患者の医学的情報や法的書類の相互確認、臓器搬送調整、移植施設への連絡など、臓器提供プロセスの全体管理と調整を行う。脳死下臓器提供では、移植実施施設が全国各地に及ぶため臓器摘出手術時間は臓器搬送可能な時間帯を考慮する必要があり、法的脳死判定や臓器摘出手術などの予定の立案は家族の希望を可能な限り加味し、提供施設と相談のうえ決定しており、臓器提供の承諾から臓器摘出まで、およそ4〜7日かかる。

2. 心停止後臓器提供の流れ（図9）

　心停止後臓器提供におけるあっせん体制も脳死下臓器提供と同様に、医療機関で活動するJOTコーディネーターとあっせん本部対応を担うJOTコーディネーターが相互連携を図りながら対応にあたる。

　心停止後臓器提供は、患者が終末期の状態であることが承諾要件の1つであり、脳死下状態にある患者以外（重症呼吸不全や末期脳腫瘍で自発呼吸が残存している患者など）も対象となる。患者が脳死と診断されており（脳死とされうる状態の診断、もしくは提供施設の一般的脳死判定の基準を満たす場合）、かつ、家族の承諾がある場合は、心停止前に術前措置（カテーテルの留置やヘパリン投与）が行われ、死亡宣告後、留置したカテーテルから灌流液を流し腎臓を保護する。なお、脳死の診断が確定していない場合や家族がカテーテル留置を希望しない場合は、死亡確認後にヘパリンの投与と胸骨圧迫を行いながら手術室へ向かう。

　心停止後臓器提供の承諾手続き後の治療については、家族と医師との相談により決められることや循環動態が不安定な場合もあるため、承諾手続きから数時間後に心停止を迎え摘出手術となる場合もあれば、数日から数週間もしくは数ヵ月にわたる場合もあるため、時間的な経過を予測することは困難なことが多い。

　ドナーコーディネーターは家族と医師が相談して決定した治療の方向性を把握し、患者の循環動態や状態を慎重かつ確実に確認しながら、医療スタッフ、摘出チーム、警察と緊密に連絡を取り合い、臓器提供につなげることができるよう調整を行う。

[注2] メディカルコンサルタント：臓器提供候補者が、「臓器提供者となることができるか否かについて判断する基準「臓器提供者（ドナー）適応基準」に合致していることを確認する際に、医学的判断が必要な事項について意見を聞くための専門家のこと。

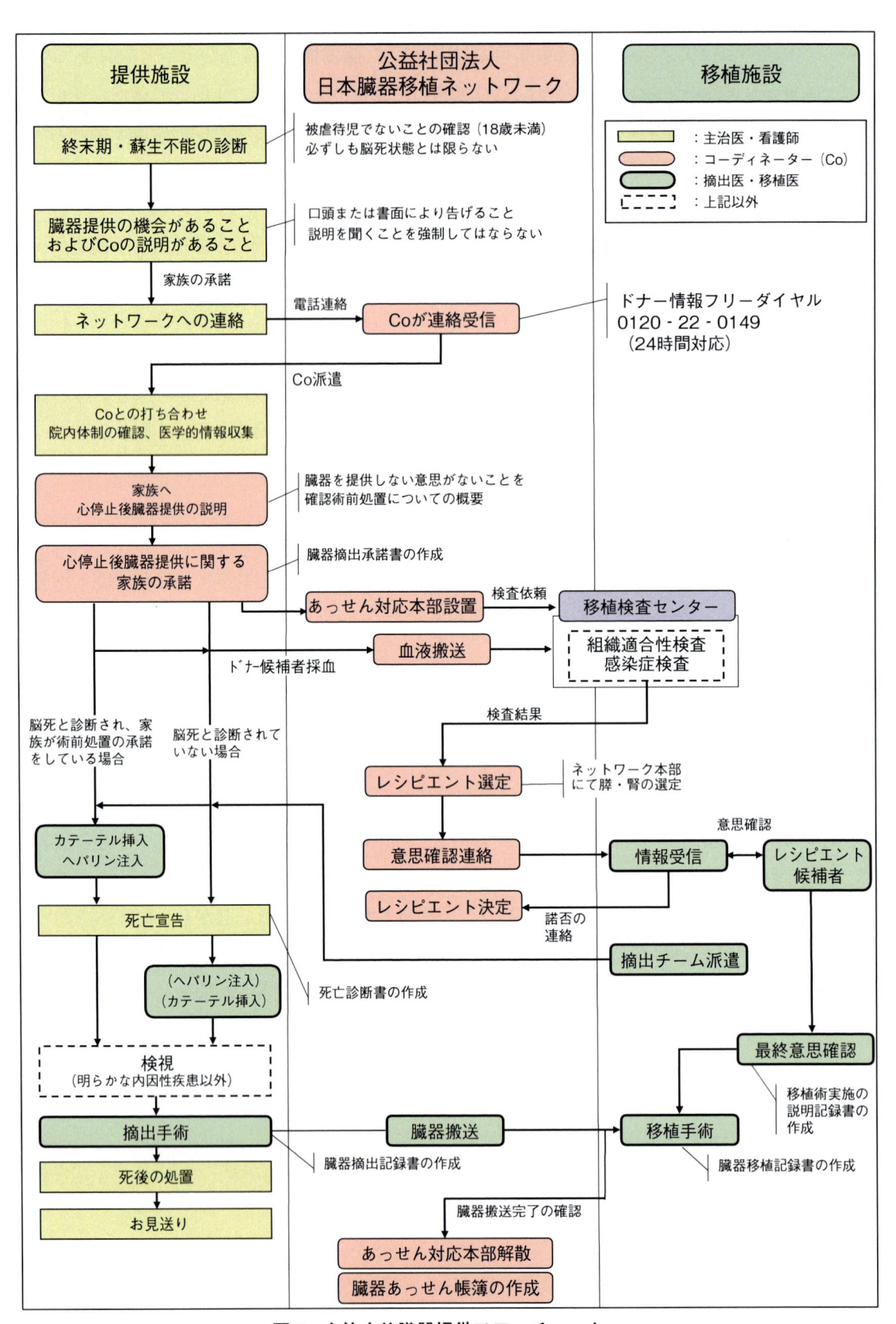

図 9. 心停止後臓器提供フローチャート

3．関係機関との連携

a. 移植検査センターとの連携

　臓器移植の成立に移植検査は必要不可欠である。JOT会員移植検査センターは50施設、そのうち臓器あっせん時の移植検査を担う特定移植検査センターは14施設ある。特に、特定移植検査センターは昼夜を問わず、施設体制の完備と人員確保を行っているが、所属医療機関内の業務との兼ね合いや移植にかかわる検査技師の減少により、移植検査体制がひっ迫している現状にある。

　ある移植検査技師の方は言う。「僕らが検査をしないと移植を受ける患者さんが移植できないでしょ。頑張るよ」と。移植を待つ患者の状況を知っているゆえの言葉だと思う。移植検査センターの方々が専門性を発揮し、無理なく業務を行えるよう、JOTとして引き続き、移植検査体制の基盤強化に努めていきたい。

b. 臓器搬送関連機関との連携

　提供臓器が移植患者に届くまでには、多くの関連機関の理解と協力が必要不可欠である。JOTでは、各臓器搬送関連機関が独自の業務を担いながら、臓器搬送にも協力いただけるよう、日頃からの体制整備と実事例での調整を行っている。関連機関の方々は、臓器搬送にとどまることなく、ドナーとレシピエントに対しても思いを寄せられており、心から感謝の意を伝えたい。

① チャーター機による臓器搬送

　心臓搬送の多くは、民間チャーター機を利用しており、現在、3社と契約している。民間チャーター機の運航会社は臓器搬送以外の業務も担っているため、JOTあっせん対応本部は早期に運航会社へ臓器提供事例発生の連絡を入れ、機体とパイロットの人員確保を依頼する。対応可能となれば、JOTあっせん対応本部はチャーター機運航会社、出発・到着先の空港への電話連絡、メールなどでの協力依頼文書を送付する。チャーター機の運航は、台風や降雪、雷など天候に大きく影響されるため、事前調整のみならず、臓器搬送当日においても運航会社から迅速かつ正確な情報を入手し、移植実施施設へ情報提供することが重要となる。

　ある冬のこと。降雪によりチャーター機運航の可否判断を求められる事例があった。JOTあっせん対応本部にいた自分は、可能性があるなら飛ばしてほしい、と依頼した。できるだけリスクの少ない時間帯に飛行できるよう、現地対応コーディネーターによる摘出手術スケジュールの調整、チャーター機運航会社による詳細かつ即時的な天候の確認、出発空港での除雪作業により、無事、心臓搬送を行うことができた。後日、チャーター機運航会社より「今回、これを逃せば次はいつ来るかわからないだろうし、ひょっ

としたらそれまで生きておられるかどうかわからない状況であったのかもしれないと、いろいろ想った。パイロットからは『JOTの意向をどこまで考えて運航すればよいのかよくわからなかったが、それでも少しでも可能性があるのなら』との言葉があった」と連絡を受けた。

② 警察、消防防災局

臓器搬送では、緊急性や安全性の観点から、警察車両（パトロールが）や救急車、またヘリコプターで最寄り駅や空港へ搬送することがある。2023年の臓器搬送実績は、警察車両（パトロールが）70件、警察ヘリコプター4件、救急車14件、消防防災ヘリコプター36件であった。臓器搬送は、あらかじめ指定された経路と時間で行われるため、JOTあっせん対応本部や都道府県コーディネーターは正確な情報を提供し、関連機関（例：警察と空港管理事務所、消防防災局と移植施設）をつなぎ、それぞれが円滑に臓器搬送を行えるよう調整している。

③ その他の臓器搬送関連機関

これまで、緊急を要する場合や時間的猶予がない場合は、JOTや都道府県コーディネーターが緊急走行を実施していた。加えて近年の臓器提供件数の増加により、コーディネーターは現地および本部あっせん業務に専念する必要が高まり、緊急走行のための人員確保が難しくなったため、2019年4月から腎臓を、2022年4月から腹部臓器（肝臓、膵臓、小腸）について企業による臓器搬送を行っている。今後、肺の臓器搬送にも拡充する方向である。

┃ ドナーコーディネーターによる家族支援 ┃

ドナーコーディネーターが行う家族支援は、臓器提供の説明を聞きたいという家族の希望を受ける時点から始まる。家族が臓器提供を希望し承諾書を作成した場合には、提供施設の医療スタッフと協働しながら、法的脳死判定、死亡確認、臓器摘出手術、お見送りまでの一連を通して支援し、必要に応じて、ミーティングやカンファレンスを実施する（**図10**）。また、退院後も家族の希望に応じて、継続した支援を行う（**図11**）。

1．臓器提供に関する家族への説明、意思決定・合意形成の支援

ドナーコーディネーターは、臓器提供に関する説明書（『ご家族の皆様方にご確認いただきたいこと』）（**表2**）などを用いて家族へ説明を行う。家族面談時に医療スタッフや院内臓器移植コーディネーターから得た事前情報を念頭におきながら、家族が意思決定できる心理状態か否か、家族間で患者の病状や予後の認識に差が生じていないかなど、家族から直接話を聞き、家族個々人の状況や家族全体としての有り様を把握するように努める。

患者への思いを語り続ける方、終始俯いている方、途中で退席される方、患者本人の力に

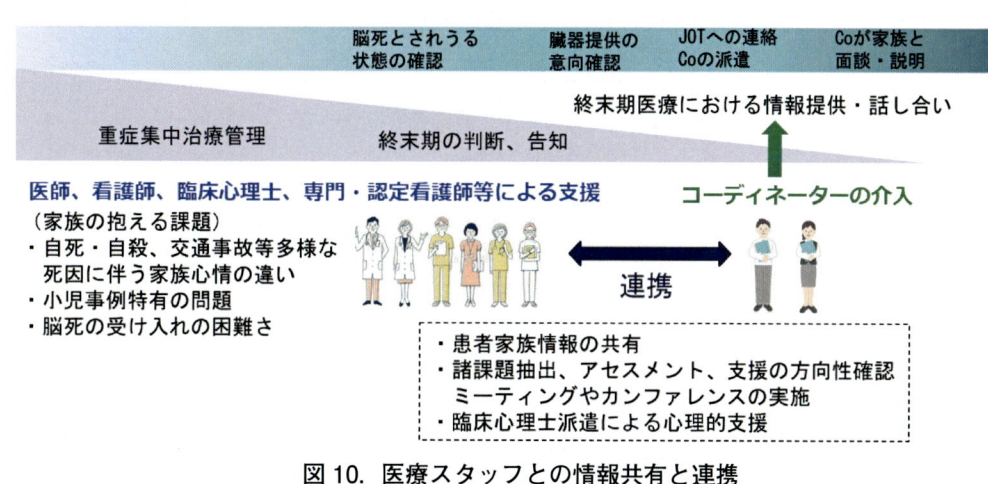

家族の抱える苦悩が軽減され、家族が適切な判断による選択を行うために

脳死とされうる状態の確認 / 臓器提供の意向確認 / JOTへの連絡 Coの派遣 / Coが家族と面談・説明

終末期医療における情報提供・話し合い

重症集中治療管理 / 終末期の判断、告知

医師、看護師、臨床心理士、専門・認定看護師等による支援

コーディネーターの介入

連携

（家族の抱える課題）
・自死・自殺、交通事故等多様な死因に伴う家族心情の違い
・小児事例特有の問題
・脳死の受け入れの困難さ

・患者家族情報の共有
・諸課題抽出、アセスメント、支援の方向性確認 ミーティングやカンファレンスの実施
・臨床心理士派遣による心理的支援

図 10. 医療スタッフとの情報共有と連携
（日本臓器移植ネットワークによる）

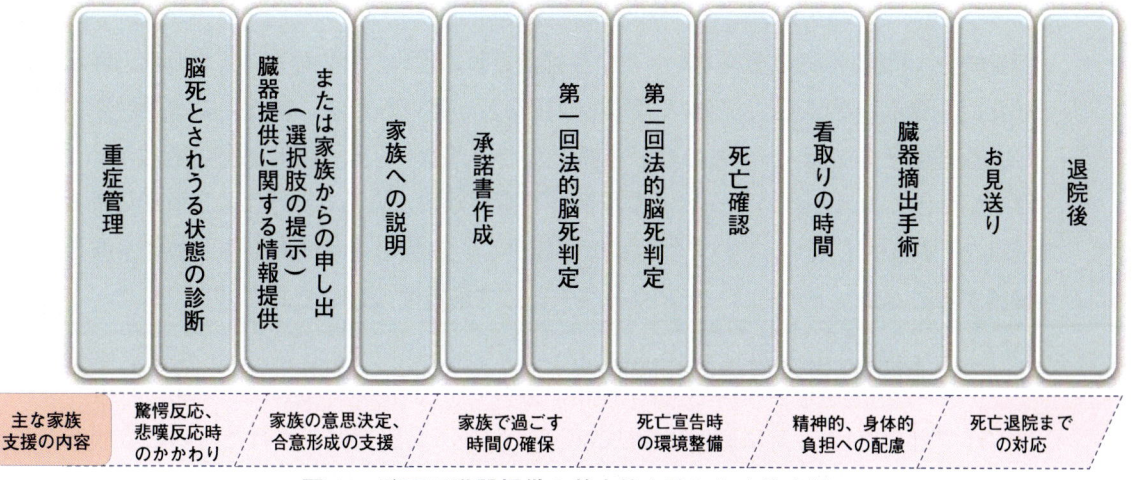

重症管理 / 脳死とされうる状態の診断 / 臓器提供に関する情報提供 / または家族からの申し出（選択肢の提示）/ 家族への説明 / 承諾書作成 / 第一回法的脳死判定 / 第二回法的脳死判定 / 死亡確認 / 看取りの時間 / 臓器摘出手術 / お見送り / 退院後

主な家族支援の内容 / 驚愕反応、悲嘆反応時のかかわり / 家族の意思決定、合意形成の支援 / 家族で過ごす時間の確保 / 死亡宣告時の環境整備 / 精神的、身体的負担への配慮 / 死亡退院までの対応

図 11. 脳死下臓器提供の基本的な流れと家族支援

なれなかったと後悔の思いを語る方、どうにもならない現実に怒りを表出される方と、家族の様子はさまざまである。患者本人を失うつらさや悲しみの渦中にある家族への支援で重要なことは、家族が患者本人の提供意思を推定し、家族個々人の価値観と折り合いをつけながら、患者本人にとっての最善を考えて、家族が代理判断できるよう支援することである。

　ドナーコーディネーターは「本人ならどう判断しただろうか」、「もし生きていたら、今の置かれている状況を本人はどのように考え、どうしたいと言うだろうか」など、患者をよく知る家族がその性格や普段の考え方などを回顧できるよう声をかけ、可能な限り「本人意思の推定」が行われるよう対応する。家族間での価値観がぶつかることがあっても、十分に家族個々人の心情に配慮し、患者本人にとっての最善の利益判断が行えるよう、段階的かつ時間的プロセスを大切にすることを心がけている。

　家族が臓器提供を承諾する主な理由としては、「どこかで生きていてほしい」という生命

表2.　臓器提供に関する説明書
「ご家族の皆様方にご確認いただきたいこと」

1. 臓器を提供することについて
2. 臓器提供とは
3. ご本人の意思表示と臓器提供について
4. ご家族の承諾について
5. 臓器提供を承諾された場合に行う医療行為
6. 脳死判定と臓器提供について
7. 心臓が停止した死後の臓器提供について
8. 臓器の提供はできなくなる場合
9. 臓器提供にかかわる費用について
10. 移植を受ける方の選択方法について
11. 臓器提供後について
12. 臓器提供の承諾を撤回することの自由について
13. 情報公開について
14. 情報の取り扱いについて

（日本臓器移植ネットワークによる）

の永続や、「誰かの役に立ちたい」という社会貢献の思い、「書面や口頭での意思表示を活かしたい、尊重したい」という本人意思の尊重などが挙げられる。また、臓器提供を希望しない主な理由としては、「本人の意思を聞いたことがない」、「（臓器摘出手術のために）からだを傷つけるのはかわいそう」、「家族間での意見がまとまらない」などが挙げられる。臓器提供を「する」「しない」、いずれの意思も尊重し、家族の任意性の担保と患者家族の権利を擁護することが、ドナーコーディネーターとして最重要の使命である。

2．臓器提供承諾後の家族支援

　JOTでは2021年1月に臓器移植法改正後、脳死下臓器提供をされた方のご家族への意識調査を実施した［参照：JOTホームページ（jotnw.or.jp）；『臓器提供をされた方のご家族に対する調査』の集計結果20210930news1_assen_kekka.pdf］。回答した家族の87％は「臓器提供をしてよかった」と思っていた。一方、自由記載欄には、死別に伴う自責の念、からだを傷つけることへの負い目を吐露する言葉や防御機制（後悔しても仕方がない、納得するしかないなど）を示唆する言葉があった。

　臓器提供を同意した後も、家族の気持ちは揺れ、自問自答を繰り返す家族も少なくない。ドナーコーディネーターは、家族に声をかけ、労い、適宜、状況説明を行い、臓器提供に迷いがあればいつでも撤回できることを伝える。また、自ら話をしない方や話をしたくないと思う方もいる。そのようなときは、無理に話を聞き出そうとせず、家族の言動に注意深く目を向け、耳を傾け、心を寄せ、家族のタイミングで話ができるよう見守っている。

　患者本人と家族にとって、共に過ごす時間には限りがある。家族は患者本人とどのようなかかわりができるかを知らないことがある。患者の手を触ることも躊躇する家族もいる。ドナーコーディネーターは、患者との過ごし方の希望を家族から聞き、医療スタッフに共有し

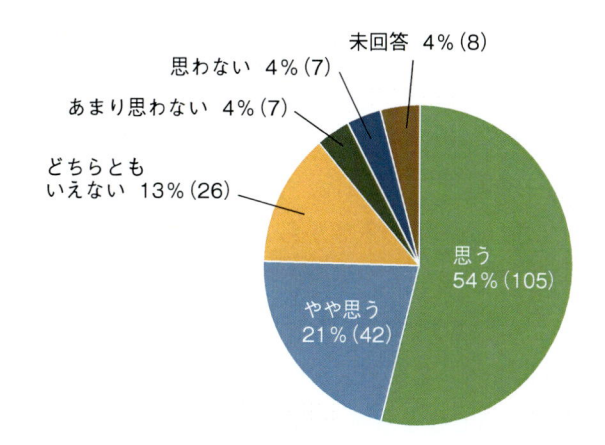

a：入院中の環境についてお伺いします。臓器提供を決めてから退院までの間、医療機関内では希望通りに過ごすことができたと思いますか。

b：理由

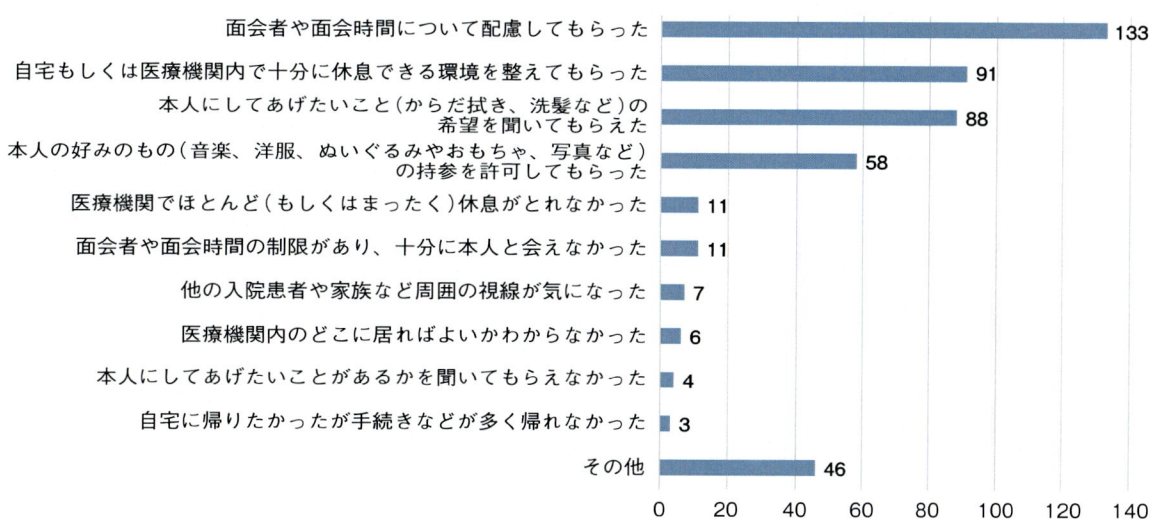

図 12. 2021 年 1 月 JOT 実施「臓器提供をされた方のご家族に対する調査」結果
（日本臓器移植ネットワークによる）

たり、家族が患者との時間を十分に過ごすことができるよう、移植施設医師の診察時間を調整し、看取りの環境整備や精神的身体的負担への配慮を心がけている。医療スタッフは家族と相談し、患者の清潔ケアへの参加、病棟外への散歩やペットとのふれあい、患者との添い寝など、できる限りのかかわりをされ、家族は患者本人との時間を大切に過ごされる。家族への意識調査でも、「ICUの看護師さん、先生方に優しく声かけしてもらいました」「医者、看護師など、息子に携わるすべてのスタッフの方々が息子だけでなく、私たちにも気を遣い話を聞いてくれ、そばにいてくれた」、「からだに触ってもよいことなど、できる限りのことを医師や看護師さんが教えてくれて 本人と密な時間を過ごせた」との回答があり、医療機関での過ごし方や医療スタッフとのかかわりは後の家族にとって心の支えになっている（**図12**）。

3．退院後の継続的な家族支援

　臓器提供後の家族支援として、家族訪問、レシピエントの移植後経過の定期報告（移植直後、1 ヵ月後、3 ヵ月後、半年、1年）、厚生労働大臣感謝状の受け渡し、サンクスレター（レシピエントやその家族からドナー家族に宛てた手紙）の受け渡しなどの機会を活用し、個別対応を行っている。家族の希望がある場合、こうした支援が数年継続されることもある。このほか、臓器提供を経験した家族同士が集い交流を図る『ドナーのご家族のための集い』を年1回開催しており、毎回100名ほどの家族が参加されている。また、2019年度より、家族がいつでも立ち寄り、JOTコーディネーターと話ができるサポートカフェ『みどりのカフェ』を、東京本部を含むすべての地域オフィスで開設している。

　JOTでは、家族の抱える複雑かつ多様な心理過程を踏まえ、心理ケアの専門性のある臨床心理士を設置し、ドナーコーディネーターや医療スタッフと連携し、提供時から提供後における家族支援を行えるよう、家族支援の専門部門として2023年4月に家族連携室を設置した。公認心理士・臨床心理士などの専門職やさまざまな心理社会的専門機関と連携し、臓器提供時から臓器提供後の長期にわたって、家族が必要とするときに必要な支援を受けることができ、また家族が孤立することなく社会とのつながりをもち続けることができるよう、総合的な家族支援体制の構築を目指している（図13）。

　臓器提供後、ある家族は「移植された方々が順調なようで、本当に嬉しく思います。われわれにとっては、そのお知らせで光明が射すと申しますか、そういった話が唯一本人の将来

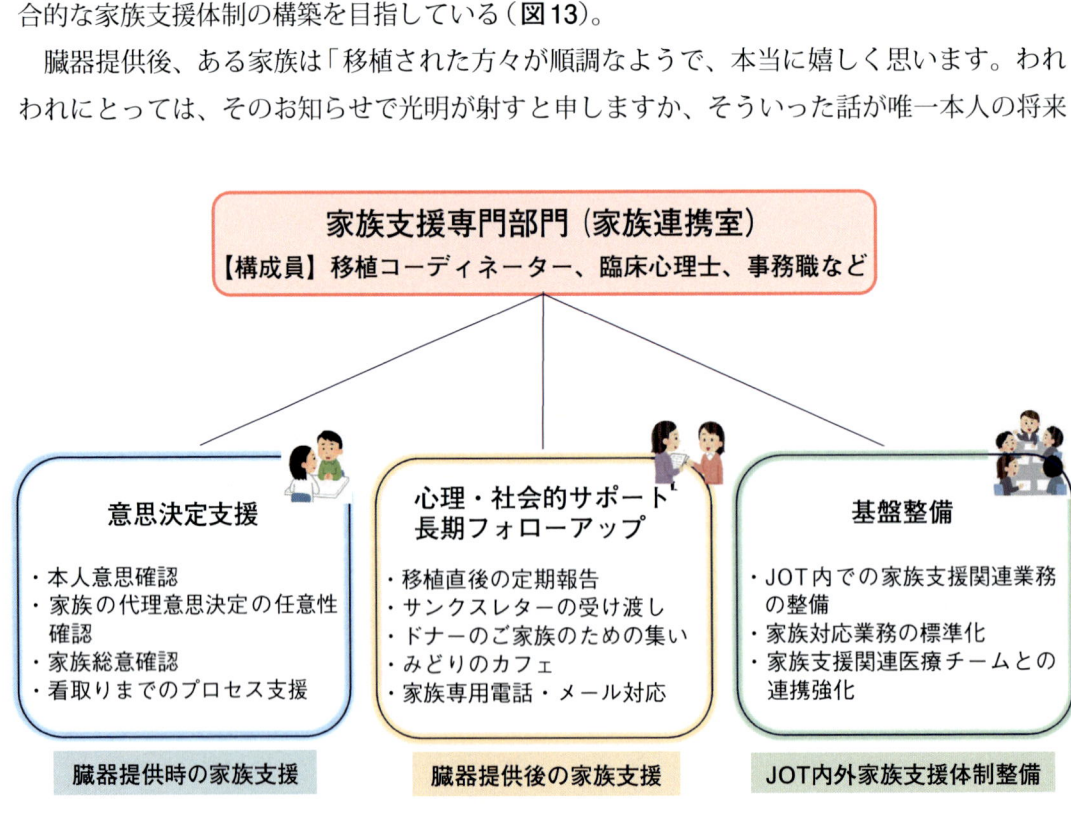

図 13.　日本臓器移植ネットワークにおけるドナー家族への支援体制
（日本臓器移植ネットワークによる）

に思え、本当に心が安らぐんです」と話された。ドナー家族にとって、レシピエントの移植後経過を知ることは、本人（ドナー）とのつながりを感じるとともに、臓器提供を決断したことの意味を再確認する機会にもなっている。

おわりに

　ある家族は「私たちの一番の願いは、本人が元気になること。でも、それが叶わない中、本人にとって、家族にとって一番よいと思うことが臓器提供だった」と語られた。大切な人を失う家族の悲しみは計り知れない。患者本人と家族の歴史、臓器提供を決断するに至った経緯、家族の苦悩などを聞き、その思いに涙することや押しつぶされそうになることもある。また、さまざまな関係機関との調整で難渋したり、超えることのできない法令に阻まれ無力感を抱くこともある。

　われわれドナーコーディネーターの使命は、患者本人と家族の臓器提供の意思を尊重し、移植を待つレシピエントにつなぐことにある。臓器提供を希望する家族には最大限の配慮を、終焉を迎える患者本人には敬意をもって接することを忘れてはならない。そして、各機関を俯瞰的に統括する役割の求められるJOTドナーコーディネーターとして、ドナーとその家族の意思が移植を待つ患者につながり、移植を待つ患者が安心して移植を受けることができるよう、安全な臓器あっせん体制が維持され、医療機関や関連団体との協力・連携体制を緊密にし、移植医療がさらに発展するように取り組んでいきたい。

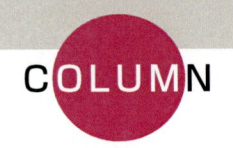

ドナーコーディネーターの涙と笑顔

　私は、以前、看護師として勤務していた頃、移植待機中に合併症で亡くなられた患者との出会いがきっかけで、日本臓器移植ネットワーク（JOT）のドナーコーディネーターになりました。臓器移植でしか救えない命がある一方、日本では臓器提供が少なく移植を受けられる人は約3％であるという驚く現状を知り、移植医療により深く携わりたいと思ったからです。

ドナーコーディネーターの業務と役割

　臓器移植は、公平性が重視される社会性の高い医療であり、臓器の移植に関する法律および関係法令などを遵守して適切に実施されなければなりません。ドナーコーディネーターは、臓器移植にかかわる関係各所との調整を行い、臓器提供から移植までの一連のプロセスが適正かつ円滑に行われるよう、中立的な立場でかかわります。

　JOTに所属するドナーコーディネーターは、ドナー家族に対して臓器提供に関する一連の説明を行い、臓器摘出および脳死判定に関する承諾手続きを行うことができる唯一の医療専門職です。ほかの医療専門職には行うことができないため、「臓器提供を希望している患者家族がいる」と病院から連絡を受けた際には、24時間365日、すぐに病院にかけつけなければなりません。ドナーコーディネーターの業務には、肉体労働・頭脳労働と併せて、感情労働が含まれます。短期間の中で、悲嘆の状況にあるドナー家族や臓器移植に関与するさまざまな職種の人たちと、それぞれの立場を尊重したかかわりが求められるため、相手の言葉や思考を柔軟に受け止めるしなやかな強さをもつことが必要です。

普段から、自らの感情をコントロールして業務にあたることを心がけています。

実際の臓器提供現場における感情の揺らぎ

　元気に家を出た家族が突然、死の淵にいることを、病院からの連絡で突きつけられ、そのような中で、数時間から長くても数日のうちに臓器提供をするかどうかを決めなければなりません。これが、多くのドナー家族が直面する現実です。

　話すことができないドナーに代わって判断する家族が「本人だったらどうしたいか」を自問できる時間はそれほど多くありません。突然の事態に混乱している家族からは、コーディネーターとの面談の中で、「決断することは死期を決めるようで苦しい」「あなたにこの気持ちはわからない」「どこかで生きているなんて思えない。きれいごとだ」など、臓器提供に対する厳しい言葉をかけられることもあります。

　ドナーコーディネーターは臓器提供を勧める立場ではありません。臓器提供に対してはさまざまな感じ方や思いがあるということを前提に、家族の気持ちを敏感に感じ取り、時には立ち止まる時間をつくり、ドナーや家族にとっての最善を決断できるようかかわります。大切な方を亡くされる家族の葛藤や深い悲しみを目の前にして、かける言葉が見つからず無力さを感じることもあります。また、家族の言葉に耳を傾け、ドナーの人生に思いをはせることしかできないもどかしさを感じたり、感情があふれ涙がこぼれることもあります。

　以前、心停止後臓器提供を希望するドナー本

人とお会いしたことがありました。その病院へ向かう途中、臓器提供の話が死の恐怖や不安を助長してしまわないだろうか、本人を前にどのような気持ちで向かえばよいのか悩みました。病室のドアを開けてご挨拶した時、本人が息を切らしながらも「臓器提供は私の信念です。使えるものは使ってください」と私の目を見てはっきりと仰いました。その時、死を前にした大変な状況の中で、誰かのために臓器を提供したいという崇高な意思に身が引き締まりました。同時に、ドナーコーディネーターはドナーの最期の願いを叶える手伝いができる仕事なのだと感じました。承諾手続きの後は、急変に備えて病院で待機しました。ドナーの死を待っているようで複雑な思いがある一方で、意思をつなげたいという責任感も日増しに強く感じました。亡くなられて、2つの腎臓が提供され、その腎臓は今もレシピエントの中で生き続けています。後日、ドナー家族から「本人の意思を叶えることができてよかった。ありがとう」と言葉をかけていただいた時には、喜びよりもほっとしたことを覚えています。

移植医療が救うもの

　臓器提供後、ドナーコーディネーターは、ドナー家族の希望に沿ってレシピエントの移植後の経過を電話やメール、訪問などの方法で報告します。レシピエントの体調や生活状況、移植後の気持ちなどを伝えると同時に、提供後の家族の心境や生活の様子、臓器提供に対する周囲の反応などを確認します。移植手術が終了したことを伝えることで、移植によって救われた命があるという実感をもつことができるようです。また、経過報告を聞き「元気でいてくれて嬉しい」と喜んだり、「命が無駄にならなくてよかった」「どこかで頑張っていると思えることが励みになる」と話す家族もおられます。臓器提供

によって死別の悲嘆が軽減するわけではありませんが、深い悲しみの中でなされた臓器提供という決断が、死に対する意味づけを見い出すきっかけにつながることもあるのです。

　移植医療は移植でしか救命できない、あるいは健康を取り戻せない患者を救う医療ですが、死後の臓器提供というドナーの尊い意思を実現させると同時に、ドナー家族を救うこともある医療だと感じています。

　1件の臓器移植が行われる時、ドナーとレシピエントを中心に、家族やそれぞれにかかわる医療スタッフ、ドナーコーディネーター、レシピエントコーディネーター、移植検査センター、行政機関、交通機関、報道機関など、多くの人々が1つの医療チームとして関与します。実際に業務にあたっていると、移植医療が、実に多くの人々の真摯さや思いやりの上に成り立っていることを実感します。

命に寄り添い、命をつなぐ懸け橋となる

　ドナーコーディネーターは、ドナーの死や家族の思いに向き合い、本人らしい最期の迎え方を決断するために支援します。家族支援における「最善」に正解はなく、人の気持ちや感情とともに変わっていくものだと思います。だからこそ、医療スタッフとともに考え、継続支援のあり方についても検討を重ねることが大切です。コーディネーターも人ですから、感情が動くことも悲しいことも嬉しいこともありますが、この尊い医療に携わる医療専門職の一員として、責任感をもって取り組んでいきたいと思います。

　命に寄り添い、ドナーと家族のそばで最期の願いを叶えるお手伝いをさせていただけること、命をつなぐ懸け橋となるドナーコーディネーターという仕事に、私は誇りをもっています。

5 | 地域医療における臓器提供

POINT!

① 臓器提供のプロセスは、入院前の意思表示から始まり、退院後の家族ケアへと続く。
② 多様性の中での会話は、4つの段階（恐れない、待つ、諦めない、生み出される）を描き
ながら進めていく。
③ 地域社会全体が移植医療・臓器提供についてひらかれた対話を行っていくことが必要で
ある。

はじめに

臓器提供の現場は、多様性の"るつぼ"である。臓器提供は基本的には「死」を前提としている。第三者的な立場から臓器提供の一般論を語れる人でも、実際に自分事として考える時、あるいは家族や大切な人の臓器提供の選択肢が出された時、そこには個別の考えや想い、感情が溢れ出る。一人ひとりが「死」という普遍的な終局に対して、個々に異なる考え、意思、哲学をもっている。

「あなたは死とどのように向き合いますか？」に焦点を当てて、医療メディエーター（医療対話推進者）および院内臓器移植コーディネーターの立場から、「対話」の重要性に注目したい。対話は、家族間、患者・家族と医療者間、医療者間、そして地域と住民間といった、さまざまな場面で行われている。

臓器提供とは

臓器提供は、国民一人ひとりの意思表示から始まり、最終的には退院後の家族ケアに至るまで多数の段階を経て丁寧に進められる。以下に、日本臓器移植ネットワーク（JOT）が提示する「臓器提供の流れ」[1]について簡潔に示す（**図14**参照）。

①意思表示

各人は、「臓器提供をしたい」または「したくない」という自由な意思を表明する権利をもつ。この意思表示は、運転免許証、健康保険証、マイナンバーカード、意思表示カード、またはWeb上で行うことができる。ここで重要なのは、これらの意思を家族や大切な人に伝えておくことである。

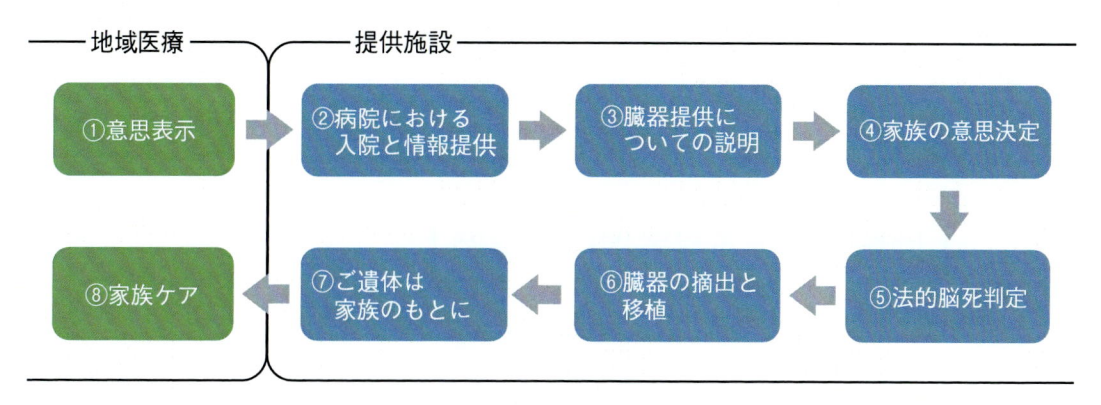

図 14. 臓器提供の流れ
（日本臓器移植ネットワーク：臓器提供の流れ(https://www.jotnw.or.jp/explanation/02/04/)(2024.6.14 アクセス)を参考に作成）

②病院における入院と情報提供

　事故や病気により脳障害などを負った患者が入院し、最善の治療を施しても回復の見込みがない場合、終末期医療の選択肢の1つとして「臓器提供」がある。

③臓器提供についての説明

　患者が脳死とされうる状態と診断された場合、主治医は家族に状況を説明する。家族の希望があれば、臓器移植コーディネーターから詳細な説明が行われる。

④家族の意思決定

　家族や患者の代諾者は、臓器提供について十分に話し合い、総意として提供するか否かを決定する。ここで提供を選択しなくても不利益を受けることはない。

⑤法的脳死判定

　家族の同意のもと、法律に基づき脳死判定が2回行われる。2回目の判定時刻が死亡時刻となる。家族が希望すれば、脳死判定に立ち会うこともできる。

⑥臓器の摘出と移植、⑦ご遺体は家族のもとに

　ドナーは家族とお別れをした後、手術室に運ばれる。摘出手術は3〜5時間かけて行われる。手術創は丁寧に縫合され、摘出された臓器は移植を待つ患者の病院に迅速に運ばれる。摘出手術後、ご遺体は家族のもとに戻る。

⑧家族ケア

　入院直後から家族ケアは行われるが、悲嘆から回復していくために、多くの場合、退院後もケアを必要とする。

　以上のような段階を、丁寧かつ厳格に進めていくが、時には立ち止まることや戻るこもある。一番大切なことは、患者と家族の尊厳が守られていることであり、停滞・後退、場合によっては撤退という選択肢も取り入れることにより、命の時限がある中で、言葉をつなぎ、患者と家族の想いを携わる医療者が模索していくことになる。ここに携わる医療者のマンパ

ワーは多大なものであるが、時間を要する。特に**図14**に示す①意思表示は、医療機関外で事前に行うものであり、地域医療の一環として地方自治体や医療機関、教育機関などによる一般市民や患者への啓発・教育が重要である。

地域における臓器提供の事例

地域における臓器提供の事例をみると、各地でさまざまな取り組みがなされている。自治体や医療機関、都道府県コーディネーターたちは、創意工夫を凝らして移植医療の普及に努めている。

1．A県の事例

A県では、2015年以前の臓器提供数は年間1～2件にとどまり、提供数がゼロの年もあった。しかし、2016年以降、他院で臓器提供の経験をもつ救急医が大学病院に赴任し、家族に臓器提供の選択肢を提示することで、臓器提供へとつながることが増えた。さらに、この病院で経験した医師が県北部の病院に赴任し、同様の取り組みを展開したことで、A県では年間平均4件の提供数を維持するようになった。

2．B県の事例

B県では、在宅医療を通じた移植医療の普及に力を入れている。在宅医が患者家族に献眼の情報提供を行っている。かかりつけ医と患者との信頼関係をもとに、在宅医療の環境を生かした丁寧な情報提供が臓器提供への理解を深めている。

臓器提供にかかる対話

対話を重視した取り組みは、患者や家族、医療従事者にとって極めて重要なプロセスとなる。対話は情報の提供だけでなく、深い理解と共感に寄与する。以下に、臓器提供における対話の方法を紹介する。

1．納得（理解）の確かめ合い

互いの心のうちを伝え、相手を認め合う「確かめ合いによる納得の共有」[2]が重要である。
臓器提供に関する決定は、患者や家族にとって重大な意味をもつ。そのため、行政や医療者は市民や患者家族に情報を提供する際、一方的に伝えるのではなく、相手の理解度を確認し、疑問点があれば丁寧に説明する必要がある。そのためには、繰り返し質問を促すこと、または相手に同じ情報を自分の言葉で説明することが大切である。お互いの理解を確かめ合

うことで、臓器提供に対する不安や誤解を減らし、意思決定の質を高めることができる。

2．対話過程の4つの段階

　患者家族と医療者との対話には4つの段階がある[3]。対話をするといっても、ただ漠然とするには時間が限られており、丁寧な対話を心がけても、方向性を見失ったり、不安に駆られたりするときもある。このようなときに、対話の羅針盤となるのが医療メディエーションによる対話過程の4つの段階である（**図15**）。

　これは、①恐れない「受け入れる段階」、②待つ「考える段階」、③諦めないことで「問題の再構築の段階」となり、④新たな価値観が自然に生み出される、つまり「新たな答えの創出の段階」、である[3]。このように段階を描くことで、現在の対話の進行度を確認しながら対話を進めることができる。実際に、臓器提供を巡る対話について示す。

① 恐れない

　臓器提供に関する対話を開始することは、医療従事者にとっても家族にとっても勇気がいる。しかし、この重要な話題について恐れずに対話を始めることが、理解と受容の第一歩となる。

② 待つ

　対話においては、相手が情報を消化し、自らの感情や考えを整理するために時間は必要である。急ぐことなく、家族が質問をしやすい環境を提供し、自分のペースで決定できることを支援する。待つことは、家族が自身の意思を確固たるものとするために必要である。

③ 諦めない

　しかしながら、臓器提供に関するさまざまな決定においては、しばしば時間との戦いを伴うことが多い。ここで注意しなければならない大切なことは、家族が決断に至るまで、あるいは臓器提供に関する理解を深めるまで、医療者は根気強く支援し、対話を続けること

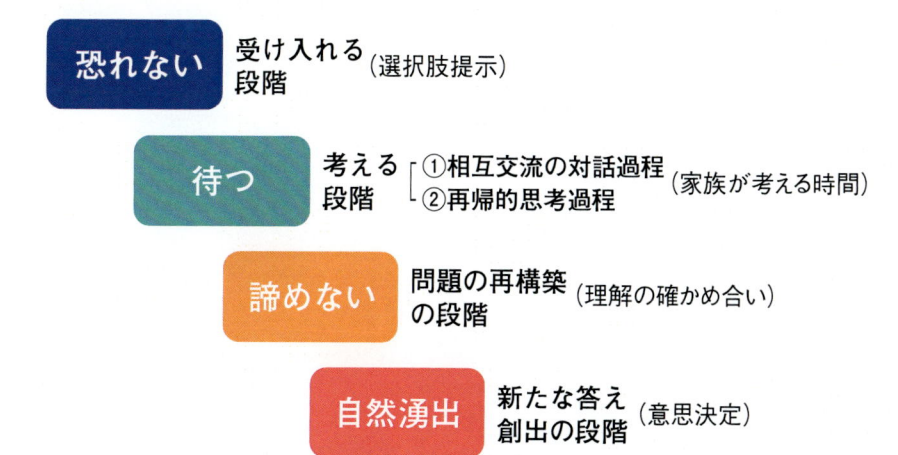

図 15. 医療メディエーションによる対話過程の4つの段階
（中西淑美：臨床倫理メディエーション（18）医療メディエーションモデルによる意思決
定（3）. 文化連情報12（477）：34-37, 2017を改変）

である。

④ 自然湧出（生み出される）

　上記の「恐れない」、「待つ」、「諦めない」対話を続けていくことによって、家族に新たな価値観や意思が湧出されていく。それは、妥協や落としどころではなく、家族の真の意思となりうる。

おわりに

　地域医療において対話は移植医療の推進だけでなく、多くの医療的決断においても重要な役割を果たす。医療機関、教育機関、地域社会が連携し、移植医療に関する情報提供と意識向上の活動を行うことが不可欠となる。

　日本の地域医療における臓器提供は、人々が対話を中心としたかかわり合いをもつことで臓器提供の情報を得ることができ、そのうえで「臓器提供をする」、「臓器提供をしない」を選択できる。

文献

1) 日本臓器移植ネットワーク:臓器提供の流れ(https://www.jotnw.or.jp/explanation/02/04/)(最終アクセス2024.6月14日).
2) 行岡哲男：医療とは何か；現場で根本問題を解きほぐす. 初版, p183, 河出書房新社, 東京, 2012.
3) 中西淑美：臨床倫理メディエーション(18)医療メディエーションモデルによる意思決定(3). 文化連情報12(477)：34-37, 2017.

6 脳死下・心停止後臓器移植待機中の患者と医療者の信頼構築

POINT!

① 長期にわたる脳死下・心停止後臓器移植待機期間を安全に過ごすためにも、患者と医療者の信頼構築は重要である。

② 患者と主治医だけでなく、医療者チームとの信頼構築が大切である。

③ 不測の事態が生じたときこそ、丁寧に患者により添い対話を重ねることにより、患者と医療者の信頼関係をより強くできる。

はじめに

移植には脳死下臓器移植、心停止後臓器移植、生体移植があり、脳死下臓器移植では心臓・肺・肝臓（分割可）・腎臓・膵臓・小腸・眼球の7つの臓器が移植される。わが国では、諸外国と比較して脳死下・心停止後臓器提供数が極めて少ないため移植までの待機期間が非常に長く、待機患者の身体的・精神的負担は大きい。

わが国における脳死下臓器移植の現状[1,2]

全例が脳死下移植となる心臓移植は、2023年に115例実施され、その内訳はほとんどすべてが医学的緊急度の高いStatus 1の患者で、94％で移植前に補助人工心臓（ventricular assist device；VAD）が装着されており、Status 1での平均待機日数は1,769日（4.8年）、待機中の死亡は24％であった。

肝臓移植は年間400例程度が実施され、そのほとんどが生体肝移植であるが、脳死下肝臓移植も増加傾向で、2023年には118例（うち肝臓単独105例、肝腎同時12例、肝小腸同時1例）が実施された。肝臓移植が必要な患者の余命は概ね1年以内であり、待機期間に関係なくMELDスコア[※3]に基づいた重篤な患者ほど上位になるが、実際に移植を受けられたのは20％に過ぎず、42％は待機中に死亡し、16％は生体肝移植に切り替えている。

腎臓移植でも生体腎移植が多く、2022年の1年間で生体腎移植1,587例（88.9％）、献腎移植198例（11.1％）が実施された。腎臓移植は、他臓器移植と異なり心停止後での提供も可能であるが、改正臓器移植法施行（2010年）後は脳死下腎移植が増えて、その分、心停

[※3] MELD（model for endstage liver disease）スコア：肝疾患の重症度判定に用いられる、血液検査の結果や血液透析施行の有無から算出されるスコア。高値であるほど重症とされる。

止後腎臓移植は減少し、献腎移植11.1％の内訳は心停止後移植が28例（1.6％）、脳死下移植が170例（9.5％）であった。献腎移植を受けた患者の平均待機日数は2021年で5,358日（14年8ヵ月）と非常に長い。

膵臓移植では、2022年で30例の脳死下膵臓移植が実施された。登録から移植までの待機期間は平均859日である。

肺移植では、2022年で94例の脳死下肺移植が実施され、2022年12月末時点で肺移植登録を継続している患者での平均待機日数は587日で、35.8％が待機中に死亡している。

小腸移植では、2022年で5例の脳死下小腸移植が実施されており、他臓器移植に比べると少数例にとどまる。待機患者も2024年1月時点で10名と少ないが、他臓器と比べ年齢や体格などのドナーの移植臓器の条件が厳しく、適切なドナーが現れるまで数年待機することも少なくない。

死体ドナーからの提供件数は国と地域により大きな差があり[1)]、2022年で人口100万人当たり最多なのがスペインで46.03件、2番目が米国で44.5件であった。それに比べ日本は0.9件と非常に少なく、脳死下移植しかできない心臓移植では長期にわたる待機を強いられている。

長い待機期間の苦悩（具体例）

医療者は、移植医療の選択肢を患者に提示する際に、移植まで長い待機期間が強いられること、その間に起こりうる合併症や、そのために移植のリストから外れてしまう可能性があり、移植にたどりつけず死亡してしまうことも説明する。しかし、その説明を患者や家族は十分に理解できないこともあり、その理解度については看護師や精神科医などによる確認が必要である。

以下に脳死下臓器移植待機中の患者の想いと、医療者のかかわりを紹介する。

30歳代女性　20歳代で拡張型心筋症による心不全を発症、強心薬を使用しながら移植待機した。経過中、心不全の悪化により、何度か命の危機に遭遇した。その後、厳しい予後を本人自身も理解し、自由のきかない日常生活と、先の見えない待機期間への精神的ストレス、死への不安や恐怖から、医療者側への苛立ち、関係性の遮断といった言動が認められるようになった。このような状況で、医療者も患者に対する負の感情を時にもつことも多くなっていき、医療者から臨床心理士へ相談を持ちかけたり、医療者同士が定期的に話し合う機会をつくっていった。最終的に数年の移植待機期間を経て移植まで到達できたが、ようやくその時点で患者と医療者の信頼関係が構築されていたことが改めて確認できた。この患者は今では移植後治療のアドヒアランス（治療方針に従って積極的に治療を受けること）も良好で、新たな職を得て社会復帰している。

　医療者側から本患者の管理を振り返ってみると、最初の段階では数名の医療者が本患者に多面的にかかわっていく仕組みをつくっていくという状態であったが、移植医療にやりがいをもつ医療者の仲間が徐々に増えてきたことで、長い移植待機期間を患者ばかりでなく医療者も共に乗り越えるための強い信頼関係を築くことができた。

20歳代男性　就職活動中に拡張型心筋症による心不全を発症し、心臓移植が必要な難治性心不全状態であった。患者はすぐに状況を受け入れることはできなかったが、呼吸困難感などの自覚症状の増悪もあり、患者も両親も心臓移植を希望した。移植までの長期待機に備え植込型補助人工心臓（VAD）が装着されたが、術後、脳梗塞と右心不全を発症し、退院後も脳梗塞後遺症として軽度の集中力低下や注意力低下が認められた。

　待機開始3〜4年経過した頃から、自由に生活できないことへの精神的ストレスで家族に対しての八つ当たりが増え、家族の精神的疲弊も認められるようになった。外来では、患者ばかりでなく家族に対しても精神科医や臨床心理士が精神的ケアを行ったが、十分な解決までには至らなかった。このような状況であったが、患者本人については身体的に入院を要する合併症の発生もないため、月1回の外来で経過観察を続けていた。

　待機開始から5年経過して、植込型VADのポンプトラブル回避のためポンプ交換手術を実施した。術後に創部感染を併発したが、抗生剤治療後に退院できた。しかし、半年後から血液培養で陽性を繰り返すようになり、長期にわたる抗生剤治療を要することになった。本人は「ポンプ交換をやらなければよかった」と吐露するようになり、入院の長期化でに対し「いつまで待てばよいのか？」と医療者に不満と怒りをぶつけるようになり、対話が困難になってきた。コロナ禍で面会も制限されていた家族は心配して患者本人に電話やメールで連絡したが、本人はそれにほとんど応答しない状態が続いた。家族は患者の不満を十分に理解できるものの、なんとか移植までたどり着いてほしい、医師のいうことを聞いてほしいという想いが強かったが、患者は精神科医も受けつけない状態になっていた。その後、臓器提供者が現れ、患者は「移植を受けます。とてもつらくて長かった」と語り、家族も移植手術を受けることに同意した。

　患者は脳死下移植待機中の約6年間、身体的・精神的苦痛を抱えてきた。身体的苦悩はもちろんのこと、精神的・社会的側面では心不全発症により就職間近で病気と向き合わなければならなくなり、生きるために移植治療を目指すことを選択したものの待機期間が長くなるにつれて社会から取り残されたという疎外感、家族や友人との境遇の差、移植までの合併症の不安、移植後の不安などをもつようになった。ストレスが高まったときに患者は家族に当たり、家族もその苦痛を理解できたものの、患者のすべての欲求を受け入れることは残念ながらできず、患者との接し方に悩むことも多くなってきた。

　主治医は患者・家族と長い移植待機期間をつきあうことも多い。本例は、循環器内科医、

心臓血管外科医、移植コーディネーター、VADコーディネーター、看護師、理学療法士、臨床工学技士、精神科医、臨床心理士など多くの職種がかかわり、さまざまな立場から患者にアプローチを試みた。

　本例と医療者の数年間にわたる関係を振り返ると、患者や家族は医師に直接話しにくいことを看護師やほかのメディカルスタッフに吐露することも少なくないため、チームは、そのカンファレンスにおいてそれぞれの職種が得た患者の想いを共有し、さまざまな視点から患者へのアプローチ方法を検討することは1つの方法となる。ここで少し離れた第三者の立場からの客観的なアドバイスを受けることが有用なこともある。

　患者と医療者の信頼関係は、治療が順調に進み患者の自覚症状の改善が得られているときには、患者は治療に満足し、両者の関係性も良好であることが多い。しかし、不測の事態が起きたときや治療が思うようにいかないときには、これまで築いてきた患者と医療者の信頼関係も短期間で崩れることがある。わが国における移植までの長い待機期間に起こりうる感情変化は、医療者にとっても予測できないことが多く、医療者は移りゆく患者の状態や環境、気持ちに寄り添い、対話を重ねていくことしかないのかもしれないが、それが重要である。そして、特に何か不測の事態が生じたときにはより丁寧に対応することで患者と医療者の関係はより強くなる。

　年単位の待機中には復学や復職をサポートし、社会とつながりをもちながら過ごしていくことができるような支援も必要である。心臓移植待機患者、つまりVAD装着中の患者の社会復帰支援はまだ少ない現状であるが、がん患者においては、国をあげて就労支援体制が確保されており、全国のがん診療連携拠点病院や地域がん診療病院にがん相談支援センターが設置されている。心臓疾患をもつ患者に対する支援体制が充実していくことも期待される。

おわりに

　移植までの長い道のりを安全に過ごしていくためにも、多職種チームで患者・家族にかかわり信頼関係を構築していくことが重要である。患者と医療者の信頼関係がしっかり構築されることで、患者に満足度の高い医療を提供することにつながる。そして、長過ぎる移植待機期間は患者や家族に及ぼす身体的・肉体的負担は大きく、脳死下臓器提供の増加、移植待機期間の短縮化への努力も強く期待される。

文献

1）日本移植学会：ファクトブック2023(https://www.asas.or.jp/jst/pdf/factbook/factbook2023.pdf)(2024年6月25日最終アクセス).

2）日本臓器移植ネットワークホームページ(https://www.jotnw.or.jp)(2024年6月25日最終アクセス).

7 脳死下・心停止後臓器移植後の患者と医療者の信頼構築

POINT!

① 臓器移植後における患者と医療者の信頼構築では、臓器移植後に患者が経験する身体的側面ばかりでなく、心理的側面の変化についてもよく理解することが必要である。
② 患者と医療者の信頼関係の構築により、持続性のある良好な移植後状態を維持することが可能となる。

はじめに

移植により、これまで死に直面していた状況や著しく日常生活が制限された環境から解放され、臓器不全による息切れ、倦怠感、むくみなどさまざまな症状が改善される。移植後には、患者・家族はこれまでの苦しい状態から解放されたままで、その後も経過すると思うかもしれないが、新たな症状や疾患が出現することがある。患者と医療者の信頼構築のためには、移植後に生じる問題について患者と医療者が対話を通じ、移植人生を共に歩んでいく姿勢が必要である。

移植後の身体的側面

日本では、臓器ごとに移植待機期間は異なるものの、多くの患者は診断を受けてから年単位の期間を経て移植に至る。したがって、移植前は、臓器共通の症状（倦怠感、食欲減退など）、特有の症状（心臓移植の場合、息切れ、むくみなど）も長期間にわたって、また、悪化しながら続き、症状と日常生活が密接に結びついている。

移植手術が行われ、移植直後は手術により、痛みやからだの制限が求められるが、その後、順調であれば手術後1ヵ月を過ぎる頃には移植前に感じていた臓器不全の症状は改善する。その一方で、移植直後から手の震えや吐き気、体型の変化などを認めることもある。多くは術後の鎮痛薬や免疫抑制薬の副作用によるもので、免疫抑制薬の減量とともに年単位でこれらの症状も落ち着いてくることが多い。慢性期になればまったく症状はないということではなく、拒絶による臓器不全の症状や感染症による症状も起こりうる。

移植後の精神的側面

　移植前に感じていた症状の改善により、移植したことへの喜び、ドナーへの感謝、新しい生活への希望を抱きながら退院していく。同時に移植直後から、患者は拒絶による臓器廃絶、感染症に対する不安や恐怖を感じていることも多い。またドナーやドナー家族に対する罪悪感を抱えている場合もあり、免疫抑制薬から生じる体型の変化のため、自尊心の低下に悩まされる患者もいる。

　これらの複雑な心の有り様は、状態が安定している時には、ドナーへの感謝、移植チームへの忠誠から心の奥底にしまい込むため、医療者が表面上感じとることができないこともあるが、移植後の長い人生の中で、家族間での関係性の悪化、学校、仕事、経済的問題など社会的な要因によって、それらが時に前面に出てくることもある。

信頼構築

　患者と医療側の信頼欠如はアドヒアランスの不良をもたらし、ひいては拒絶、臓器廃絶につながる。移植後にどのように信頼関係を構築していくかは、移植までの関係性や施設の体制にもよるが、移植後の身体的・精神的な変化を踏まえたうえで患者、家族と共感的に接し、問題点があれば共に解決していく姿勢が大切である。移植後の環境の変化（特に小児の場合）により、医療者との関係性も変化する。個々の関係性とともに、移植コーディネーター、ソーシャルワーカーなど多職種、幅広い年齢層でさまざまな関係性を構築していくことが、強い信頼の維持につながる。また、多様な関係性を築くことは、医療者が1人で患者の移植人生を背負うことへの責任や、それによるバーンアウトを防ぐ意味でも重要である。

　また、患者と医療者の関係開始時期により、信頼関係の軽重に差が認められることもある。診断時点あるいは移植登録の時点から、患者家族と関係性がある場合と、移植後に初めて関係性ができる場合では、信頼関係構築の仕方は異なるかもしれない。

小児期に心臓移植を受けた具体例

30歳代男性　幼児期に拡張型心筋症による心不全を発症し、心臓移植が施行された。その後拒絶なく経過し、小児期、思春期を他院で管理され、20歳代で当院での管理が開始された。状態は安定しており、途中から診療を始めた（関係性を構築し始めた）医療者は、年1回の定期検査入院、月1回程度の外来受診の折、医学的に必要な事柄について言葉を交える程度であった。本人自身は就労し、生活も自立しており、ごく普通の20歳代の若者に見えた。

　ある移植の会において、初めてこれまでの移植後の人生についての話を聞く機会をもった。本人の記憶のない中での移植（＝自分が望んで決めたわけではない）、ドナーへの感謝の一方でレシピエントとして羽目を外さず振る舞わなければならないことへの葛藤、思春期に周りと異なることのつらさが語られた。個人がどのように移植人生を生きていくのか、移植を受けていない人と違うその苦悩について知ることができた。医療者は、治療に際して科学的に得られた情報をもとに医療（EBM）を行う。それとは別に、患者自身が自分の人生や経験を語る場をつくること、その語りを尊重するアプローチ（NBM）も大切である。しばしばこの2つの医療は相反することもあるが、EBMとNBMを駆使していくことで患者と医療者がお互いに納得する医療をつくりあげていくことが可能と思われる。

おわりに

　治療に際して科学的に得られたEBMに、患者自身の人生、病の物語（ナラティブ）を知って重ねていくこと、そしてその内容を尊重することは、患者・医療者の信頼構築の観点からも重要である。

8

生体腎移植前におけるドナー・レシピエント・医療者の信頼構築

① 先行的腎移植を含め、腎代替療法選択には共同意思決定のプロセスが必要である。
② 医療者は生体腎移植前にレシピエントの悪性腫瘍の危険、生体ドナーの医療費自己負担、生体ドナーの将来の透析の可能性についても事前に説明しなければならない。

はじめに ─ 生体腎移植の現況と心構え ─

日本では生体腎移植が約9割を占め、近年では透析を経ずに移植を行う先行的腎移植（preemptive kidney transplantation；PEKT）が増えている[1]。移植施設での術前評価には6〜8ヵ月かかるため、患者がPEKTを検討している場合は早めに移植専門医に紹介することが望ましい。移植の希望があった場合、非実施施設は、移植実施施設に患者背景、生体ドナーの存在の有無、ワクチン接種歴、感染症、心血管障害、悪性腫瘍の有無などの情報を提供する[2,3]。移植実施施設は、生体ないし献腎移植の手続きを進める。生体腎移植は健康な方からの臓器提供ゆえ、移植実施施設は慎重にその可否を精査する。ドナーにおいては腎臓摘出後も、少なくとも年1回は慢性腎臓病（chronic kidney disease；CKD）として診察を行い[4]、生体ドナーの健康を守ることが重要である。レシピエントにおいては腎臓移植を受けた後、免疫抑制薬の服用の徹底が最重要であり、怠薬（ノンアドヒアランス）は大きな問題である[2]。女性であれば腎臓移植後1〜2年で妊孕性（妊娠可能性）が回復するが、安全な妊娠・出産には移植腎機能が安定していることが条件である[2]。その他、感染症、拒絶反応、再発腎炎の問題、悪性腫瘍、メンタルヘルス、フレイルの発症なども懸念事項である。移植施設と患者、ドナーの方との共同作業で、提供していただいた腎臓を守っていくことが大切である。

腎代替療法選択のジレンマ

腎代替療法（renal replacement therapy；RRT）は血液透析（hemodialysis；HD）と腹膜透析（peritoneal dialysis；PD）と腎臓移植から構成され、各療法について十分に説明する必要がある。わが国では血液透析を選択する症例が大多数を占めているが、患者・家族と医療スタッフが情報を共有し、最も納得される最善の治療を選ぶ共同意思決定（shared decision making；SDM）が重要である。一方、慢性腎臓病ステージG4（＝腎臓機能eGFR

が30％を切った場合）では、患者の自覚症状に乏しく療法選択の説明を受け入れられない場合も多い。わが国では透析導入年齢が経年的に上昇しており、2020年の統計調査において平均導入年齢は既に70.88歳であった[5]。このような高齢者透析導入を背景に、夫婦間生体腎臓移植は生体腎移植の30％に及ぶ[1]。

　短い診療時間内での腎代替療法の説明には、不十分さが常に存在する。特に施設として、行っていない療法（腹膜透析、腎臓移植）の説明は不正確になることが多い。一度決めた療法選択はその後の末期腎不全の人生を決めることになるため、説明者の資質が重要で、偏りのない療法説明と選択が必要であるが、移植を優先できない年齢や健康事情は事実存在する。それは誘導であり、もはや共同意思決定ではない。

　近年、先行的腎移植が腎予後・生命予後がよいとの報告がある[1]。先行的腎移植は潜在的生体ドナーの存在下で、ドナー・レシピエント双方の健康を維持して精査を行う必要があり、通常は初診から6ヵ月以上を要して移植が成立するため、早期（慢性腎臓病ステージG4）に、移植施設に紹介することが推奨される。腎臓専門医は、腎機能（eGFR）の下降線（ダウンスロープ）の個々の病態において、適格な紹介時期を設定できるはずである。たとえ透析導入が先行された場合も、安定した全身状態を必要とする移植手術に問題はない。

｜生体移植における意思決定プロセス｜

　共同意思決定（SDM）とは質の高い医療的決断を進めるために、最善のエビデンスや患者の価値観、嗜好を統合させるための医療者と患者間のコミュニケーション・プロセスである。共同意思決定を実践することにより、決定困難な臨床的決断を容易にし、診療の質の改善や患者満足度の向上、医療費の軽減にもつながることが期待される。患者・家族・医療者が共に悩み決断していくために多職種による時間軸が必要である。

　令和2年度診療報酬改定[6]では腎代替療法を開始する前の慢性腎臓病患者に対する「腎代替療法指導管理料（500点）」が新設された。対象となるのは、慢性腎臓病患者で3ヵ月前までの直近2回のeGFR(mL/分/1.73m²)がいずれも30未満、もしくは急速進行性糸球体腎炎などによる腎障害により急速な腎機能低下を呈し、不可逆的に慢性腎臓病に至ると判断される場合である。人工腎臓導入期加算2を算定している施設で、腎臓内科診療の従事経験3年以上の専任常勤医師や、5年以上の看護師経験、3年以上の腎臓病患者看護経験をもつ専任常勤看護師による連携診療体制構築、腎臓病教室の定期的実施などの施設基準を満たした医療機関においては、患者1人につき2回まで算定（500点）できるようになった。共同意思決定構築を診療報酬が支えている。

信頼構築について—医療サイドから思うこと

腎代替療法導入後であっても他療法への移行を常に考慮する。この点は大切で、一度決まった血液透析において、その後のほかの腎代替療法選択がなされることが少ない。腎臓専門医としては、血液透析導入が帰着点ではなく、その後においてもほかの腎代替療法の選択の機会を継続して提供しなければならない。長く診療し、透析療法を患者とともに決断した腎臓専門医は、透析後においても、1年に1度は腎臓内科外来でその患者を診療し、その生涯を一緒に考えていくことが必要である。

1．生体腎移植前のレシピエントの気持ちを汲む

腎臓移植はすべてから解放され、薔薇色の人生が保証されているわけではない。肥満、喫煙、透析間の体重管理や血液データの不良の患者には、移植後の自己管理に問題が生じ、安全に手術ができないことを十分に説明しておくことが必要である。腎臓移植を受けたい理由として、好きなものを食べたいからと話す患者と多く接するが、移植によって慢性腎臓病が完治するわけではなく、ただ透析がなくなるだけであり、ドナーから提供された単一移植腎で生きていることへの理解が必要である。つまり移植後の食事療法（タンパク質過剰摂取制限、塩分制限、エネルギー維持ないし時に制限）は続くことを理解してから腎臓移植を実施することが大切である。すなわち、移植後とは、免疫抑制という荷重が負荷された慢性腎臓病ステージG3（＝腎臓機能60％以下）からの再出発にほかならないということである。

この時、説明の仕方や使う言葉は患者の理解度や雰囲気によっても異なってくる。「これはダメ」「こうすべき」ではなく、患者および家族と一緒の気持ちになって、健康な方から腎臓摘出という侵襲を決断したドナーのためにも、自己管理を覚悟する協力を約束し、一緒に立ち向かう姿勢が必要である。

2．生体腎移植前のドナーの気持ちを汲む

生体ドナーは6親等以内の血族、3親等以内の姻族であること、自発的な意思で提供を申し出られたことに加え、その方が健康であることが求められる。腎臓移植を受ける方（レシピエント）と生体ドナー候補が一緒に移植施設を受診し、医師とレシピエントコーディネーターから説明を聞き、検査に進んでいく。HLA検査[4]は、検査可能施設が限られており、クロスマッチ[5]はレシピエントと一緒に受けることが必要である。とはいえ、遠方居住の

---

[4] HLA（組織適合性抗原）検査：Human Leukocyte Antigen（HLA、ヒト白血球抗原）は白血球の型として発見された抗原のことで、自分と自分でないものを区別する役割がある。医学の進歩により、合っていなくても良好な機能を得ることができるようになってきている。

[5] クロスマッチ（リンパ球交差試験／リンパ球クロスマッチ）：臓器移植の術前検査としてドナーのリンパ球に対する抗体がレシピエントの血中にないことを確認する試験。検査結果が陽性の場合、移植後早期に拒絶反応を発症する危険性がある。

ドナーの経済的負担、手術を受ける精神的・肉体的負担はとても大きい。生体ドナー候補の方の本心はどこにあるか十分に汲む必要がある。

　例えば、生体ドナー候補の方が兄弟であり、その方に配偶者がいる時には、配偶者の方も一緒に来院することが勧められる。大切な家族がドナーとして片腎を提供することについて配偶者も心配する。一緒に医師やレシピエントコーディネーターの説明を聞き、この移植医療を進めるかどうかまず家族会議をすることは大切である。

言いにくいが言わねばならないこと

1. 悪性腫瘍について

　待機中のレシピエントはがん検診を受けることが必要である。がんの治療中、その可能性がある場合は、免疫抑制薬を内服することができない。また透析治療と異なる大きな点は、移植後の死因の第2位が悪性腫瘍であること（**表3**）[7]である。透析治療の死因第1位は感染症、第2位は心血管障害で、移植後の死因第1位は脳および心血管系合併症、第2位は悪性腫瘍である。医療者はよいことを無意識に強調し、患者家族は悪いことを無意識に棄却する傾向があるため、移植前に冠動脈病変や悪性腫瘍などが発見された際には、早期治療を行い、再発の有無をしっかり観察していく。特に移植後10年以降は、悪性腫瘍の発症有無を健診

表3. レシピエントの死亡原因

死亡原因	1983～2000年		2001～2009年		2010～2020年	
感染症	421	14.1	149	14.3	68	11.5
心疾患	380	12.7	180	17.3	78	13.2
悪性新生物	323	10.8	164	15.8	98	16.6
脳血管障害	341	11.4	71	6.8	29	4.9
その他の循環器疾患	253	8.5	51	4.9	32	5.4
その他の中枢神経系疾患	148	5.0	67	6.4	38	6.5
消化器疾患	60	2.0	18	1.7	21	3.6
呼吸器疾患	31	1.0	11	1.1	8	1.4
血液・造血器疾患	27	0.9	15	1.4	4	0.7
自殺	38	1.3	16	1.5	4	0.7
事故	29	0.9	22	2.1	12	2.0
腎・泌尿器疾患	20	0.7	3	0.3	0	0.0
その他	293	9.8	117	11.2	73	12.4
不明	583	19.5	142	13.6	101	17.1
未入力	37	1.2	15	1.4	23	3.9
合計	2,983	100.0	1,041	100.0	589	100.0

近年の統計では、悪性新生物での死因は16.6％と増加傾向であり、心血管＋脳血管障害に次ぐ、死因第2位である。
（文献7）による）

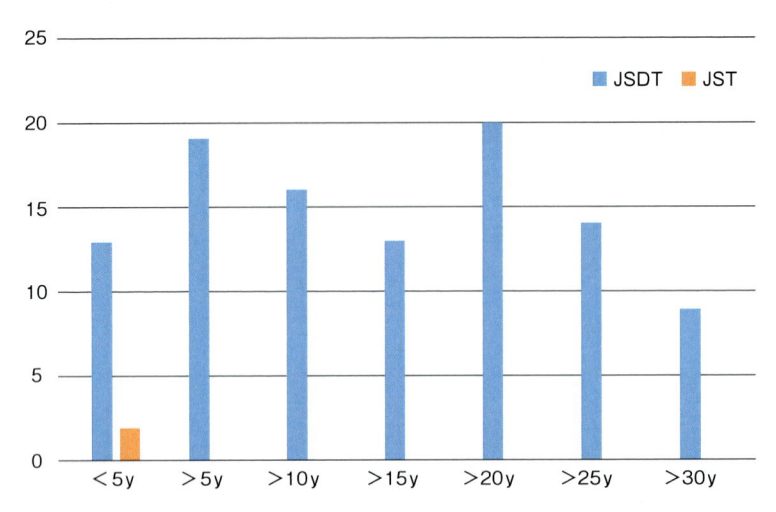

図16. 生体腎臓移植ドナーの全国透析導入例（n=104）

日本透析医学会（JSDT）2019 年末統計調査によると、全国で104名の透析導入例が示された。これは、透析導入原因の質問項目に、「生体腎ドナー」という調査を始めて行った結果である。5年以内（腎臓摘出後）に10数名存在し、一方の移植学会（JST）調査では2名と報告されている。この違いは、JSDTは、後ろ向き調査、JST は前向き調査による方法論の違いにも起因する。
（日本透析医学会　我が国の慢性透析の現況（2019年末）https://docs.jsdt.or.jp/overview/index 2020.htmlを改変）

を含めてしっかり精査すべきである。

2．医療費について

　説明の際に驚かれることとして、費用負担の件がある。生体腎移植の場合は、レシピエントと生体ドナー候補の2名分の医療費を考えておく必要がある。レシピエントは、基本的に保険適応で進む。ドナー候補は移植成立前の各種検査は保険適応外、自費診療である。レシピエント、ドナー候補の両者がすべての検査に合格して生体腎移植が成立後に、HLA検査、クロスマッチなどの検査も含め、ドナーの検査、診療の費用は、すべてレシピエントの保険適応になり、レシピエントの保険で支払われる。生体腎移植が成立しなかった場合の費用請求についても説明しなければならない。自費診療で請求される部分については、生活保護を受給されている患者でも支払いが必要となる。

3．生体ドナーの透析導入と保護について

　2019年末の日本透析医学会統計調査（**図16**）[8]で、透析導入原因としての「腎臓提供ありの患者」は104例であったことが初めて報告された。腎臓提供から透析導入までの期間は、60ヵ月未満（5年未満）で13例、60ヵ月〜（5年〜）で19例であった。10年、15年、20年、25年、30年経過においても相当数の透析導入例が認められた。生体腎移植が90％と多くを占めるわが国において、健康ゆえにドナーになり得た方々の健康を守ることが急務である。このことを療法選択時に必ず伝え、ドナーの精査の結果、ドナー基準に合致しない場合は、たとえ強く希望されようと、手術を断ることがある。このことから、国内における脳死下、ある

いは心停止下の臓器提供の推進普及の重要性を、療法選択時に家族に説明する必要がある。

　生体ドナーの保護については渡航移植の禁止で有名なイスタンブール宣言[9]においても謳われている（108頁参照）。

文献

1） 日本臨床腎移植学会，日本移植学会：腎移植臨床登録集計報告（2022）；2021年実施症例の集計報告と追跡調査結果．移植 57：199-219，2022．

2） 日本腎臓学会，ほか（編）：腎代替療法選択ガイド2020．ライフサイエンス出版，東京，2020．

3） 厚生労働省保険局医療課：令和4年度診療報酬改定の概要（令和4年3月4日版）（https://www.mhlw.go.jp/content/12400000/001079187.pdf）（最終アクセス2023年11月17日）．

4） 日本腎臓学会（編）：エビデンスに基づくCKD診療ガイドライン2023．東京医学社，東京，2023．

5） 花房規男，ほか：わが国の慢性透析療法の現況（2020年12月31日現在）．透析会誌 54（12）：611-657，2021．

6） 厚生労働省令和2年度診療報酬改定（https://www.mhlw.go.jp/content/12400000/000691038.pdf）（最終アクセス2022年11月26日）．

7） 日本移植学会：ファクトブック2022（https://www.asas.or.jp/jst/pdf/factbook/factbook2022.pdf）．

8） 日本透析医学会：我が国の慢性透析の現況（2019年末）（https://docs.jsdt.or.jp/overview/index2020.html）．

9） 酒井　謙，江川裕人：イスタンブール宣言5学会声明．腎と透析95（6）：808-811，2023．

生体腎移植後におけるドナー・レシピエント・医療者の信頼構築

POINT!

生体腎移植患者、生体腎ドナー、腎臓移植医療従事者の間で、
① 互いの理解に相違があることを認識する。
② 質問によく耳を傾け理解する努力を続ける。

はじめに

　日本の移植医療における問題点は脳死下/心停止後ドナーの著しい不足である。そのために生体移植が可能な移植（肝臓移植、腎臓移植など）では、移植全体の90％以上が生体移植という国際的にみても極めて異質な状況となっている。

　移植治療に関する説明の理解度には、医療関係者と患者、そして正常健康人である生体ドナーの間において、いわば「溝」があり、「溝」の深さについては個人差がある。したがって、医師の説明がどの程度理解されているのかは不明のまま治療が進んでいる恐れがある。

　この「溝」に気づいて、「溝」を少しでも埋めることが移植患者（レシピエント）と生体ドナーにとって治療の理解に役立つ。

相互理解を阻む「溝」

　患者と医療従事者（特に医師）の間に、相互理解の促進を阻む「溝」が存在する認識は双方ともあまりないかもしれない。そこに「溝が存在する」、「違いがある」ことを双方が認識することが解決の第一歩である。認識の違い、「溝」が生じるのは、患者は病気をもち、医師は多くの場合は健康であるということが第一の原因であろう。

　また、医師の使う単語の意味がわかりにくい場合も多く、医師に「質問してもよいですか」と訊いてくる患者も多い。医師は忙しそうだ、質問したら怒られるのではと疑心暗鬼になって、理解できないことを「わからない」と言うことができない雰囲気が、医療の現場にあることは否めない。

　この「溝」を埋めて患者とその家族と一緒に治療の方法を模索することができれば、医療（治療）現場の活性化や成長につなげることができる。例えば、専門病院に行けば、なんでもすぐわかり病気を治してくれると思い込んでいる患者がいるが、実は医療者は「なんの病

気だろう」「どうして」「どうすれば」と思い悩みながら診療を行っている場合も多い。なぜなら100％確実に治ることは理想であり、患者と一緒にできる限り多くの可能性を考えて最良の治療法を模索して行こうとしているからである。医学的に最良の判断を行うには、患者の社会的、個人的、家族、そして経済面などの多項目を同時に鑑みて、いくつかの方策の中から患者とその家族と一緒に治療の道を模索することが必要である。

｜「溝」を埋める説明方法｜

「溝」を埋めるための第一歩は、「溝がある」ことの認識である。そしてその溝は、浅くてもちょっとしたかけ違いで段々と広く深くなり、修復不可能になる危険性がある。

治療内容については、医学用語を可能な限り平易なものにして、その利点と欠点を説明することが医療者には求められる。しかしながら、その説明内容を医療者と同じレベルですべて理解することは患者側には難しいことが多い。医療者は、患者側の知識やバックグラウンドによっても説明の仕方は異なってくる。副作用や合併症について詳しく説明するあまり、この治療法は悪いのかと誤解されることもあれば、時間をかけてじっくり説明をしても最後に「医学的なことは難しくてわからないのでお任せします」と言われ、拍子抜けすることもある。医師は説明を行いながら、段階的に理解の度合いを繰り返して確認する必要があり、患者がわからないことを気楽に質問できる雰囲気をつくることが大切である。聴き逃しがないように、常に患者に質問を促し、それを簡単な文章で説明したり、時には図を描いて渡すのもよい。患者にとって移植の治療の段階ごとに何が重要で、何を優先させるのかを整理しながら、疑問があれば医療者に尋ねることが互いに理解を深めるために有用であり、時間の節約にもなる。

そして、医師は患者に寄り添う立場の看護師やコーディネーター、メディエーター、メディカルアシスタントなどに患者に説明した内容の確認をしてもらい、医療者間で共有しておくとよい。ただし、日常診療の中で患者への丁寧な説明時間の確保、多職者同士の情報共有の時間と手段の確保が現実的には難しいこともあり、その模索が課題となる。

｜EBMとNBM｜

医療者と患者の「溝」を埋めるためには、EBM(evidence based medicine)に加え、患者それぞれの病気の物語、すなわちNBM(narrative based medicine；物語と対話に基づく医療)が大切である。NBMについて、看護師は「患者に寄り添う」、「患者の話を聴く」ための教育を受けてきているため、医師よりNBMが比較的得意と思われる。EBMによる「生存率は何％」などは、患者個人にとってみれば、何％生き延びるということではなく、生きるかが死ぬかが問題であり、EBMがすべての患者への説明に当てはまる方法ではないことを

前提に、治療方針の決定には、患者の主観的な主張を尊重する必要がある。

｜生体ドナーとの「溝」｜

生体ドナーは病気ではない健康な正常人であり、臓器不全に苦しむ大切な人をなんとか救いたいという熱い想いを抱いて受診する。しかし、その想いが先行してドナーになるとはどのようなことなのか、ドナーとなった後の自分自身について理解が不十分であることに注意する。

生体腎移植ドナーの移植後の腎機能はほとんど戻らない。移植後のことや臓器の採取手術を受けることへのリスクの認識が欠如していることが往々にしてあり、ドナーになったことへの精神的な満足感より、現実には後悔することもありうる。

また、移植後は、レシピエントはドナーに感謝の念をもって移植臓器を大切にするべきであるが、過度な想いは却ってお互いの負担になる。つまり、ドナーがレシピエントに、逆にレシピエントがドナーに気を遣うあまりに、お互いにストレスが溜まるようなことは避けるべきである。

移植後は移植された臓器とともに医療者の関心もドナーからレシピエントに移ってしまう

表4. 生体移植のそれぞれの段階における留意点

移植前 （臓器不全代償期）	・この時期、移植以外の治療法について拒否し移植に逃げようとするあまり、移植の治療内容の理解が不十分になることもある。移植の限界や合併症についての理解が不足して薔薇色の治療法と思い込んでしまうことがある。 ・生体ドナーが患者（レシピエント）を思いやるあまり、レシピエント自身の受け入れができず移植を希望しないこともある。医療者は患者（レシピエント）の思いを十分に聴く必要がある。 ・患者の将来の慢性臓器不全に対して利用できる社会資源、社会保障や福祉制度、具体的には身体障害者、介護保険、生涯手当、障害年金などの申請について準備も進める。利用できる社会資源について詳しいソーシャルワーカーやケアマネジャーから聞き包括ケアシステムを十分に利用する準備を進める。
移植直前 （移植準備期）	・この時期には、ある程度の説明が医療者からなされており、移植についての理解は進んでいる。しかし間違った理解や思い込みが存在する可能性があるため度重なる説明と確認が必要である。 ・医療者から患者に対して"突き進むべき"というような言動は避け、患者も再確認する勇気をもつ。 ・移植後も重要なセルフコントロールが移植前にできているのかは重要である。なお、検査データや状況を客観的に観る訓練をこの時期から行っておく。 ・時に移植経験のある患者からこれから移植を受ける患者へ話をしてもらう。同時に一個人の患者の経験がすべてに共通するものではないことに注意を払う必要がある。
周術期（入院中）	・多くの患者は移植そのものが初めての経験であり、周術期の、特に合併症については前もってイメージを図や写真を使って説明し、安心を与えることが大切である。 ・合併症ばかりの説明で希望を失わないようにする配慮も必要である。

が、ここでドナーがなおざりに放置されることは避けなければならない。ドナーに寄り添う「生体移植コーディネーター」が必要との意見もあり、移植前も移植後も生体ドナーに対しても長期間にわたり、医療者は心理面も含めてしっかりと経過を観ていく体制が必要である。

それぞれの段階での留意点

移植の経時的段階として、①移植前（臓器不全代償期）、②移植直前（移植準備期）、③周術期（入院中）、④移植後早期（外来受診初期）、⑤移植後慢性期、⑥移植臓器機能低下、⑦移植臓器機能廃絶、があり、それぞれの段階でレシピエントと生体ドナーと医療者の間で、「溝」をできる限り埋めていく必要がある。各段階における具体的な留意点について**表4**にまとめる。

表4．続き

移植後早期 （外来受診初期） （退院後数ヵ月）	・移植後ある程度安定して週に1回程度の外来通院が始まる。 ・家で過ごすことで精神的にも安定してくると同時に医療者が側にいなくなるため不安にもなる。家族の助けは得られるかもしれないが、服薬や飲食、身の回りのことは基本的に自分で行い、自らコントロールしなければならなくなる。 ・体調としては術後の回復がまだ続いており、移植後の状態としてもまだ不安定で、なんらかの合併症により急に入院治療が必要になることもある。 ・自由な外出にも多少の制限があり、感染予防に留意して過労は避けるべきで、仕事も完全復帰とはいかない時期であるが、焦らず、心配事は尋ねて自分でも理解と納得を得るように努力するのがよい。
移植後慢性期 （安定期） （社会復帰）	・免疫抑制も安定し、合併症の発生もかなり落ち着いて、本来の自分の生活を取り戻すことができる。 ・この時期は過度に恐れて何もしないのではなんのために移植したのかわからなくなるが、逆に移植したからなんでもできるといった無謀な行動は慎むべきである。担当医と相談して段階的に徐々に生活の程度と範囲を広げていく。 ・この時期に、ドナーのことに思いを馳せて移植臓器を労わる姿勢が重要である。 ・食生活の乱れや体重コントロール悪化はその後の中長期的な移植臓器機能の悪化につながる。正しい生活リズムを崩さず、感染症予防や定期検診を受けて、特に癌健診の重要性に留意する。 ・医療者は気を抜かず、繰り返して健診の大切さを注意喚起する。不要な不安を煽らないように注意する。移植患者が社会復帰するためにソーシャルワーカーなどに相談して包括的地域ケアシステムなど、活用できる社会資源は十分に活用できるよう専門家によく相談する。 ・生体ドナーには、臓器提供後の人生のため十分に手を差し伸べるべきである。
移植臓器機能低下	・臓器提供が少ない日本の現状ではグリーフケアはより重要である。 ・移植前から移植臓器機能悪化の可能性については移植への期待を損なわないように始めておく。患者は、昔のつらい思いが蘇り、悲嘆に暮れることが多く、その悲嘆は最初の時より大きく深いことが多い。より丁寧に段階を踏んで説明を進めなければならない。 ・決して自暴自棄にならず、患者本人、家族が医療者とともに考え、次の一手を模索していくことが重要である。その後の見通しについて多職種で情報共有をしながら多角的に説明をする。

おわりに

　生体移植の移植前から移植後慢性期のそれぞれの段階において、医療関係者と移植患者（レシピエント）、そして生体ドナーの間で、相互理解の促進を阻むさまざまな「溝」が存在する。まず、その認識が大切で、一緒に「溝」を埋めながら治療していくことが大切である。

文献

1) 日本移植学会ホームページ (http://www.asas.or.jp/jst/) (最終アクセス2024年7月30日).
2) Rita C(著)：ナラティブメディスン；物語能力が医療を変える. 斎藤清二, ほか(訳), 医学書院, 東京, 2011.
3) 厚生労働省：地域包括ケアシステムについて (https://www.mhlw.go.jp/index.htm) (最終アクセス2024年7月30日).

10 | 移植患者のこころの変遷

POINT!

① 移植患者特有のこころの変遷（移植前・待機期間・周術期・社会復帰）について理解する。
② 移植患者の苦悩が高まる時期の集中的なメンタルサポートは重要であるが、それと同時に、長期にわたるメンタルサポートという視点も大切である。

はじめに

臓器移植は、ほかの治療法では救命できない末期臓器不全の患者に実施される。患者は、重症に至る過程で移植医療を知り、臓器移植登録後に待機期間を経て、移植術が実施され、その後は、身体リハビリテーションを経て社会復帰に向かう。このような過程において、移植患者や家族は、さまざまな心の状態をたどる（**表5**）。

移植患者のメンタルサポートとして精神科医の役割においては、周術期の不眠や抑うつや不安に対応する短期的なかかわりだけではなく、移植患者の生涯にわたる精神症状だけでない、患者の人生にどう援助できるかという視点が重要である。なるべく長期にわたるメンタルサポートが大切である。

| 移植まで |

移植が必要になる深刻な状態になっても、患者や家族は、移植が近づいている現実を受け入れられないことがある。そのような場合、からだに対して無頓着であったり、からだの回復を期待し過ぎたりすることがある。患者自身の健康の回復を願うことは健全であるものの、患者の期待と身体疾患の現実との「溝」が大き過ぎる場合、患者や家族は、予想外の現実に直面せざるを得なくなる。こうした直面は、患者を脅かしている身体疾患のあり方によっても異なる。

例えば、健康に生活してきた人が急に移植が必要な状況に陥った場合、あまりの落差のため混乱したり現実を受け入れることができず、移植を現実として理解できないことがある。

一方で、幼少期より長期にわたって慢性身体疾患を生き延びてきた患者は、移植が検討されるからだで、今一度、幼少期からの苦悩を再び想起するという二重の苦悩を経験することがある。このように移植が検討される状況であっても、患者や家族のこころの有り様はさまざまである。援助者の役割は、現実の直面に伴って生じる患者や家族の不安を傾聴して軽減し、

表5. 移植患者のこころの変遷

移植前	移植が必要になる深刻な状態になり、患者や家族は苦悩する。援助者は、現実の直面に伴って生じる患者の不安を傾聴して軽減し、患者や家族がおかれている状況を共有する。患者や家族が現実を受け入れられない場合には、不安をしばらく棚上げにすることも1つの選択肢と思われる。
待機期間	登録後間もない時期、患者は移植を理想化して移植が困難の多くを解決する手段とイメージすることがある。移植登録からしばらく経つと、移植よりも日常生活の話題が多くなり、切迫感は減るが、その後、移植が近づいてくると、移植ができる安堵感と手術の不安が入り交じる複雑な心境になる。
周術期	移植術直後、患者は、ひどい身体的苦痛、不眠や焦燥感が断続的に生じる。移植手術後しばらくは、提供臓器が患者自身の臓器と実感しにくいが、その後、徐々に提供臓器に生かされていることを実感するようになる。この頃になると、提供してくれた人への感謝も芽生えてくる。
社会復帰	社会に戻った患者は、少しずつ現実を受け入れ、移植後状態というからだをもった新しい生活を再構築する。社会復帰する過程で、患者は以前と同じように生活できないある種の喪失を経験するが、この経験の中で、こころの痛みや哀しみを受け止め、現実と折り合えるようになっていく。

彼らの置かれている状況を少しずつ共有することにある。患者が現実に直面していく期間は個々で異なるが、患者にとって衝撃が大き過ぎる場合、援助者は患者の不安を棚上げにし、患者とともに「移植が近づいている現実」をしばらく話題にしないことが望ましいことがある。

「移植」という言葉

「移植という言葉を初めて聞いたのはいつですか？」、「それを聞いてどう思いましたか？」という質問から、移植医療が患者の人生のどの時点で、どのような接点をもったかを理解することができる。患者によっては、移植を深刻な身体疾患の状況から一発逆転できると理想化したり、人の死からの臓器を待つことに抵抗感を示したり、他者の臓器が自分に入ってくることに違和感を感じたりすることがある。援助者は、時間をかけて患者自身が本当に希望する医療を選択できるようにサポートする。

一部の患者は、以前から移植医療について説明され、十分に理解している。そのように準備期間が十分あるような患者や家族の場合、移植医療は正しく理解され、臓器提供の受け入れは安定したものになる。それに比べて、移植に対する不十分な理解や誤った情報源に基づく誤解があったり、移植医療を理解する時間が極端に少なかったりする場合、移植という言葉と出会った患者が、どのように考え、そして家族にどのように理解されていくかを把握する必要がある。多くの患者は移植医療に出会って、程度の差こそあれ希望をもち、時に万能的な期待を抱いている。

待機期間

　無事に移植登録を終えると、患者は臓器移植まで待機する。移植までの待機期間は、疾患、重症度、提供臓器によって異なる。患者は、移植について主治医から治療法の1つとして説明されるが、説明の仕方も「将来的にあるかもしれない」という実感の乏しいものから「救命には移植しかない」という切迫感の高いものまである。

　インターネットでは多くの情報が溢れており、説明を受ける前後に自分なりに移植医療について考える患者も多くなってきた。登録後間もない時期は、移植を理想化し、移植がすべてを解決するようなイメージをもつことが少なくない。もちろん理想的に移植が行われ、まったくもと通りの生活に戻れるのであれば、それに越したことはないが、患者や家族の理解度が明らかに間違っている時は落胆し過ぎないように少しずつ訂正する。

　移植登録からしばらく経つと、職場や家庭における日常生活の不自由などの話題が多くなり、患者や家族も移植の方向性が決まったこともあって切迫感が減り、粛々と身体疾患の治療をするようになる。その後、いよいよ移植が近づいてくることがわかると、患者や家族の緊張は高まり、不安を口にしたり眠れなくなったりすることがある。やっと移植ができるという安堵感と、大きな手術に向かうという不安とが入り交じる心境になる。

　一方で、残念ながら待機期間に身体状況が徐々に悪化して移植にたどり着けない患者がいる。移植にたどり着くことを切に願いつつも、死の現実が見え隠れすると、診察室で不満を吐き出すことも少なくない。「もうだめなんですね」と絶望的な気持ちになっている患者に対し、医療者は、患者の心情を思い描きながら傾聴する必要がある。

周術期

　移植手術を無事終えると、覚醒した患者には多くの点滴ラインや管がつながっていて、ひどい疼痛や倦怠感、不眠や焦燥感が断続的に生じる。メンタルサポートも身体状態や薬剤相互作用に留意しながら少量の向精神薬を必要とする場合もある。

　患者を見守っている家族からすると、時に大きな混乱を伴ううえに、医師からは抗精神病薬の使用を説明されるため、精神的に深刻な事態に陥ってしまったのではないかと大きな不安を感じることが少なくない。多くは、せん妄という一過性に生じる朦朧状態の一種であり、長期にわたる精神疾患になったわけではない。

　この時期は意識がもうろうとしていたり挿管されていたりして、患者とのコミュニケーションもままならず、質問しても日時や場所がよくわからない時がある。援助者は、なるべくコミュニケーションが円滑にできるように、（必要があれば）メガネや補聴器や筆談用具を準備し、近くにはカレンダーや時計を置き、なるべく同じ人が語りかけるとよいだろう。その後、大きな身体合併症がなければ、からだの回復とともにこころも落ち着いていく。

提供臓器は患者に外科的に移植され、免疫学的に適合されていくが、こうした身体的過程と並行して、心理的過程も生じている。提供臓器が自身のからだに馴染んでいくこころの過程は、①異物期、②不完全統合期、③完全統合期、に分けられている[1]。具体的には、提供臓器が物理的に自身のからだの中にあったとしても、移植手術直後には患者自身の臓器と思えず、異物として感じられる。その後、その臓器に生かされていることを実感できると、提供臓器を贈り物のように感じ、ことさらに意識したり大事に扱うようになったりする。提供されたドナーへの感謝も実感し、身体的にも徐々に回復する。しかしながら、他者から提供された臓器と実感している時期は、まだ自分の臓器として十分に機能していないように思うことがある。理想的には、自分のからだとしてまったく違和感なく移植を忘れて生活できるようになることが望ましい。

社会復帰

患者は、少しずつ現実を受け入れ、身体疾患をもった新しい生活を再構築する。この時期、患者は急性期に「移植が必要である現実」と直面したように、「家庭や社会における役割の変化」にも直面する。

例えば、一家の大黒柱であった場合、家族や福祉の援助に頼らざるを得ないし、事情に配慮してくれる職場でもこれまでと同じような活躍は難しくなる。患者は、内心では失望し、不安や落ち込みや苛立ちを隠せず、多少の諍い（いさか）もあるかもしれない。慢性期のこころの状態は、患者の年齢や性別、身体疾患の重症度、罹病期間、パーソナリティ傾向、家族や医療者や職場の具体的なサポート機能などによりさまざまである。良好に経過した患者では、こころの痛みや哀しみを受け止め、それに持ちこたえる中で現実と折り合い、やがてある種の諦念が生じてくる。それまでの患者の人生におけるいろいろな喪失や限界について、改めて思い巡らせることも少なくない。こうした心境になると、患者はまったくもと通りに治癒するという空想から離れて、現実のからだをありのままに受け入れることができるようになる。その結果、からだへのいたわりの気落ちが増し、適切に治療を受け、医療者との信頼関係が増すようになり、うまく現実生活を送ることができてくる。そして、患者は、人のせいにせず、他者を思いやり、自身の限界の受け入れ、うまくいかない経験から学べるようになってくる。

その後の人生

メンタルサポートは、その役割が徐々に小さくなっていく。診察時間は短くなり、間隔が延びていき、そのうちサポートを終える。身体的な経過が良好な患者では、メンタルサポートが10年を超える頃になると、移植の話はほぼ出なくなることが多い。本当の意味で、提

供臓器が患者自身の臓器になったと考えられる時期と思われる。その頃の語りの中には少なくない医療への感謝が感じられる。

おわりに

　移植チームにおける精神科医の役割は、第一義的には、患者の心理的危機に対し、必要なら支持的サポートしたり精神科薬物療法をしたりすることにある。しかし、そういったことは比較的稀で、一言で言えばチームの縁の下の力持ちであり続けることにある。つまり、メンタルサポートは地道で目立たないが、患者や家族のこころを安定させる意義ある役割である。

文献　　1）成田善弘：心と身体の精神療法. 金剛出版, 東京, 1996.

11 | 移植医療における精神科リエゾンの役割

POINT!

① 移植患者ではアドヒアランスが移植の成否を決めるといっても過言ではなく、患者・家族のメンタルヘルスを支えるケアが不可欠である。

② 最近は、精神科医、公認心理師、精神看護専門看護師（リエゾンナース）などから構成される精神科リエゾンチームが中心となり、移植患者や家族のメンタルヘルスを支えるようになってきている。

③ 臓器不全や移植に関連する精神障害の代表的なものが、せん妄、適応障害、うつ病である。

はじめに

　臓器移植を受ける患者は移植前、周術期、そして移植後も身体的、精神・心理的、社会的にさまざまなストレスに曝される。その結果、しばしば心身の変調や精神・心理的な苦痛を経験し、精神障害を発症することも稀ではない。このようなメンタルヘルス（こころの健康）の不調が生じると、本来、臓器移植によって改善がもたらされるはずの生活の質（QOL）は大きく損なわれ、生きがいや満足感を享受できなくなってしまう。そればかりか、メンタルヘルスの不調は、しばしば移植後に患者が取り組むべき自己管理（免疫抑制薬を医師の指示どおりにきちんと内服する、定期的に受診するなど）に支障をきたし、時に生着率、生存率に悪影響を及ぼすことが指摘されている。一方で、患者に寄り添い、患者を支える家族もまた、患者と同程度、あるいはそれ以上の精神・心理的な苦痛が生じることが知られている。

　臓器移植を成功させるためには、患者・家族のメンタルヘルスを支えるケアが不可欠である。患者・家族のメンタルヘルスの不調に気づき、ケアするのは日頃から患者・家族に接している移植にかかわる医療スタッフである。しかしメンタルヘルスの問題が複雑であったり、精神障害を発症するなどの場合には、専門家のケアが必要となる。その場合、精神科医が移植の医療チームからの依頼を受けて患者を診察し、精神科の治療を行ったり、医療チームに専門家としての助言を行う。このような精神科医の診療スタイルは一般に精神科コンサルテーション・リエゾン、あるいは短く「精神科リエゾン」と呼ばれる。コンサルテーションは相談、リエゾンは連携を意味し、さまざまな診療科から相談を受け、連携して患者・家族のメンタルヘルスの問題に対応する、総合病院の精神科の重要な役割である。最近は精神科医、公認心理師、精神看護専門看護師（リエゾンナース）などから構成される精神科リエゾンチームが増えてきており、移植患者や家族のメンタルヘルスを支えるようになってきている。

移植前に行われる精神科リエゾンによる精神・心理面の評価

　臓器移植では複雑なメンタルヘルスの問題が生じやすく、予後（生着率、生存率）をも悪化させる原因になりうる。このため、多くの移植施設で、問題が生じてから初めて精神科リエゾンに依頼するのではなく、精神科医が移植前に患者と面接し、精神・心理的な側面を評価する機会を設けている。そこでは、移植の必要性を理解・認識しているか（治療に同意する能力は十分か）、移植に対する積極的な姿勢があるか、医療チームと協力関係を築くことができるか、移植前・移植後の検査や免疫抑制薬の必要性などに対する理解や心理的耐性は十分か、などが評価される[1]。

　評価の結果、場合によっては移植適応外と判断されることがある。中でも薬物依存症（アルコール依存症を含む）は心臓移植、肺移植、肝臓移植のガイドラインにおいて絶対的な適応外基準に含まれている。一方、統合失調症や双極性障害などの精神疾患は多くのガイドラインで相対的な適応外基準となっているが、精神科の治療が適切に行われ、病状が安定していれば適応とする施設が多い。事実、統合失調症や双極性障害が併存したとしても、病状がコントロールされている限り、移植後の生着率や生存率を低下させないことが複数の大規模研究で実証されている[2]。このため、これらの精神疾患が併存する場合には、移植後も精神科医による併診が不可欠であり、もし精神疾患が再燃、あるいは再発した場合には精神科医と移植医療チームが連携して治療にあたり、精神状態の安定化を図ると同時に、免疫抑制薬の内服を中断させないなど、細心の注意が必要である。

臓器不全や移植に関連して生じる精神障害への対応

　移植患者の約6割が移植後、数年の間になんらかの精神障害に罹患すると言われている[3]。その中には移植前から精神障害を抱えている人もいるが、移植前には精神障害の既往がなく、精神科を受診したことがない人であっても、臓器不全や移植に関連する心身のストレスによって精神障害を発症することがある。その代表的な精神障害がせん妄、適応障害、うつ病である。

1. せん妄

　せん妄とは、さまざまな疾患や病態、全身状態の悪化、手術、物質（医薬品を含む）などが原因となって、脳の機能不全が急性に生じる、いわゆる急性脳不全である。例えば、程度の強い寝ぼけの状態が数時間から数日の間に急に出現する。意識がもうろうとして、言うことの辻褄が合わず、場所や日時もわからなくなる。妄想を口にしたり、時には夜眠らずに興奮したり、安静を保てないことが多い。

　一般にせん妄は高齢者が発症しやすく、入院患者の10〜20%にみられ、手術後、集中治

療室、緩和ケアなどではさらに頻繁にみられる。移植患者におけるせん妄の原因は多岐にわたり、かつ複合的なことが多いが、主なものとしては、臓器不全（心臓、肺、肝臓、腎臓のいずれも）の悪化、移植手術の侵襲、感染症、ステロイドなどの医薬品が挙げられる。このため、移植患者にせん妄が発症する主なタイミングとしては、①移植前に臓器不全が進行し、全身状態が悪化した時、②移植手術後、特に侵襲が大きい手術の後、③移植後に移植臓器不全となった時、④拒絶反応のためにステロイド大量投与が行われた時、などが挙げられる。

せん妄では転倒、転落、点滴ライン類の自己抜去などの事故が起こりうるため、安全確保（離床センサーの活用、ミトンの使用など）が行われる。せん妄に適応を有する薬剤がないため、興奮や焦燥が強い場合には、統合失調症に用いられる薬剤を適応外として用いることが一般的である（厚生労働省もこれらのうち複数の薬剤の適応外処方を審査上認める通知を出している）。一方、意識がもうろうとしていても、心地よい落ち着いた環境、安心できる声かけなどによって症状を緩和することができる。このため、痛みなどの不快な症状をできるだけ緩和し、場所や時間がわかるようなコミュニケーション（例えばカレンダーや時計をベッドサイドに置く、1日のスケジュールをわかりやすく表にするなど）、昼夜リズムを促すかかわり（午前中に病室に光を入れる、午睡しないように声がけする）に心がけることが重要である。

家族には、患者が急に認知症になってしまったように映るかもしれない。しかし、せん妄は認知症とは異なり、多くの場合は一時的なもので、からだの回復に伴って改善することがほとんどである。ただし全身状態が改善しなかったり、脳の疾患を合併しているような場合には、完全には回復しないこともある。

2. 適応障害・うつ病

適応障害とは、強いストレスによって生じる過度な心理反応が生じた状態であり、著しい抑うつや不安が生じる。適応障害は時にうつ病に発展することもあり、移植前にうつ病を経験したことがある人、家族のサポートがない人などは発症しやすい。

前章（「10.移植患者のこころの変遷」）にもあるように、移植患者は移植前の末期臓器不全の状態から、移植登録、待機期間を経て移植を受け、その後リハビリテーションを経て、社会復帰に向かう。この中で、患者のこころは時に大きく揺れ動く。中でも移植周術期に重篤な状態に陥った時、移植後に合併症が生じた時、移植後経過が順調な時、拒絶反応が生じた時、移植した臓器の機能が低下した時などに、患者は強い恐怖、不安、抑うつを抱く。

たとえ移植がうまくいき、移植臓器の機能が良好に維持されたとしても、社会への適応に苦しむ人もいる。移植後経過が順調であれば、周囲からは健常者として社会的役割を果たすことが期待される。長い闘病生活を送った人の中には、その変化に不適応を起こす人もいる。家族が移植前の介護に疲弊してしまい、移植後、性急に患者に自立を期待してしまうこともある。こうして発症したうつ病は、移植成功後の逆説的うつ病と呼ばれる。

適応障害・うつ病には精神科リエゾンによる専門治療が必要なことも少なくない。カウンセリングに加えて、抗うつ薬などの薬物療法が必要になることもある。

┃アドヒアランスへの対応┃

移植後に良好な生着率、生存率を得るには、患者には長期にわたる自己管理が必要となる。とりわけ免疫抑制薬を医師の指示通りにきちんと内服することが重要視される。これを遵守できない場合（服薬の中断だけでなく、一時的な飲み忘れや不規則な内服も含まれる）、例えば腎臓移植では移植した腎臓が廃絶するリスクは約7倍になる。それ以外にも、定期的に受診すること、健康状態を定期的に自分でチェックすること（血圧などのバイタルサインの測定を行い、異常があれば医師に報告するなど）、感染症を予防するための留意点を守ること、適切な食事と運動を実行すること、禁煙などの自己管理が求められる[4]。

一般に、医療者が推奨する治療方針を患者自身が十分理解・納得し、決定した治療方針に沿って適切な受療行動をとることをアドヒアランス（adherence）と呼び、なんらかの理由でこれらの受療行動が適切に行われないことをノンアドヒアランス（non-adherence）と呼ぶ。移植患者ではアドヒアランスが移植の成否を決めると言っても過言ではない。

しかしながら、「貴重な臓器をもらっているのだから薬をきちんと飲むのは当然」という医療者の考えとは裏腹に、移植患者におけるノンアドヒアランスは決して珍しいことではない。臓器移植全体でみると、ノンアドヒアランスの頻度は免疫抑制薬の内服が22.6%、喫煙が3.4%、飲酒が3.6%、運動が19.1%、バイタルサイン（血圧など）の測定が20%である[5]。

ノンアドヒアランスにはさまざまな要因が関連している（**表6**）[4]。メンタルヘルスの問題、精神疾患、認知症（軽度認知障害を含む）はノンアドヒアランスの要因として無視できない。適宜、精神科医との連携が必要となる。一方で、ノンアドヒアランスの要因は多岐にわたることを知っておく必要がある。医療者との関係（コミュニケーション不足など）や薬の問題（副作用など）もある。さらには、仕事が多忙過ぎて服薬を忘れてしまうなど、移植によって獲得された健康と社会的活動の広がりが、ノンアドヒアランスの背景となっていることさえある。

多くの場合、医療者はノンアドヒアランスに気がついていない。通常、患者は医療者に対して自発的にノンアドヒアランスを申告することはないからである。移植してくれた医師に対して、とてもノンアドヒアランスなど口にできないという患者は多い。このため、多くのノンアドヒアランスが見逃されている。免疫抑制薬のトラフ値がコントロール不良で、頻繁に検査の追加、薬剤の用量調整が必要な場合には、医師は服薬のノンアドヒアランスを念頭におくべきとされる。ノンアドヒアランスは移植から時間が経つほど増える傾向にあるため、移植遠隔期にも注意を払う必要がある。

ノンアドヒアランスが発覚した場合、患者に注意するだけでは解決にはつながらない。具

表6. 移臓器移植患者のノンアドヒアランスに関連する要因

```
1. 患者にかかわるもの
  ● 精神疾患
  ● アルコール・薬物依存症
  ● 認知症
  ● 過去にノンアドヒアランスがある
  ● 思春期
  ● 教育歴が短い
  ● 移植して長期間が経過している

2. 環境にかかわるもの
  ● 社会的なサポートが不足している（独居など）
  ● 経済的な問題がある

3. 治療にかかわるもの
  ● 薬の副作用がある
  ● 処方が複雑
  ● 飲み忘れ防止対策（ピルボックス使用など）を講じていない

4. 医師-患者関係にかかわるもの
  ● 医師とのコミュニケーションが不足している
  ● 医師-患者関係が良好でない
  ● アフターケアや退院計画が適切でない
  ● 情報提供が十分でない
```

（文献4）を参考に作成）

体的に、いつ、どのような状況でノンアドヒアランスが生じているのか、オープンかつ共感的に患者と話し合い、対策を考えることが大切である。多職種でかかわり、家族を含めて対策を考えることが望ましい。ノンアドヒアランスの要因はさまざまであるため、対策も個々の事情に合わせた工夫が必要となる。教育（正しい情報や知識を患者の理解力に応じてわかりやすく提供する）、行動のフィードバック（服薬日誌などの利用）、複雑な処方を整理するなどが有効とされているため、これらの方法を組み合わせるとよい[4]。最近は情報通信技術（アプリなど）を用いた介入も行われている。

おわりに

　臓器移植の患者が健康を取り戻し、生きがいを感じ、家族とともに人生を謳歌できることが移植医療のゴールである。そのためにはメンタルヘルスに対するケアは欠かせない。精神科の受診というと敷居が高いと感じる人も多いと思うが、精神科リエゾンの精神科医や公認心理師は、移植の医療チームの一員として、移植チームからの相談に応じて、患者・家族のメンタルヘルスを支える役割を担っている。必要に応じて活用していただきたい。

　精神科医や公認心理師は、生体臓器移植のドナー候補の人に対しても第三者として面接し、臓器の提供がその人の自発的な意思に基づくものであるかを確認することを通じて、ドナーになる人の権利擁護の役割を担っています。

文献

1）日本総合病院精神医学会臓器不全・移植関連委員会：臓器移植希望者（レシピエント）の心理社会的評価に関する提言. 総合病院精神医学 33：246-285, 2021.

2）西村勝治：腎移植におけるメンタルサポート；最近の話題. 腎と透析 89：1003-1008, 2020.

3）Dew MA, Rosenberger EM, Myaskovsky L, et al：Depression and anxiety as risk factors for morbidity and mortality after organ transplantation；A systematic review and meta-analysis. Transplantation 100：988-1003, 2015.

4）Fine RN, Becker Y, De Geest S, et al：Nonadherence consensus conference summary report. Am J Transplant 9(1)：35-41, 2009.

5）Dew MA, DiMartini AF, De Vito Dabbs A, et al：Rates and risk factors for nonadherence to the medical regimen after adult solid organ transplantation. Transplantation 83：858-873, 2007.

12 医療ネットワークによる患者と医療者の相互理解

POINT!

① 移植医療を必要とする患者にその医療を届けるために、医療ネットワークは有用である。
② 医療ネットワークは、患者を中心とした病院間の連携ばかりでなく病院内の多診療科・多職種の連携で構築される。
③ 医療ネットワークは、移植前・移植後のどちらにおいても必要である。

はじめに

ネットワークとは、英語の「net（網）」と「work（働く）」という2つの単語が組み合わさったもので、人やモノをつないで情報や資産を互いに共有し合っている状態を指す。医療ネットワークは、さまざまな医療機関や医療者が患者を中心に連携し、つながることをいう。

心臓領域で有名なネットワークに「東京都CCU（coronary care unit）ネットワーク」がある。これは、急性心筋梗塞を中心とする急性心血管疾患に対し、迅速な救急搬送と専門施設への患者収容を目的に1978年に東京都に組織された機構であり、2019年で計73施設が参加している。CCUネットワーク構築の利点を移植に当てはめると、①移植実施施設への適切なタイミングでの患者搬送、②非実施施設における急性増悪期の適切な治療の普及、③地域医療システムの連携強化、④患者家族・医療従事者への教育活動の推進、が挙げられる[1]。現在の移植実施施設数は限られているため、移植が必要な患者にその医療を届けるためにネットワークが必要である。

移植前における医療ネットワークの必要性

全国にある移植実施施設は限られており、2023年12月31日においては、心臓は11施設、肺は11施設、肝臓は23施設、腎臓は123施設、膵臓は21施設、小腸は13施設ある[2]が、全国各地に点在する非実施施設から、患者を適切に移植実施施設に連携するための医療ネットワークが現在十分に構築されているとは言えない。

心臓移植を例にとると、心臓移植件数は2023年に115例が11施設で実施された。この11施設は、北海道地方に1施設、東北地方に1施設、関東地方に5施設、中部地方に1施設、近畿地方に2施設、中国・四国地方になく、九州地方に1施設である（2024年3月時点で中国・四国地方にも1施設が加わった）。重症心不全の患者は全国津々浦々に存在し、心臓移

植適応のある患者は多く存在しているはずである。

　日本循環器学会心臓移植委員会に移植適応判定目的で申請される患者は150例前後である数字から、日本循環器学会のガイドラインなどで述べられている心臓移植の適応基準についての啓発[3)4)]が、非実施施設にどの程度認知されているかは不明である。心臓移植の適応になるのは、最大限の治療を行っても難治性重症心不全であり、心原性ショックで機械的補助循環を要する患者も適応になる可能性がある。非心臓移植実施施設に心臓移植の候補者になりうる患者が入院することは多く、特に心原性ショックの患者においては救命のためには迅速な連携が必要となる。

　移植実施施設と非実施施設との連携構築にはさまざまな工夫がある。多くの移植実施施設では、施設内で重症心不全診療に携わる多診療科（循環器内科、心臓血管外科、精神科、麻酔科など）・多職種（医師、看護師、移植コーディネーター、理学療法士、臨床工学技士、臨床心理士、ソーシャルワーカーなど）からなるチームを結成している。　30歳代男性の症例を提示してこの連携について説明する。

　この男性は、劇症型心筋炎による心原性ショックによりA病院（非実施施設）に入院し、翌日には、人工呼吸器・経皮的人工心肺装置（extracorporeal membrane oxygenation；ECMO）・補助循環用ポンプカテーテルというさまざまな機械的補助循環が必要な最重症の状態となった。補助循環を開始した後も病状改善の兆しがなく、第4病日に移植実施施設であるJ病院に相談の電話連絡が入った。同日、J病院の重症心不全チームの循環器内科医・心臓血管外科医が診療支援のためにA病院に往診に出向いた。そこで、補助循環管理を含めた治療に関するアドバイスを行うとともに、患者家族に患者の置かれている状況と今後必要になるであろう治療について説明を行った。患者家族は、患者が最重篤の状態にあり命の危険に曝されていることを改めて認識し、救命の可能性があるならば転院での最大限の治療を希望された。転院のための移送自体も病状を悪化させる可能性があり、第6病日にJ病院の医師とA病院の医師・臨床工学技士が同乗のもと、補助循環を使用しながら救急車でJ病院に転院した。

　転院後は病状が上向きに転じ、第8病日にECMOを離脱、第12病日に補助循環用ポンプカテーテルを離脱した。第31病日には人工呼吸器を離脱し、心臓リハビリテーションを行いながら薬物療法の調整を進めながら退院を目指した。しかし、左室駆出率の回復は十分ではなく、点滴強心薬の離脱を試みようとすると心不全増悪をきたした。発症約4ヵ月後、最大限の内科的治療を進めてきたものの、治療抵抗性の難治性心不全であり、心臓移植が必要な状態であると判断した。わが国においては心臓移植までに年単位の待機期間を要するため、心臓をサポートするために植込型補助人工心臓（VAD）を装着する手術を受けた。植込型VAD装着後は点滴強心薬を離脱することが可能となり、術後約1ヵ月で退院することができ、植込型VADを装着しながら心臓移植を待機している。

この重症心不全患者の連携の経験より、重症心不全診療の最新の知見を共有することを目的としたカンファレンスをA病院にて実施した。カンファレンスには、J病院から循環器内科医と臨床工学技士が赴き、A病院からは多職種（救命救急科・循環器内科・心臓血管外科の医師、看護師、臨床工学技士など）の方が参加した。患者と家族の了承も得られ、患者自身もカンファレンスに参加した。A病院としては、J病院に転院するまでは患者の治療に携わっていたため、治療を引き継いだ側として紹介元に経過を報告し、A病院の医療スタッフは救命された患者とオンライン再会できたことをとても喜んだ。

　このような紹介元とお互い顔の見えるカンファレンスは、課題を共有でき、病院間の連携向上につながる。連携は、特に最重症例において重要である。相談のタイミングが遅くならないよう非実施施設に対して疾患・治療についての医療ネットワークの構築は重要である。

移植後における医療ネットワークの必要性

　移植後の良好な移植人生を築き上げていくための医療ネットワークも重要である。移植後は良好な生存率、グラフト生着率を維持するために移植後の治療は続く。2022年の臓器移植ファクトブック[5]によるそれぞれの臓器移植後の生存率では、心臓移植は10年生存率が89％、肺移植は約62％、肝臓移植は約75％である。腎臓移植については、5年生存率が生体腎移植で97％、脳死下腎移植で93％、5年生着率はそれぞれ93％、88％である。小腸移植は、2021年で年間2例と実施数は少ないが、10年生存率は59％で、10年生着率は47％である。このような良好な生存率・グラフト生着率を維持していくために、移植後の緻密な管理は重要であり、適切な免疫抑制療法の実施と定期的なモニタリング、感染症や悪性腫瘍などの合併症の早期発見と治療が行われる。

　心臓移植を例にとると、心臓移植手術の際から免疫抑制療法が開始され、薬剤の血中濃度をモニタリングしながら調整し、副作用の有無についても確認していく。免疫抑制療法は拒絶反応予防のために実施するが、拒絶反応が起きているかどうかは心筋生検で確認するため、定期的なカテーテル検査を行う。

　これらの管理は、主に移植実施施設で行われているが、移植後の長い移植人生においては、転居などの理由で移植実施施設から離れることもあれば、高齢化のため通院が難しくなることもある。移植実施施設から別の移植実施施設に移る場合には、申し送りをしっかりすればあまり大きな問題になることはない。しかしながら、移植実施施設が移植患者の住居地から近くにない場合には、近隣の非実施施設の病院やクリニックと連携することもある。このような場合には、免疫抑制薬の血中濃度の管理や有事の際の連携構築がより重要となる。地域で血液検査を実施し、免疫抑制薬の血中濃度結果を移植実施施設で共有し、免疫抑制薬の調整を指示することとなる。感染症を併発した際には免疫抑制薬の調整とともに感染治療に対するアドバイスをしたり、がんを併発した際には共に治療法を検討したりすることになる。

情報のやりとりは診療情報提供書の使用はもちろん、急ぎの際には電話などで対応しなければならない。また近年では、Medical Care Station などの医療介護専用SNSを導入することで、移植実施施設と地域の医療・介護スタッフチームがより簡便につながることができ、より円滑に医療ネットワークを構築できる。

患者会、患者同士のネットワーク

　1990年代より移植医療の啓発を目的に、全国各地においてさまざまな移植にまつわる講演会が行われてきた。そこでは講演者である医療者に加え、多くの場合、実際に移植を受けた患者、移植待機中の患者が心のうちを語る場面があった。この方々を中心に同じ境遇の患者たちが自然に集まり、いわゆる「患者会」なるものが形成され、その患者会が主体となって講演会などを開催する仕組みができてきた。コロナ禍では、この講演会や患者会はWeb カンファという形で開くことになり、現在においてもWeb患者会が全国各地で行われている。

　患者同士の連携、「患者会」で、同じような境遇にある患者やその家族が集まり、悩みや経験を共有することは、移植前の待機中ばかりでなく移植後の精神的な安定を得ることができて励みになるという声を聞く。このような会は患者が主体的に行っていくことが重要であるが、医療者も参加して、患者が実際の生活の中でどのような悩みを抱えているかなどを知るきっかけになり、より良好な患者・医療者関係の構築、相互理解推進に寄与すると思われる。

　また、このような「会」でなくても、日常臨床においてこれから移植医療を受けようとしている患者に、実際に受けている患者から治療について直接話をしてもらうなど、医療者からの話だけではなく、同じような境遇の実際に治療を受けている患者からの生の声は、患者の意思決定や精神的サポートにおいても重要な役割を果たすものである。

おわりに

　移植前の病院間のネットワークは、患者の救命のために必要であり、また移植後の病院間のネットワークは、患者の長い移植人生を支えるために必要である。そして、これらのネットワークは患者を中心に多職種がかかわり合いながら構築していくことが重要である。そして「患者会」は、これまでも移植の啓発および発展に寄与してきたが、これからも重要な存在であり続けると思われる。

文献

1）東京都CCU連絡協議会ネットワークホームページ(https://www.ccunet-tokyo.jp)(2024年2月10日最終アクセス).
2）日本臓器移植ネットワークホームページ(https://www.jotnw.or.jp)(2024年2月10日最終アクセス).

3） 日本循環器学会：2016年版心臓移植 に 関 す る 提言 Statement for heart transplantation（JCS 2016）．pp 16-24, 2016（https://www.j-circ.or.jp/cms/wp-content/uploads/2020/02/JCS 2016_isobe_h.pdf）（2024年2月10日最終アクセス）．

4） 日本循環器学会，日本心不全学会，ほか：急性・慢性心不全診療ガイドライン（2017年改訂版）（JCS 2017/JHFS 2017）．pp 102-103, 2018（https://www.j-circ.or.jp/cms/wp-content/uploads/2017/06/JCS 2017_tsutsui_h.pdf）（2024年2月10日最終アクセス）．

5） 日本移植学会：ファクトブック 2022 Organ Transplantation in Japan（https://www.asas.or.jp/jst/pdf/factbook/factbook 2022.pdf）（2024年2月10日最終アクセス）．

13 地域における遠隔医療ネットワーク

POINT!

① 移植後患者の数は毎年増加する一方、高度の専門性を有する移植実施施設の数は限られている。
② 移植実施施設が単独で移植後患者の経過観察を行うことは困難であり、非実施施設との診療連携/shared careを行うことが重要である。
③ 移植実施施設と非実施施設が互いに円滑に連携し、移植後患者の安全性を担保するために、遠隔医療ネットワークシステムの導入が有用である。

はじめに

移植患者と移植実施施設とのかかわりは長きにわたる。臓器不全が進行し移植適応検討のために非実施施設から紹介された時点から始まり、長期間の移植待機期間や周術期はもとより、移植術後も繊細な外来管理を要する。患者と介護者（ケアギバー）、移植実施施設の医療スタッフは、これらの過程を共に歩む中で、葛藤や喜怒哀楽を共有しながら協働し、信頼関係を形成していく。

移植手術を受け、元気に生活する患者の数は毎年増加する一方、高度の専門性を有する移植実施施設の数は限られている。患者やケアギバーにとっては、いつまでも移植実施施設に通院できることは安心であろうが、移植実施施設のみですべての移植後患者の長期ケアを行うことには限界があり、各地域での医療提供体制や、患者やケアギバーの生活環境の差異が相俟って、通院先の選定は大きな課題となっている。近年は、移植後安定した時期から積極的に、非実施施設との診療連携/shared careを再開する試みが重要視されてきている。

緊密な関係にあった移植実施施設から離れ、非実施施設において治療を継続していくことへの不安は、患者やケアギバーだけではなく、治療を任す/任される側の医療者にとっても同様に生じうる。これら相互不安を解消するためには、移植後管理を担当する医療スタッフへのサポートを強化し、移植実施施設・非実施施設間で同等の質と安全を担保した医療提供体制を整える必要がある。この診療連携/shared careの方法として遠隔医療ネットワークを利用した、患者・医療側相互関係構築のための新たな取り組みが期待されている。

遠隔診療の実際

遠隔診療とは、情報通信技術（information and communication technology；ICT）を

活用し、医師同士、あるいは医師と患者が離れた場所でありながら、患者の状態を把握し、診療を行うものであり、患者の対面による診療行為を補完するものである。専門医師がほかの医師の診療を支援するDoctor to Doctor（D to D）と医師が遠隔地の患者を診療するDoctor to Patient（D to P）、専門医師が遠隔地で患者を診察している医師の診察を共同で行うDoctor to Patient with Doctor（D to P with D）に分けられる。

1. D to D

医療従事者間での遠隔医療として代表的なモデルは「D to D」と呼ばれる医師と医師との間で遠隔診療を実現するモデルである。移植医療においては、移植実施施設と非実施施設が本モデルを使用することにより、移植後特有の管理に関して現場スタッフに十分な情報提供を行うことができる。双方の不安を解消することで、より安全で質の高い診療を確立することが可能となる。

2. D to P

医師と患者間での遠隔医療の代表的なモデルに、医師と患者間の「D to P」でオンライン診療を実施するモデルがある。移植医療においては、特に患者が移植実施施設より遠方に居住している場合に医療者が患者の健康状態を把握したり、健康指導を行ったりする場合に有用である。移植実施施設の医師は診察室、患者は自宅より接続し、音声や画像、患者記録などを共有することで、通常の診療行為を補完することが可能である（**図17**）。

3. D to P with D

その他の形態として、患者が主治医などの医師といる場合に行うオンライン診療である「D to P with D」モデルがある。移植医療においては、患者が非実施施設の対面診察を受けている際に、移植実施施設の医師がオンラインで診療に参加する形が想定される。患者の初診時

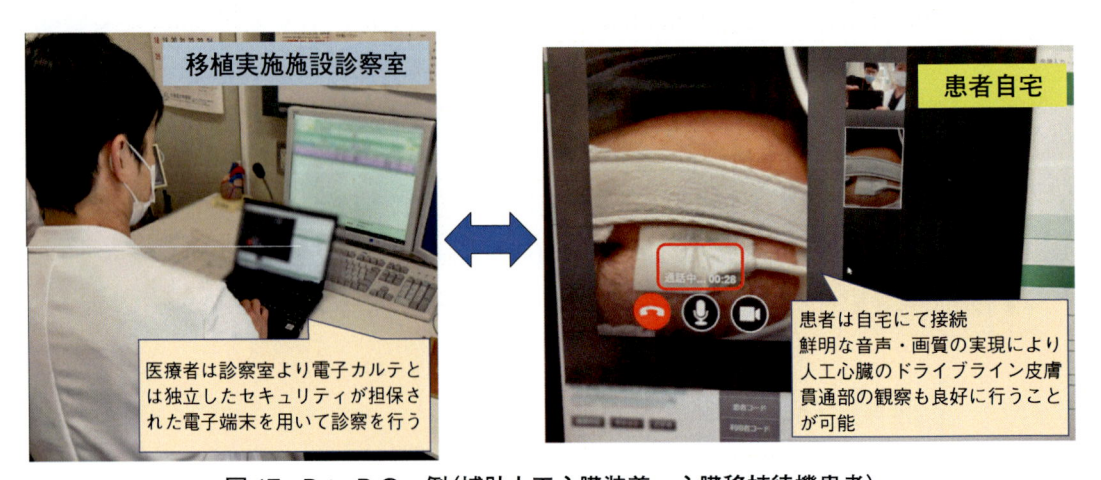

図17. D to P の一例（補助人工心臓装着・心臓移植待機患者）

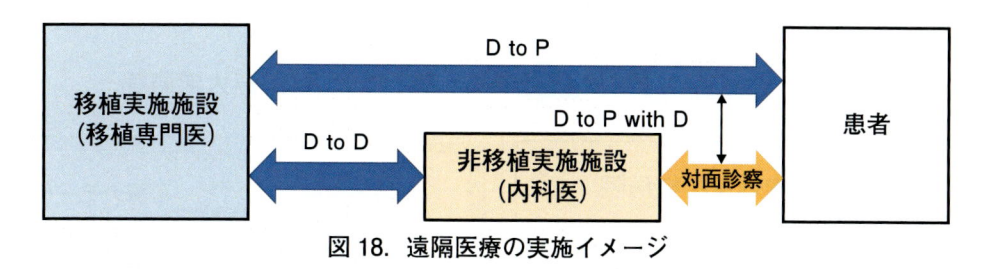

図18. 遠隔医療の実施イメージ

の信頼関係構築や、患者の病状から非実施施設が治療判断に迷う場面などにおいて活用されることが考えられる。

北海道における遠隔医療の取り組み

　北海道は広大な医療圏を背景としており、災害時や緊急時を想定した患者の医学的管理の支援や医療施設連携システムの構築が特に重要である。道内における移植実施施設は北海道大学1施設のみであり、移植後患者は移植施設より遠方に居住していることが多い。中には片道5時間以上かけて移植実施施設に毎月通院している患者もいる。したがって、移植後患者の安全性と治療の普及を両立させるためには、遠隔診療の導入や地域基幹病院とのshared careを可能とするシステムの確立など、北海道独自の取り組みを開始することが必要である。そして、この取り組みの成否は、今後のわが国における遠隔医療を占うものと思われる。

　心臓移植の待機では、ほとんどの患者が補助人工心臓（VAD）を装着しながら長期間生活する。北海道では特に冬季の通院は患者およびケアギバーの精神的・身体的負担となり、COVID-19の流行期、悪天候やケアギバーの体調不良がある際には、補助的に電話診療で代用することがあった。しかし、生命維持装置であるVADを在宅で安全に管理するためには、食事や内服、血圧、体重、飲水量などの通常の心不全管理に加えて、VADのドライブライン皮膚貫通部の創部状況などの視覚的な情報が重要であり、従来の電話診察では医療者が十分に患者の状況を共有することが困難であった。そこで、VAD装着中の移植待機患者にICTを積極的に導入することで、従来の電話診察では不可能であった患者とのリアルタイムでの画像やデータの共有を簡便に可能とする方法を開発した。

　遠隔医療のうち、情報通信機器を通して医師が遠隔地の患者をリアルタイムで診察する取り組み（D to P／D to P with D）に関しては、Allm社のTeam®とmySOS®を導入することで実臨床での運用が可能となり、北海道大学病院と遠方に居住するVAD装着患者の遠隔診療を開始することができた（**図18**）。本システムの導入により、患者・ケアギバーの長距離移動を伴わずに、北海道大学における専門診療を遠隔地で受ける体制が構築された。遠方に居住するVAD患者の遠隔診療や地域基幹病院とのshared careを行うことで、VAD患者の医学的な安全を担保するとともに、患者およびケアギバーの通院による時間的・経済的・精

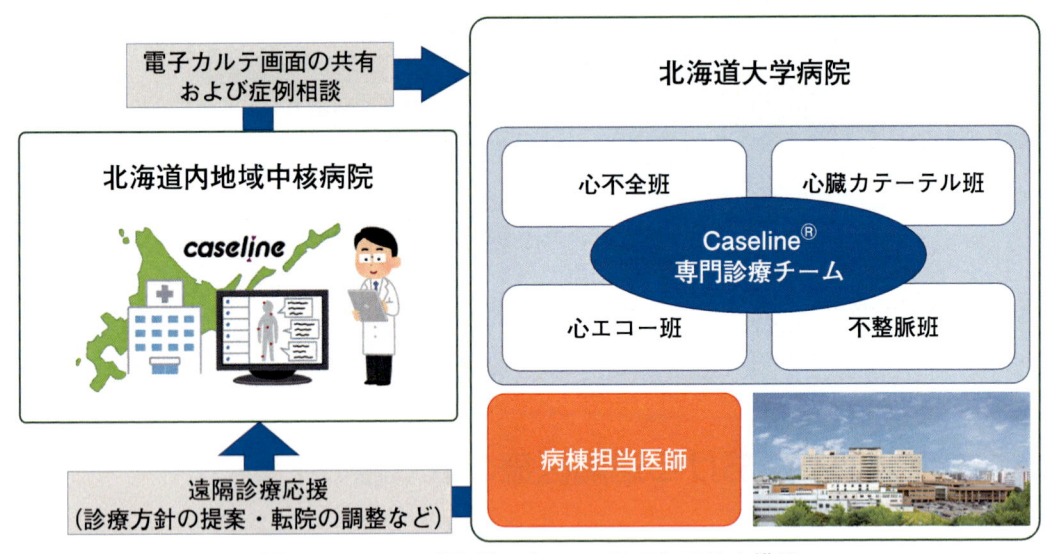

図 19. Caseline®を用いた D to D のシステム構築

神的負担を軽減し、QOLの向上に貢献した。

　また、地域基幹病院との診療連携を目指した取り組み（D to D）に関しては、道内10施設の基幹病院において、医用画像共有プログラム（Caseline®）の導入を行った。本システムは北海道大学病院の専門医と道内各地の基幹病院の医師をつなぎ、心電図や心エコー図検査といった医用画像・映像を共有しながら音声通話で遠隔診断および診療をサポートするものである。本システムの導入により、遠隔地で診療する医療者が常時北海道大学における専門診療チームと連携することが可能となり、医療者同士の診療情報共有がより高い質で行われることで、北海道全域における重症心不全診療の質が向上する結果となった（**図19**）。

　当初はVAD患者の緊急時対応ネットワークの充実、shared careおよび負担軽減を目的として構築された上記遠隔医療システムは、現在においては移植後患者の日々の健康観察や定期的な遠隔診療に応用され、質と安全を担保した診療の共有を行うことを可能にしている。

　北海道大学病院では、移植患者を非実施施設に紹介する際には、病状経過を詳細に記載した診療情報提供書とともに、日本移植学会より発刊された「内科医のための臓器移植診療ハンドブック」[1]を送付し、移植患者の管理に関する情報共有を行っている。また、患者が非実施施設を初回受診する前に、事前の「D to D」による症例共有の機会を設けている。さらに、患者が初めて非実施施設の診察を受ける際には、「D to P with D」のシステムを可能な限り用いることとしている。このように、遠方の施設であっても、遠隔医療システムを用いた「D to D／D to P with D 型」の併診を利活用し、段階的に非実施施設中心の管理へと移行することを目指している。

表7. 遠隔医療のメリット・デメリット

メリット	デメリット
● 移植実施施設と非実施施設の連携 ● 通院に要する身体的・精神的・経済的負担の軽減 ● 感染症罹患リスクの低減 ● 画像や記録の共有が容易	● 身体診察（聴診・触診）ができない ● 検査や処置ができない ● 緊急性の高い疾患への対応は行えない ● 通信環境に左右される ● ITリテラシー *が必要

*ITリテラシー：IT（情報通信技術）を使う際に必要とされる、情報の扱いに関する理解や操作に関する能力のこと。

おわりに

　ここに示した、北海道における遠隔医療ネットワークを用いたVAD患者に対する新たな試みは、患者側と非実施施設側の不安を取り除き、信頼関係を構築するうえでの一助になりうる。今後は遠隔診療のメリット・デメリットを認識したうえで（**表7**）、診療回数や症例を積み重ね、本システムの課題点を抽出し、より効率的で安全な方法を確立する必要がある。連携施設および導入症例のさらなる拡大を目指し、全国における遠隔診療のモデルケースとなるべく取り組みを継続する。

文献

1）日本移植学会Transplant Physician委員会（編）：必携 内科医のための臓器移植診療ハンドブック. ぱーそん書房, 東京, 2023.

14 小児移植医療におけるネットワーク

POINT!

① 医療ネットワークは、医療の質向上と患者のQOL向上に有用である。
② 病院間ネットワークの構築により、病診連携の迅速化・効率化が可能となり、患者・家族が暮らしている地域で安心して移植後のケアを受けられるようになる。
③ 病院（医療者）と患者間のネットワークの構築により、患者自身が医療情報にアクセスし、主体的に考える機会が創出され、検査や治療に対する理解が深まる。
④ 学術集会や医療施設は正確な情報発信を行うが、患者同士のネットワークでは、患者自身が情報源を確認する意識が重要である。
⑤ 医療ネットワークは、関係者間の協力・信頼関係を深め、課題克服に向けて取り組むことで、より強固な基盤を築き医療の質向上と患者のQOL向上に貢献する。

はじめに

　小児移植医療における医療ネットワークには、病院（医療者）間のネットワークだけでなく、病院（医療者）と患者、患者と患者（社会）の3つがある。

デジタル化で実現する質の高い移植後の管理

　臓器移植は、重篤な病を抱える患者の命を救うための、「最後の砦」となる医療である。さらに、生まれて間もない新生児・乳児、歩みを始めたばかりの小さな子どもたち、学校に通えるようになった学童期から高校生に至るまでの子どもたちが、この移植医療を受けた後には長い移植後の人生が待っている。この移植後の長い人生を過ごす中で、家族と一緒に暮らす地域で、日常生活を過ごしながら、免疫抑制療法の調節をはじめとして、拒絶反応、感染症など、さまざまな合併症への対応が必要となってくる。しかし、小児移植医療を実施する病院数は限られており、都市部に集中しているのが現状である。患児の住んでいる地域が必ずしも小児移植専門施設の近隣とは限らず、患児が地方在住の場合には、移動による検査・治療の遅れや、経済的な負担が重くのしかかってくる。

　移植医療は医療者も患者も、1人の力だけではその長い移植人生の中で起こる拒絶反応や感染症、またさまざまな合併症を乗り越えることは難しい。効率的に医療ネットワークを活用することで、多職種で構成された医療チームと患者・家族が、本来最も力を入れるべき相互理解を深めることに注力でき、より充実した移植人生を送ることにつながる。

　医療ネットワークは、これらの課題を克服し、目的を達成するための重要なツールではあるが、現状のままではその効果は十分とは言えない。電子カルテが誕生し電子化された診療情報の活用は院内にとどまらず、地域全体での活用が注目されている。また、電子化された診療情報の活用は地域医療連携だけでなく、災害により、対策が急務となっている地域医療再生や被災地域の情報化推進などへの活用にも拡がりを見せている。電子カルテシステムは、蓄積されたデータを価値の高い情報として、診療の現場でリアルタイムに活用できるシステムへと進化してきた。一方で、医療を取り巻く環境の変化、医療制度の変革などにより、病院完結型医療から地域完結型医療へと進む中、地域医療ネットワークは、医療・介護連携やデータを収集して分析する分野へと拡大されていくと予想される。中核病院と地域の診療所などが連携した地域医療ネットワークの導入という局面を経て、国民が自らの医療・健康情報を管理・活用することなどの実現を目指している。

　現在、厚生労働省が2030年を目標に推進しているデジタル化を基盤として、単に利便性が量的に増進（デジタル化あるいはIT化）するだけでなく、さらにその先に、現在のように移植患者が都市部の移植施設に行って治療を受ける時代から、全国どこに住んでいても自宅

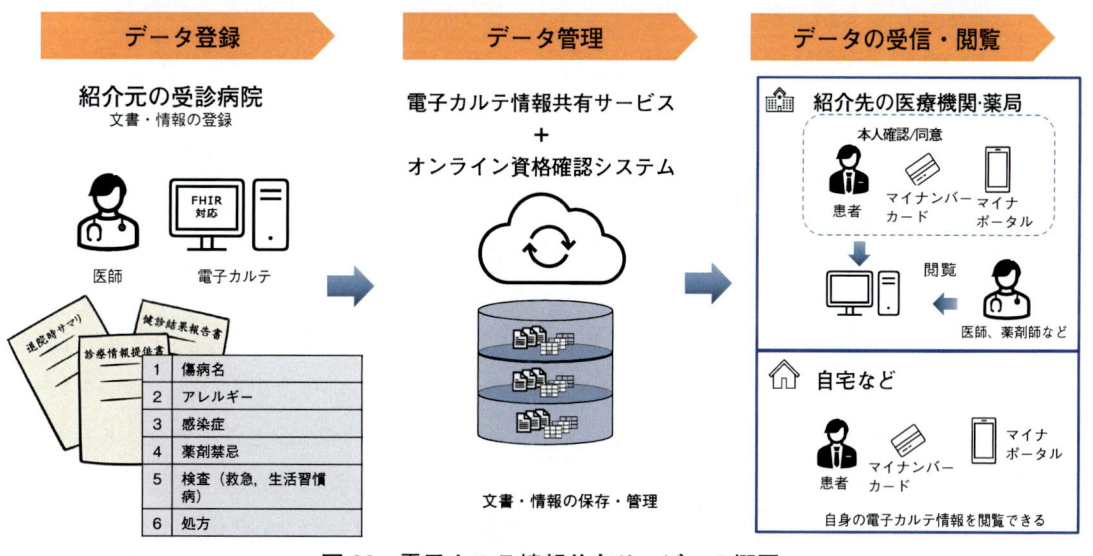

図20．電子カルテ情報共有サービスの概要

3文書（①健康診断結果報告書、②診療情報提供書、③退院時サマリー）、6情報[①傷病名、②アレルギー、③感染症、④薬剤禁忌、⑤検査（救急、生活習慣病）、⑥処方]が共有できる。HL7 FHIR*対応医療機関において文書情報を医療機関などが電子上で送受信できる。HL7 FHIR*未対応医療機関であっても全国の医療機関で6情報を閲覧できる。患者自身も6情報を閲覧できる。
*FHIR：Fast Healthcare Interoperability Resources，国際的な医療標準化団体であるHL7協会（Health Level Seven International）によって策定された医療情報をやり取りするための国際標準規格（フォーマット）
（健康・医療・介護情報利活用検討会（2023）：第18回 医療等情報利活用ワーキンググループ，電子カルテ情報共有サービスの概要，資料2-参考資料5（https://www.mhlw.go.jp/content/10808000/001197924.pdf）を改変）

の近隣病院で、究極的には自宅に居ながら、質の高い移植後の管理を受けられるようになるという医療の形が変わるところまで望まれている。つまり「質的変化」の医療DX（デジタル化による医療の変革）の実現である（**図20**）。

病院（医療者）間のネットワーク

これから示す3人の小児肝臓移植後の事例を通して、小児における医療ネットワークの各段階の現状と今後期待される近い未来の形について考えていきたい。

1. 既存の医療ネットワークを最大限に活用して修学旅行を実現したK君

患児が移植後に、学校行事で林間学校、修学旅行、スキー学習あるいは家族旅行をできるようになるまで元気になることは移植医としても非常に喜ばしいことである。しかし、旅行先などでケガをしたり体調を崩した際に、医療機関を受診してもらうことになるため、事前に病状に応じた準備が必要である。なお、移植後にも病状改善が十分に得られないこともある疾患の場合は、さらに綿密な事前準備が必要となる。

> K君は小学生の時にお父さんから肝臓をいただいて、ABO血液型不適合の生体肝移植を受けた。しかし、移植後も肝肺症候群[注6]による低酸素血症が残存し在宅酸素療法を継続せざるを得なかった。中学生となり「修学旅行に行きたいがどうしたらよいか？」という相談を受けた。家族の協力のもと、学校の先生、在宅酸素療法の酸素ボンベを管理している業者、修学旅行の滞在先近郊で想定される病状悪化・ケガを含め入院治療を行える医療機関に事前に受け入れの許諾を打診し、医療連携を通して診療情報提供を行った。本人にも、旅行先での事故やケガをした場合の救急対応の際に血液型不適合移植を受けていることで輸血すべき血液型（濃厚赤血球は本人血液型、新鮮凍結血漿・血小板はAB型）を記載した「輸血対応カード」、本人携行用の応急処置時の注意事項や移植施設の連絡先など最低限の情報を記載した書類を携行してもらった。さらに、滞在先の酸素ボンベの管理業者に交換用のボンベを用意してもらった。K君は、幸いケガや体調の変調をきたすことなく無事修学旅行に参加し、帰宅することができた。K君と家族が、最初からあきらめずに可能性を探る姿勢に、移植医療者・地域医療機関が鼓舞され、在宅酸素療法をした状態でも、地域医療連携（ネットワーク）を活用して事前に十分に時間をかけて準備することで修学旅行に参加できることを教えてくれた事例であった。

[注6] 肝肺症候群：心臓から出た血液が肺のすみずみまで血液が行きわたらないまま（酸素を十分取り込めないまま）全身に送られてしまう病態のこと。

交通事故や、災害時、新型感染症のパンデミックなど事前に予測ができない場合には、医療ネットワークを活用した必要最低限の診療情報［傷病名、アレルギー、感染症、薬剤禁忌、検査（救急、生活習慣病）、処方内容］が参照できる仕組みを構築しておくことが重要で、移植医療者はその患者・家族ごとに、どんな医療ネットワークが利用できるのか周知し、患者・家族はどのようにアクセスするのかを知っておく必要がある（**図20**）[1]。また、前述したような血液型カードや非常時の医療情報を記した書類の携行をしておくことは望ましいことである。

2．地方在住で拒絶反応を起こしたＡ君

　肝臓移植を受けたＡ君（生後8ヵ月）が、肝臓移植後急性期の合併症をようやく乗り越えて、移植実施病院から直線距離で約1,200km離れた自宅に帰り、その2ヵ月後かかりつけ医への定期受診の検査で肝機能異常が認められた。拒絶反応が疑われたため免疫抑制薬を増量して対応したが、さらに肝機能が悪化した。小児の中でも、乳児に対して肝生検を安全に行える施設、採取した検体が拒絶反応を起こしているかを診断できる病理医が常駐している施設は、ほぼ移植専門施設に限られている。そのため、家族に説明して、移植実施病院まで再度移動して肝生検を行うことになった。拒絶反応の有無を診断後、治療を行い肝機能の改善を待って退院となった。

　このエピソードにおいて、移植専門施設に近隣からアクセスできる場合と比較して、診断・治療の遅れが発生したこと、患児に長距離（時間）の移動による身体的負担をかけたこと、飛行機代や家族の宿泊費など経済的な負担が生じたことなどが挙げられる。

　このエピソードのようなことを解決する1つの方策として、"Hub-and-Spoke型"という代表的な医療ネットワークモデルの活用が考えられる[2]。高度な移植医療を行う移植施設"Hub"と、地域に根差した医療機関"Spoke"が連携し、患児の治療にあたる。Hub施設は、専門的な医療を提供するとともに、Spoke施設への指導や支援も行う。

　なお、小児肝臓移植後の肝生検などの特殊な検査・病理診断・治療をそれぞれに行える体制をとることは現実的ではない。かかりつけ医と移植専門施設との中間的な地域拠点病院にて肝生検などの侵襲的な検査での病理標本プレパラートをスキャンして、高解像度のデジタルデータにしたバーチャルスライド（whole slide imaging；WSI）を利用した遠隔病理システムにより移植専門施設の常勤病理医が診断し、その結果をもとに移植医とかかりつけ医または拠点病院において実際の治療を行うという医療ネットワークの活用が有用であると考えられる。

3．在宅診療、訪問看護などの医療的ケアが必要なＴ君

　小児移植では、移植後の体調管理や服薬など、家族のサポートを必要とする場面が多数存

在する。さらに、経済的な問題や家族の生活環境の変化など、多くの課題がある。医療ネットワークの活用により、患児だけでなく家族へのサポート体制を充実させていく必要がある。

> T君は、尿素サイクル異常症[注7]という先天性肝疾患のため、アンモニアが分解できず重度の脳障害をきたした。T君は、お父さんから肝臓移植を受けることによりアンモニアが高くなることは改善したが、移植前に既に受けた脳のダメージは回復しないため、寝たきりの状態となった。身体的な成長は比較的良好だが、長期臥床のため側弯、胃腸の蠕動低下、尿路結石などの問題が起こり、気管切開、胃瘻の管理が必要となった。
>
> 体重が軽い乳幼児期にはベッドから車椅子への移乗は比較的容易に行えたが、体重が40kgを超えてくるとかなり困難な状態となってきた。移植施設での診察も複数科（移植外科、神経科、呼吸器科、内分泌代謝科、泌尿器科など）を受診しなければならず、急な発熱時には片道2時間の道のりを移動しなくてはならなかったため、初期輸液や抗菌薬の投与などを在宅で受けられるように、在宅ケア・訪問看護を行っている近隣の医師・看護師などの医療スタッフと地域連携した。患児の状況から多職種にまたがる連携を実現するために、患児・家族も交えたwebカンファレンスを複数回行うなどの事前準備をしたうえで、実際のケアをスタートすることができた。その後も、移植施設の外来ごとに、診察結果、検査データの一部を診療情報提供の形（紙ベース）でやり取りしている。

地域の療育施設での支援を受けるためには、医療機関からの診療情報を提供されて療育施設に支援を受ける、在宅ケアを受ける場合にも各在宅施設への意見書を通じて初めて可能となる。つまり患者が必要な検査・治療・発達支援・在宅ケア・医療補助申請すべてにそれぞれアクセスし、診療情報提供をもらわなければこれらのサービスを受けられないのが現状である。しかし、今後医療ネットワークを活用することにより、移植患者がマイナンバーカードなどを入り口に医療情報の利用を承認することで、ワンストップで検査データなどの患者情報が共有され、上記の医療サービスを、より迅速かつ効率的に利用することができるようになる（**図21**）[3]。

┃病院（医療者）と患者をつなぐネットワーク┃

従来の医療体制では、患者は限られた数の医師としか接することができず、情報収集やコミュニケーションにも制限があった。しかし、医療ネットワークの普及により、患者はさまざまな医師や専門家とつながることが可能になれば、より多くの情報を得て、より深く理解

[注7] 尿路サイクル異常症：体内でアンモニア（有毒物質）が処理できずに溜まってしまう病気のこと。

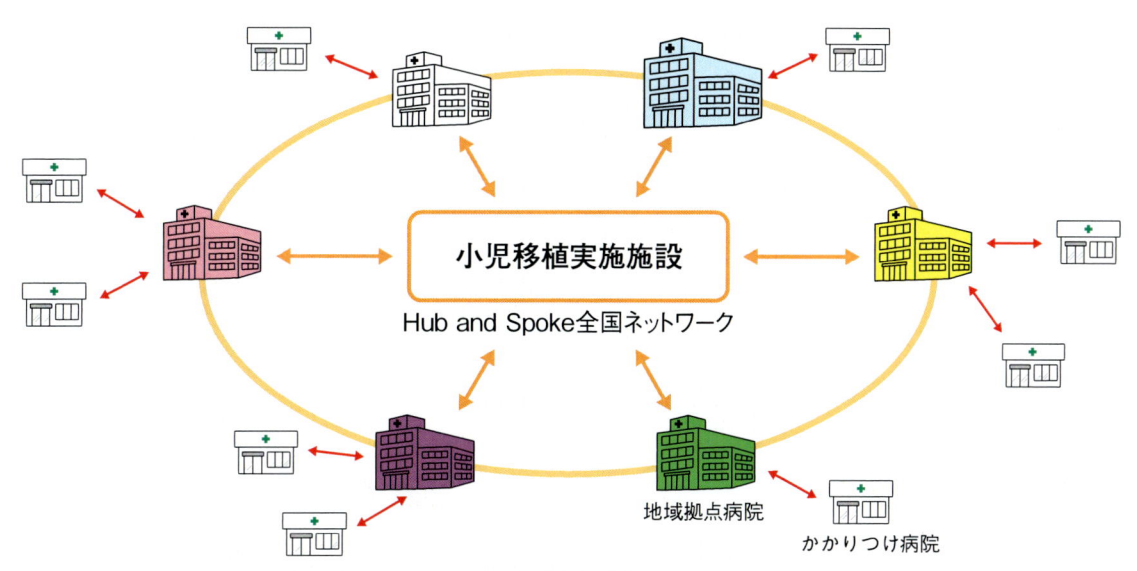

図21. Hub-and-Spoke型の医療ネットワークシステム
小児移植実施施設：Hubとして機能。地域拠点病院：全国ネットワークにおいてはSpokeとして機能し、地域においてはHubとして機能。かりつけ病院：地域の小児移植患者を直接fフォローアップしていただくSpokeとしての役割を担う。

することができるようになる。患者は、移植の種類、リスク、成功率、術後の経過など、さまざまな情報を容易に得ることができる。また、医師同士の情報共有も促進され、より多くの専門家の意見を参考に治療方針を決定することができる[4]。

　小児においては患児本人の病状と現行治療の状況についての理解が、年齢によってさまざまである。そのため、小学校、中学校、高校、大学、就職などのライフイベントごとに病状や現行治療に関して必要に応じて患者本人が説明できるような、移植医療や疾患に特化したわかりやすいビデオコンテンツを展開していくと同時に、これらにアクセスしやすいプラットホームを構築し定期的なメンテナンス、情報のアップデートを図っていく必要がある。このようなプラットホームを平時から利活用しておくことは、自然災害時、感染症のパンデミック時などの非常時には特に有用なツールとなる。

患者と患者（社会）をつなぐネットワーク-SNSの活用

　主なソーシャルネットワーキングサービス（SNS）としてLINE、YouTube、X（旧Twitter）、Instagram、Threads、Facebookが挙げられ、幅広い情報収集だけでなく情報発信が可能である。SNSにおける個人レベルでの情報発信は非常に活発に行われていて、特にほかの患者や家族と交流し、同じ境遇の人たちの経験談を見つけることで、不安を解消し、希望を見い出すなど、患者・家族の立場で大きな助けとなることがある。学会や移植医療施設では、個人レベルではなく、医学的根拠に基づいた正確な情報を発信するプラットホームとして活用すべきである（**図22**）。

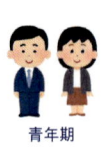

青年期

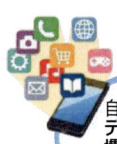

自分の健診結果やライフログ**データを活用し、自ら生活習慣病を予防する行動**などにつなげることができる

かかりつけ医以外の医療機関にかかっても必要な電子カルテ情報が共有され、スムーズに診療が受けられる

診断書などの自治体**への提出がオンラインで可能に**

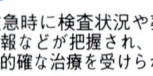

同じ成分の重複した薬や飲み合わせのよくない薬を受け取ることがなくなる

救急時に検査状況や薬剤情報などが把握され、迅速に的確な治療を受けられる

標準型電子カルテが普及→どの医療機関でも情報共有可能

ライフステージ

乳幼児期・学童・思春期

予診票や接種券がデジタル化→**速やかな接種勧奨**→**スムーズな接種・接種忘れ**防止

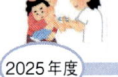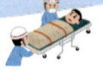

2023年度	2024年度	2025年度	2030

・マイナンバーカードの利用促進
・オンライン資格確認などシステムの普及
・**自治体と医療機関の情報連携の開始**

・救急現場での情報共有
・電子カルテ情報共有サービスの整備
・**電子処方箋を概ね全国の医療機関・薬局へ普及**

・**自治体システムの標準化**
・マイナポータルを介した自治体手続きの際の診断書等の電子的提出

標準型電子カルテの普及

図22. 医療DXのメリット（イメージ）【乳幼児期～青年期】

2024年から2025年を目処に、子どもの健診結果や予防接種歴等をスマホ一つで確認でき、医療機関の受診の際、内容を確実に伝えることができる、診断書等の自治体への提出がオンラインで可能に、予診票や接種券がデジタル化され、速やかに接種勧奨が届くのでスムーズな接種ができる接種忘れも防止、2030年には電子カルテが普及し、どの医療機関などでも情報共有が可能になる。

（医療DX推進本部（2023）：医療DXの推進に関する工程表（案），資料5(https://www.cas.go.jp/jp/seisaku/iryou_dx_suishin/pdf/dai3_kanjikai.pdf)を改変）

　一方で、さまざまな媒体で患者が医療情報に触れられる現代において、病気や治療に対する理解不足や、誤解などが生じる場合がある。医学的に不適切な情報が拡散された場合には、学会あるいは医療施設・医療者が公式に不適切な情報を否定し、正確な情報を発信することが重要である。2021年9月に、ステロイド外用薬に対する恐怖や不安を煽る不適切な内容がテレビ放送されたことに関し、日本皮膚科学会、日本アレルギー学会、日本小児アレルギー学会などが連名で抗議したことがSNSで広く拡散された。このように不適切な医療情報が拡散した際に学会が公式にそれを否定し、正確な情報を直接発信するという、いわゆるポリティカル・コレクトネス（political correctness：差別的な意味やそう誤解されるような表現をしない、政治的・社会的に公正な表現をする）という態度は極めて重要である。

医療ネットワークの課題

　医療ネットワークは、その有用性がある一方で、いくつかの課題もある。

1. プライバシーの保護：医療ネットワーク上には、患者の個人情報が多く含まれている。情報のセキュリティ対策を徹底する必要がある。

2. インターネット環境や情報リテラシーの格差により、医療ネットワークの恩恵を受けられない患者も存在する。

3. 情報の信頼性：医療ネットワーク上には、信頼できない情報も多く存在する。患者は、情報源の信頼性を確認する必要がある。

　これらの課題を克服するために、医療従事者、患者、家族、そして行政がそれぞれに以下のような取り組みをして取り組む必要がある。

1. 医療従事者：移植医療に関して情報を整理し、患者・社会に対してわかりやすい情報を信頼できる医療プラットホームを通して発信していくことが必要である。

2. 患者・家族：医療機関・政府が発信する医療情報をもとに自身に関連する情報を取捨選択し、疑問や意見を診察の際などに積極的に交換することが相互理解につながる。

3. 政府や医療プラットホームの運営者：医療プラットホームの安全性の確保を最優先に、その他、医療プラットホームの基礎となるアクセスできる環境の提供、アクセスが困難な患者への対策を考慮する必要がある。現時点で、申請主義となっている各種の医療助成制度に関してはマイナポータルに収集された患者情報から利用資格がある医療助成制度の候補を提示して申請を促す仕組みの構築、自治体間の医療助成の格差の是正などを進めていく必要がある。

　医療ネットワークは、小児移植医療の質を向上させ、患者の命と希望を絆ぐために不可欠な存在である。関係者間の協力・信頼関係を深め、より強固な医療ネットワークを構築していくことが重要である。

文献

1）健康・医療・介護情報利活用検討会（2023）：第18回 医療等情報利活用ワーキンググループ，電子カルテ情報共有サービスの概要，資料2-参考資料5（https://www.mhlw.go.jp/content/10808000/001197924.pdf）（2024年6月17日最終アクセス）.

2）Tsien C, Tan H, Sharma S, et al：Long-term outcomes of liver transplant recipients followed up in non-transplant centres；Care closer to home. Clin Med（Lond）21（1）：e32-e38, 2021.

3）医療ＤＸ推進本部（2023）：医療DXの推進に関する工程表（案），資料5（https://www.cas.go.jp/jp/seisaku/iryou_dx_suishin/pdf/dai3_kanjikai.pdf）（2024年6月17日最終アクセス）.

4）国立成育医療研究センター臓器移植センター：こどもの肝移植ハンドブック2022年版（https://www.ncchd.go.jp/hospital/about/section/special/img/handbook2022.pdf）.

15 小児移植医療とチャイルド・ライフ・スペシャリスト

POINT!

① 小児移植医療においてチャイルド・ライフ・スペシャリストは、移植登録・待機・移植後のそれぞれの段階において多職種の医療チームの一員として活動する。
② チャイルド・ライフ・スペシャリストは、子どもと家族が受け身になりがちな医療環境において、子どもの個別性や病気の受容や対処方法を尊重しながら、想いや視点を治療やケアに反映できるようにかかわる。

はじめに

　病気の子どもとその家族へ心理社会的支援を行う医療の専門職であるチャイルド・ライフ・スペシャリスト（Child Life Specialist；CLS）は、臓器移植医療において子どもとその家族への介入支援を多職種の医療チームの一員として行っており、米国小児科学会の声明に、臓器移植医療においてCLSを含む多職種による患者・家族へのサポートは不可欠であると明記されている[1]。そして日本においても小児心臓移植実施施設認定基準として常勤が望ましい職種として挙げられている[2]。

　CLSは、レシピエントコーディネーターとの連携が不可欠である。レシピエントコーディネーターが移植待機中/移植後に患者・家族への教育・指導を行い、意思決定支援や医療者とのコミュニケーションを促す役割を担っている一方で、CLSは医療体験の中に子どもの視点や意見を反映させることで子どもと家族が治療やケアに主体的に臨むことができるように支援している。

　臓器移植医療を選ばざるを得ないような重篤な病気や症状を抱えながらも、子どもたちは遊び、学び、こころとからだを使って自分らしく生きている。そうした子どもたちの移植人生を支えるCLSの役割は重要である。

小児臓器移植医療のさまざまな状況

　小児の臓器移植医療は、子どもたちの年齢はもちろん、移植登録・待機に至るまでの経験、ストレス要因もさまざまである（図23）。先天性の疾患や後天的な病気でも長い間、移植以外の治療を受けながらそれぞれの歩みを進めてきた子どもがいる一方で、ある日突然、体調が悪くなり、臓器移植を治療の選択肢として提示される場合もある。移植を選ぶということも、待機をするということも、その期間に見通しをもたせることは難しく、子どもも家族も

登録前	待機中	移植後

1　医療環境の要因

登録前
・疾患の種類
・移植についての情報提示と意思決定
・待機方法の選択の可否
・慣れない医療環境、など

待機中
・医療機器装着による長期入院や生活制限
・症状の増悪、合併症、処置
・食事や水分、行動の制限
・ボディイメージの変化
・転棟、スタッフの異動
・医療スタッフとの関係
・教育や遊びの提供の可否

移植後
・合併症や後遺症の治療
・食事や水分、行動の制限
・外来移行と定期受診
・検査入院、内服
・ボディイメージの変化
・地元の病院への管理移行
・体調の変化や悪化時の対応

2　子ども由来の要因

登録前
・病気や臓器移植医療についての理解と意思決定への参加の程度
・慣れない医療環境・人・音・食事・ことば
・生活リズムの変化
・遊び・学びの機会の喪失、など

待機中
・治療への理解と受容の程度、気持ち
・日々の処置や検査への対処方法の確立の可否
・親の付き添いの可否
・きょうだい、友人との交流の機会の有無
・遊び・学びの機会と参加経験、など

移植後
・退院後の生活への適応の程度
・セルフケアの獲得と自律
・地元へ戻ることへの想い
・復園・復学への心待ち、など

3　家族由来の要因

登録前
・転院、引っ越し、付き添いによる家庭環境や形の変化
・休職/退職による経済的負担
・きょうだい児への負担とケア、など

待機中
・装着医療機器についてや内服
　ノンアドヒアランスの理解と対応
・在宅待機の準備と実践
・食事や水分、行動制限への対応
・スタッフや他患児との関係
・見通しの立たない待機期間、など

移植後
・退院の準備
・社会資源の活用の可否
・子どもの自立の可否やタイミング（内服など）
・移植、ドナー患者への想い、など

図23.　医療環境と子ども・家族

医療者もさまざまな不安、葛藤を抱きながらの日々を送ることとなる。

　そのような状況であっても、子どもたちは成長してゆく。身体的・精神的な発達だけではなく、言語や認知、社会的にも発達してゆくため、それに見合った医療が不可欠となる。さらに、子どもたちの病気への理解の程度、受け止め方も多様であり、治療への意思表示や意思決定に大きく影響する。臓器移植医療に対する、子どもの視点と家族の視点の両方を把握した多職種による包括的なアプローチが求められる。

　CLSの介入支援の視点と要素[3]、さらに臓器移植医療におけるCLSの役割[4]を**図24**に示す。その支援内容は子どもの個別性や医療、発達、心理、社会的なニーズによって異なる。その

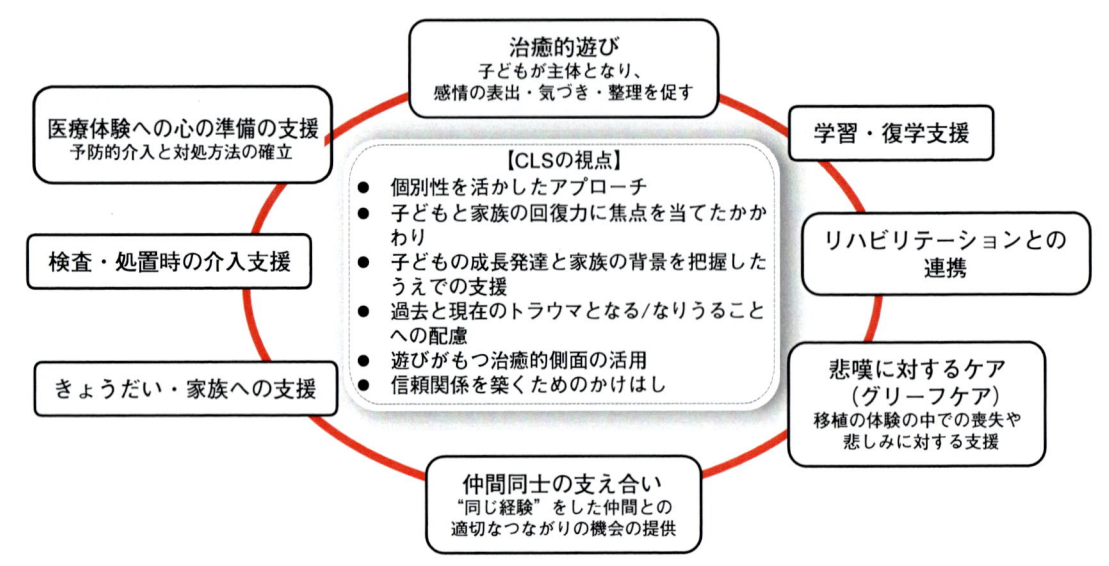

図 24. チャイルド・ライフ・スペシャリスト (CLS) の介入と支援
（田村 (2018) と Association of Child Life Professionals (2020) を改変）

ため、子どもたちの日常と成長を支える保育士や教師（院内学級・原籍校）、治療にかかわるカウンセリングや心理的評価の役割を担う心理士など多職種との連携が不可欠である。それぞれの専門性を理解し、連携・棲み分けをする中でCLSは、子どもたちの「日常と医療」をつなぎ、「子どもと大人」、「子どもと家族と社会」、「子どもと子ども」をつなぐこと、その間のギャップを埋める役割を担っている。

「選ぶ」「待つ」「つなぐ」を支える

　移植医療の中で、「何かを選ぶ」という瞬間は日々訪れる。治療方針の選択もあれば、日常の中にある、例えば薬の飲み方であったり、その日履く靴下の色を選ぶことは、自分を表現するための大切な選択である。そのため、「やらなければならないこと」を子どもたちがどのように受け止め、どう対処するのかを考え選ぶことを支え、子どもたちの主体性を保つこと、さらに、その子どもたちの想いや視点を家族や他職種が知ることが大切である。

　子どもと家族が常に受け身となりうる医療環境下において、CLSは遊びの治癒的な側面に重きをおいた介入支援を行う。こうしたかかわりは、子どもたちに対して教育・指導・説得することではない。その子が受け止めやすい形に変えることも手段の 1 つではあるが、臓器移植医療の場合は、移植待機中のかかわりが、その後の経験の受容に影響を及ぼすと考えられる。子どもたちの中には、『自ら選んだことではないことだけれど、生きるために必要なこと』と 1 人でもがいている場合も多い。そのような子どもたちに対してCLSは、「あなたにはどう見える？」、「何が気になる？」、「さてどうしようか？」と子どもたちとのコミュニケーションを繰り返し、その中で言葉を選びながら、不安や恐怖を和らげる方法を一緒に

考え、誤解があるのであれば修正し、病気や治療に対する理解と受容を促し、対処方法や回復力の気づきと獲得と応用につながるように支援している。さらに、処置や検査、手術の場面においても子どもたちの発達年齢や対処方法から、心の安全・安心にも注力しながら継続的に介入している。

臓器移植待機中の子どもたちは、食べることも、遊ぶことも、学ぶことも、処置を受けることも行動範囲が限定されて自分のベッドの上で完結せざるを得ないこともある。子どもの身体の安全と心の安心を守りながら、"やってみたい"という好奇心に応え、"一生懸命"を見守り、"できた"という達成感を共有するために医師、看護師だけではなく、保育士や教師（院内/訪問、原籍校）、リハビリテーションのスタッフといった多職種の視点と支援が重要である。

きょうだい・家族との「つながり」を支える

患児にきょうだいがいる場合、さらに、成人患者に子どもがいる場合には、その子どもたちへの支援も重要である。移植登録の段階から患児/患者の家族構成、きょうだい/子どもの有無、家族支援体制などを把握し、さらに、対象の子どもの年齢や性格、病気のことや入院のことをどのように捉えているのかを把握したうえで、支援の方法を考える。家族性の疾患で移植が必要になった場合には、とても繊細な配慮が必要である。移植登録から移植後に至るまで、きょうだいや家族の理解と協力なしでは成り立たない医療の中で、病院ときょうだいや家族のつながりは大切である。

移植人生を支える

移植後も子どもと家族は内服や外来受診、定期的な検査入院など、医療とは切っても切れない生活を送る。CLSは退院した後も継続的に子どもと家族への支援を行っている。移植後は免疫抑制薬の内服や感染症予防のために守らなければならないさまざまなルールがあり、生活様式の変化に家族全体で取り組むことを支えるかかわりが必要である。退院は、子どもにとっても家族にとても喜ばしいことである反面、自宅や地域社会での生活に不安を抱えていることも多い。移植後も成長を続ける子どもたちは、移植という経験をそれぞれの視点で受け止めていくが、特に乳幼児期に移植を受けた子どもたちは、移植後の生活での友人とのかかわりを通してからだの傷や内服、定期的な外来受診を"他者との違い"と捉え、『どうしてほかの子と違うの？』という疑問や疎外感を感じ悩むこともある。そのため、移植後も外来での支援や定期的に同世代の移植経験者や、その家族が集まり交流できるサポートの機会を設けることも大切である。

移植とともにある希望を支える

　臓器移植医療の過程で、レシピエントの子どもと家族はさまざまな意思決定の場を経験しながら、移植の日を迎え、そして移植後も「つながり」を守り、育む日々を過ごしてゆく。また、CLSは、救急や集中治療室（ICU）の現場で臓器提供を決断したドナー患者家族への支援を行うこともある。

　臓器移植を選ぶということは、たとえ重篤な状態であっても『1日でも長く生きてほしい』、『生きたい』という願いと希望の表れであり、それはドナー／レシピエント患者家族に共通する想いである。一方で、移植医療を選択したからこその喪失体験への悲しみに対するケア（グリーフケア）が伴うものである。ドナーとして、レシピエントとして、そしてきょうだい、家族として臓器移植医療の中にいる子どもとその家族の「つながり」を多職種とともに支えていく。

文献

1）Hsu B, Bondoc A, Cuenca AG, et al：Pediatric Organ Donation and Transplantation；Across the Care Continuum. Pediatrics 152（2）：e 2023062923, 2023（doi：10.1542/peds.2023-062923）.

2）心臓移植・心肺同時移植関連学会協議会： 小児心臓移植実施施設認定基準（11才未満）ver 3.0. 日本循環器学会, 2022.

3）Association of Child Life Professionals：The Value of Certified Child Life Specialists；Direct and Downstream Optimization of Pediatric Patient and Family Outcomes. Association of Child Life Professionals, 2020（https://www.childlife.org/docs/default-source/the-child-life-profession/value-of-cclss-full-report.pdf?sfvrsn=5e238d4d_2）（2024年2月10日最終アクセス）

4）田村まどか：小児臓器移植における Child Life Specialist の役割. Organ Biology 25（2）：149-153, 2018.

16 小児における終末期、移植時の注意点、アセント方法

POINT!

① 医療者側からの一方的な説明にならないようにアセント（こどもの理解度に応じた説明により、本人の了解を得ること）し、相互理解を心がける。

② 子どもの権利を常に確認する。

③ アップデートしたチェックリストを利用する。

はじめに

2012年4月に日本小児科学会から「重篤な疾患を持つ子どもの医療をめぐる話し合いのガイドライン」[1]が示されてから、10年以上が経過し、現在日本小児科学会倫理委員会を中心にその改編作業が行われている。

前文には「本ガイドラインは、子ども・父母（保護者）と医療スタッフが、子どもの権利を擁護し、納得した話し合いを行ってゆくために用いられることを目的として作成されたものである」と記載されている。このガイドラインは終末期を迎えた子どもに対するものであり、臓器移植に対する内容は記載されていない。改編版にも掲載する予定はないようだが、基本精神として、

1. すべての子どもには、適切な医療と保護を受ける権利がある。
2. 子どもの気持ちや意見を最大限尊重する。
3. 治療方針の決定は子どもの最善の利益に基づくものとする。
4. 父母（保護者）および医療スタッフは、子どもの人権を擁護し、相互の信頼関係の形成に努める。

とされ、移植医療にも十分に通じる内容となっている。

子どもの権利

子どもには1989年の国連総会において採択された、Convention on the right of children（子どもの権利条約）が保障される。日本も1990年に署名し、1994年に締約しており、この子どもの権利条約は、医療においても遵守されなければならない[2]。日本においては、日本小児科学会が「医療における子ども憲章」を制定し、こどもの権利が明記されている[3]。この権利を損なうことなく、臓器移植治療に対する準備を進める必要がある。主に、子どもとその家族にどのように説明していくか、その際に医師だけでなく、多くの医療

従事者、そして家族がどのようにかかわって、子どもの権利を保障していくのか考える必要がある。

話し合いのあり方

「重篤な疾患を持つ子どもの医療をめぐる話し合いのガイドライン」には、以下の話し合いのあり方も詳細に記載されている[1]。「説明」ではなく「話し合い」という言葉を使用していることに留意する。医療者側からの一方向の情報提供ではなく、子どもおよびその家族からの要望や意思を確認しながら双方向で「話し合い」を行い、移植にかかわる医療者の意見の押しつけではなく、その意見の集約と家庭を透明化する必要がある。その際には、家族にも子どもをケアするチームの一員であることを自覚してもらうことも重要である。話し合いは、子どもとその家族、そして医療者間の信頼関係のもとに成立することは言うまでもない。

・医療スタッフは、子どもと父母（保護者）に、最新の医療情報を速やかに、正確に、わかりやすく説明する。
・子どもは、発達段階に応じてわかりやすく説明を受け、治療のあり方に関して自分の気持ちや意見を自由に表出することができる。
・父母（保護者）は、子どもの養育に責任を負う者として、子どもの気持ちや意見を尊重しながら、子どもの病態を理解したうえで、治療方針を決定する。
・治療方針の決定過程においては、子どもと父母（保護者）と医療スタッフとが対等の立場で十分な話し合いをもつ。
・治療方針は、子どもの病状や子どもおよび父母（保護者）の気持ちの変化に基づいて見直すことができる。医療スタッフはいつでも決定を見直す用意があることをあらかじめ子どもと父母（保護者）に伝えておく必要がある。

臓器移植に対する「話し合い」時にも、以上を常に念頭に置き、子どもおよびその家族との相互理解に努める必要がある。

チェックリスト

「重篤な疾患を持つ子どもの医療をめぐる話し合いのガイドライン」にはチェックリストが提示されている[1]。内容は、子どもの終末期医療における治療の中断に内容を割いているが、臓器移植を必要とする子どもとの話し合いにも必要な内容となっている。

そのチェックリストには、「医療従事者が子ども・父母（保護者）の意見や考えをチェックしたり、監視することを目的とするものではなく、むしろ、医療従事者が自分たちの考え

を押しつけたり、独善に陥ってはいないかを内省するために作成されたものである。子ども・父母（保護者）の立場が医療の現場で確実に守られていることを改めて検証するためのツールとしても積極的に用いていただきたい」と記載されている。前述したとおり、医療者からの一方的な説明ではなく、「話し合い」と表現し、双方向の理解を得るためのツールとして臓器移植の場でも利用できる。

　以下の9項目に対し、それぞれチェックリストが作成されている。終末期医療に対するチェックリストのため、臓器移植の説明に適用するには不向きな項目もある。もちろんチェックリストは絶対的なものではなく、その施設の特徴や社会の変化に合わせて、修正を繰り返して使用する。

1．子どもの医学的状況および医療行為に関するチェックリスト

2．医療スタッフ間の対話に関するチェックリスト

3．代行判断者に関するチェックリスト

4．子どもおよび父母（保護者）に対する情報開示事項チェックリスト

5．子ども、父母（保護者）との対話に際しての医療スタッフ側の配慮に関するチェックリスト

6．A 父母（保護者）と医療者が現状認識を共有できたかのチェックリスト（医療スタッフ用）

　　B 父母（保護者）が医療者の説明を納得できたかのチェックリスト（保護者用）

7．父母（保護者）の意向表示に関するチェックリスト

8．父母（保護者）の意向を子どもの最善の利益として了解・共有できるかのチェックリスト

9．倫理カンファレンス実施に関するチェックリスト

┃話し合いの実際┃

　子どもに対する「話し合い」は、年齢に応じて主に小学校低学年用、小学校高学年用、中学生以上用の3種類のアセント用の説明文書（図25）を用意することが多い。子どもの成熟度にも依存するが、高校生以上は自己決定できることが多い（図26）[4]。話し合いの場では、医師、看護師、移植コーディネーターなど移植関連の医療従事者だけでなく、チャイルド・ライフ・スペシャリスト、臨床心理士など多職種で構成されたチームで臨むのがよい。

　しかし、多数の医療スタッフが立ち会うことによる、子どもや家族への心理的圧迫にも十分な配慮が必要である。できれば父母同席がよい。文書にて病状、移植が必要な理由、移植を希望しない場合の経過、ほかの治療法、移植後の経過、子どもおよび家族が利用できる社会資本などを説明し、子どもの意思を確認しながら行う。そして、話し合いの場以外でも質

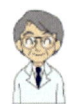

図 25. 心臓移植のアセント文書の一部（小学校高学年用）

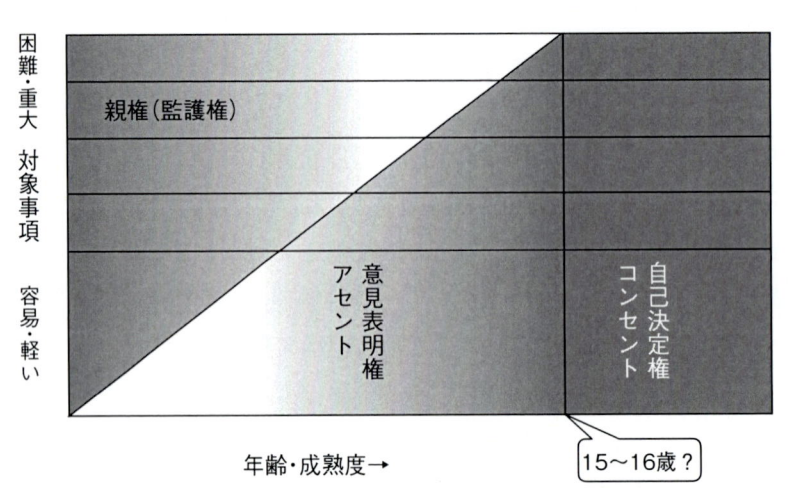

図 26. インフォームド・コンセント、アセントおよび親権（監護権）の関係
15 ～ 16 歳を境に自己決定権をもつようになる。

間にはいつでも答えるべきである。必要があれば繰り返し、十分な時間をかけて実施する。その際には、家族も子どもをケアするチームの一員であることを自覚してもらう。終了後は、話し合いの出席者全員が文書に署名をする。これは子どもや家族も対等な立場での参加者であることを表しているもので、決してトラブル時の医療者を守る担保ではない。この話し合いの場での決定は、移植実施前であれば、いつでも変更できることを強調する必要がある。「重篤な疾患を持つ子どもの医療をめぐる話し合いのガイドライン」のチェックリストは、話し合いの際に、内容に漏れがないか、自分たちの立ち位置、態度に間違いがないかなどを確認するために使用する。

文献

1） 日本小児科学会 倫理委員会小児終末期医療ガイドライン ワーキンググループ：重篤な疾患を持つ子どもの医療をめぐる話し合いのガイドライン. 日児誌116：2-16, 2012.
2） ユニセフ：子どもの権利条約（児童の権利に関する条約）全文（政府訳）(https://www.unicef.or.jp/about_unicef/about_rig_all.html)(2024年2月10日最終アクセス).
3） 日本小児科学会：医療における子ども憲章(https://www.jpeds.or.jp/modules/guidelines/index.php?content_id=143)(2024年2月10日最終アクセス).
4） 増子孝徳：医療における子どもの人権. 子ども療養支援；医療を受ける子どもの権利を守る, 田中恭子（編）, 五十嵐隆, 及川郁子, 林富, ほか（監）, pp14-21, 中山書店, 東京, 2014.

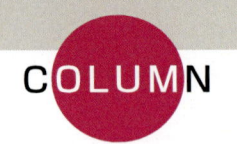

小児移植における移行期医療（トランジション）

　小児と成人、さらには高齢者と、かかる病気は年齢ごとに様変わりしていきます。

　小児期発症の慢性疾患患者も、成長とともに診断や治療の面で成人診療科の方が有利な病気にかかる可能性が生じてきます。例えば肺がんや子宮頸がんなどの疾患は小児科では扱いませんし、狭心症や心筋梗塞に対して循環器内科のようなカテーテル治療はできません。胆石ですら、成人期医療では当たりまえに行われるような治療が小児科では難しいですし、女性であれば妊娠や出産のような機会も考えられます。

　また、こころの成長とともに、可能な限り「保護的」な健康管理から、本人の「主体的」な健康管理に移行されるべきですが、小児期医療の現場ではしばしば「保護的」な環境が生じます。

　上記の理由から、患者さんの成長とともに、小児期医療から成人期医療に移行すべきことは議論の余地がないように思われます。この移行期の医療を移行期医療（トランジション）と呼びます。

　医療者は、移行期医療（トランジション）を進める際、患者さんや家族は、長年積み上げられてきた医療環境から新たな医療環境への変化に対して、「継続的な医療の断絶」という不安を抱きやすい点に留意しなくてはなりません。そこで明らかにしておきたいことは、移行期医療（トランジション）は、年齢基準を設けて画一的に成人期医療へ切り替えるのではなく、「病気の専門性、地域医療の状況、患者さんの理解の進み方や希望などを勘案して、それぞれに最適な医療提供体制を整える」ことを指す、ということです（図27）。特に移植医療は、免疫抑制薬を内服しているということから、医療者も患者、家族も、特別に難しい医療と捉えられる場合があり、移行期医療（トランジション）を進めにくい場面にも遭遇します。

　私がＡさんと初めて会ったのは地域総合病院の小児科外来でした。当時Ａさんは小学校に入ったばかりで、Ａさんのお父さんは、Ａさんの兄弟の心臓の病気のことで相談に来られました。その２年後に関東地方の大学病院でＡさんの兄弟の診療のかたわら、Ａさんの心臓スクリーニングを行い、同じ病気であることが判明してしまいました。Ａさんはその後に心不全を発症し、思春期に心臓移植手術を受けました。私はその後、小児専門病院に移りましたが、Ａさんが私の勤務地付近の大学に進学することになって、私の外来に通うようになりました。大学生といえば一般的な考えでいけば、転院を契機に成人期診療科へ移行する、ということでも問題はなさそうです。しかし、紹介元の先生は、Ａさんの精神的な成熟度が不安定であり、完全

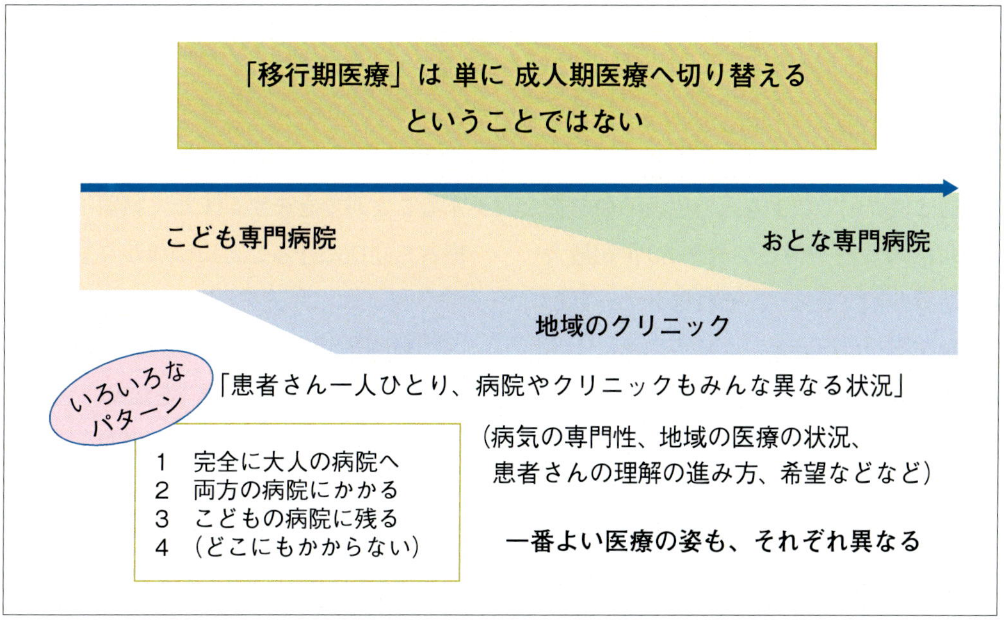

図 27. 移行期医療（トランジション）の実際と重要性

な成人期医療への移行は時期尚早だと判断しました。もちろん、紹介元でも病態の理解に始まり、多職種で自立を励ましていました。大学生活との両立が進むにつれ、心臓移植後の管理以外の治療について、生活の場に近いクリニックや、成人期医療の紹介先となる病院の他診療科に通うようにしました。さらには、もともとの実家近くにある地域総合病院でも、帰省時の軽い体調不良時の対応などをお願いしました。残念ながら、免疫抑制薬を内服している状況での内科診療が難しかったため、同様の経験がある小児科で対応できました。その小児科とはその後、医療連携を開始しました。

このような経緯で、Aさんの心臓移植医療を取り巻く周辺の診療体制づくりが進んだことが移行期医療（トランジション）の第一歩となり

ました。さらに有利であった点としては、先にAさんの兄弟や保護者が、紹介先への通院を先行したということも挙げられます。兄弟に数ヵ月遅れて、Aさんも紹介先への通院を開始しましたので、その後Aさんは、多くの時間を実家で過ごすことができ、新たな夢に向かって日々の生活を楽しんでいます。そして、紹介先への定期通院の合間に、ちょっとした体調不良などは、実家に近い病院の小児科や皮膚科などの診療科が対応しています。その地の病院で、成人診療科が対応して下さるようになるのも時間の問題と思われます。

移行期医療（トランジション）は改めて "単なる成人期医療への切り替えではない" ことを肝に銘じた経験でした。

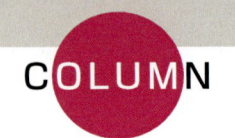

イスタンブール宣言の本意と移植ツーリズム

臓器移植は世界中で数十万人の患者の命を救い、その生活の質を改善してきた20世紀最大の医学的進歩の1つであり、それはドナーとその家族の身を挺した行為と、医療専門職による科学的・臨床的進歩によるものといえます。

しかし、こうした功績がある一方で、臓器摘出のための人身取引や、臓器あっせんなど、非合法的な行為が報告されているのも事実で、この問題に取り組むため、2008年4月、国際移植学会(The Transplantation Society；TTS)および国際腎臓学会(International Society of Nephrology；ISN)は、イスタンブールでサミットを開催し、「臓器移植については、ドナーを自国で供給することを原則」とする「イスタンブール宣言」を採択しました。その内容は自国での臓器提供の推進や臓器売買、移植ツーリズム(不正な手段での臓器入手による渡航移植)の禁止、生体ドナーの保護を謳っており、以後、135ヵ国以上の国の臓器移植関連医学会や国際的医学会、政府機関によって支持されてきました(**表8**)。

移植ツーリズムにはさまざまな医学的倫理的問題、危険性があります。移植後においては外国での臓器移植の情報が帰国以降伝達されず、適切な診療が行えないこともあります。それは、わが国の「臓器の移植に関する法律」、「日本移植学会倫理指針」[1]にも反するものであり、すべての医療者がこの倫理規定に合致した行動をとるべきです。この倫理規定の遵守により、渡航移植によって臓器不全患者が図らずも臓器の売買に関与し刑法上の罪を問われることを回避

することができます。また、臓器不全に係る医療者も同様に守ることにつながります。

国際腎臓学会・国際移植学会の取り組み

「イスタンブール宣言」を広め、各国の取り組みを見守るために、TTSとISNは2010年にDeclaration of Istanbul Custodian Group(DICG)を設立しましたが、その後2018年には臓器取引や移植ツーリズムに関連した課題の変遷に対応し、同宣言の2018年版が採択されました。その骨格は臓器取引(organ trafficking)、臓器摘出のための人身取引(trafficking in persons for the purpose of organ removal)、移植のための渡航(travel for transplantation)、移植ツーリズム(transplant tourism)は非倫理的であり、臓器提供と臓器移植の自給自足(self-sufficiency in organ donation and transplantation)、臓器提供における金銭的中立性(financial neutrality in organ donation)が守られるべきとされています[2]。

日本における違法あっせん事例

わが国では、1997年10月に「臓器移植法」が施行されてから25周年を迎えましたが、諸外国と比べて、腎臓移植の実態は90％以上が生体腎移植で、脳死下および心停止後の臓器提供は牛歩のごとく進んでいません。こうした状況の中で2022年に、あっせん業者による臓器移植法違反の罪に問われた事件が発生し、翌2023年11月28日に「国内では実現に相当長期間がかかるが、数ヵ月以内で移植手術を可能

表8. イスタンブール宣言 (Declarations of Istanbul；DoI) 2018　支持明確化のための注釈

1. DoIへの支持を示すために、組織のWebサイトにDoIウェブサイト (www.declarationofistanbul.org) へのリンクを配置すると共にイスタンブール宣言2018日本語版を閲覧可能*とする。
2. 移植医療に携わる医療者は、移植医療の臨床においてDoIの遵守が求められ、必要時に患者に通告する義務がある。
3. 移植医療おける研究者・研究参加者は研究の計画過程においてDoIの遵守を確認することが求められる。臓器移植に関する学会関連医学雑誌の投稿規定にはDoIの遵守が記載され、論文投稿の際においても、査読時にもDoIの遵守が確認される必要がある。
4. 5学会は、人身売買、臓器取引、移植ツーリズム、移植商業主義の事例を防止するために医療者のみならず社会へ向けて啓発活動に努力する。

＊：イスタンブール宣言2018日本語版を閲覧可能 (https://www.declarationofistanbul.org/images/documents/doi_2018_Japanese.pd)

にした行為は移植を受ける機会の公平性を大きく損ねた」判決が下されました。違法あっせん業者への金銭授受も明らかになりました。

この判決は、いわば実現に時間のかかるわが国の臓器移植の特殊性を断じたものであり、国内での体制整備が強く求められることを意味しています。

今後の方向性について

日本の現状を他国と比較してみると、隣国である韓国の1/20の臓器提供数であり、台湾の1/2の腎臓移植数でしかないというのが現状です。こうした臓器提供の普及率の低さの要因は死生観、宗教、国民性、家制度のみでは説明できないシステム上の問題があると思われます。

健康保険証、運転免許証にも臓器提供の意思表示ができるようになりました。厚労省が進め

るアドバンス・ケア・プランニング(advanced care planning；ACP)[注9] の活動も重要で、例えば腎代替療法説明時には、家族にも親族優先提供ができる旨を説明し、臓器提供の可否を問うのもよいでしょう。

また、医学教育モデルコアカリキュラムにおいても、臓器移植・臓器提供の項目が新出され、医学部生の修学内容として「臓器提供すべき」でなく、まずは「臓器提供に関して考えること」を将来の医療従事者は求められています。

近年、脳死臓器提供が増加しており、腎臓移植においては、移植待機の登録数がこの数年で増加しているほか、国策においても腎代替医療専門職推進協会(腎代替療法専門指導士)が受け皿になって腹膜透析・腎臓移植の推進が図られ、透析導入期加算の診療報酬の対象になっています[3]。

文献

1) 日本移植学会倫理指針 (https://www.asas.or.jp/jst/about/doc/info_20210918_1.pdf) (2024年6月23日最終アクセス).
2) 熊本赤十字病院移植外科 山永成美 (監訳)：臓器取引と移植ツーリズムに関するイスタンブール宣言201 年版 (https://www.declarationofistanbul.org/images/documents/doi_2018_Japanese.pdf) (2024年6月23日最終アクセス).
3) 厚生労働省：令和2年度診療報酬改定 (https://www.mhlw.go.jp/content/12400000/000691038.pdf) (2024年6月23日最終アクセス).

[注9] アドバンスケアプランニング (advance care planning；ACP)：将来の変化に備え、将来の医療およびケアについて、本人を主体に、その家族や近しい人、医療・ケアチームが繰り返し話し合いを行い、本人による意思決定を支援する取り組みのこと。

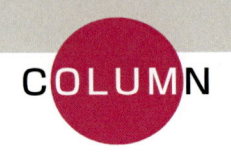

外来受診心得のヒント

　予約をしても待たされることが多いのが診察です。限られた診察時間を最大限に使ってもらうコツをお伝えします。

遠慮なく質問しましょう

　次の診察は先ですから、今日の診察で尋ねたいことは遠慮しないで聞くことです。からだのことでもどんな心配事でもつらいことは必ず話しましょう。レシピエントコーディネーターがいる施設なら、あらかじめその内容について連絡しておくこともよい方法です。

報告と質問はメモしましょう

　話が1つ終わってから、考えて「えーっと、それから……」と質問していくと、後の患者さんの待ち時間がどんどん延びてしまいます。

　あらかじめメモをつくっておいて、大切なことから要領よく質問するとよいでしょう。最初の質問は「つらいこと」から始めてもかまいません。また、各施設自身が工夫を凝らしていることもあり、診察の待ち時間に、免疫抑制薬の種類と量について、そして、体調の具合と質問事項を書く用紙があれば、それを利用して医者

も手早く情報を得ることができます。

　また、免疫抑制薬の質問は、患者さんが理解されておられるかを医療側が知ることにもなります。

わからない時はわからないと言いましょう

　医師の説明の中には、専門用語や理屈などわからないことがあると思います。「この言葉がわかりません」、「どうしてそうなるのかわかりません」と、訊くことは恥ずかしいことではありません。医師は説明するためにいるのです。

調子の悪い時はすぐに申し出ましょう

　例えば、朝から調子が悪いのに診察時まで我慢する患者さんがおられます。予定外の検査や他科受診が必要なこともありますので、前日までならレシピエントコーディネーターか担当医に、来院してからなら受付の時に伝えましょう。その方が要領よく診察が進みます。

移植医も見落とすことがあります

　移植医の診察は、移植臓器の状態と免疫抑制薬の副作用が中心になりがちで、時に移植関連

以外のことを見落とすことがあります。

気になることは遠慮なく伝えて、医療チームと一緒に的確な診療へつなげていきましょう。

採血データや検査結果はファイルする

採血結果や画像診断の印刷結果は必ず持ち帰り、自分でファイルしておきましょう。血圧、体重も毎日測定して記録しましょう。自己管理は、ドナーさんへの感謝の表現です。

がん検診を忘れない

がん検診は普及していますが、基本的に自費診療です。自治体のがん検診と、胃の検査はできれば内視鏡がおすすめです。苦しいなら鎮静薬の使用をお願いしましょう。

地元の病院に通院している場合は自分で管理して検診を受けてください。早期がんは治ります。

節制は大切です

喫煙や大酒飲みは言語道断ですが、近年、肥満に起因する生活習慣病が問題になっています。体調がよくて美味しく食べることができるので、ついつい食べ過ぎてしまいます。この時こそ、ドナーさんへの感謝を思い出して節制してください。

できないことは
恥ずかしいことではありません

歳をとると、できないことが増えます。薬の飲み忘れや飲み違いをするようになれば、レシピエントコーディネーターに相談しましょう。薬剤部と相談して一包化などの対応策があります。認知障害の治療も進んでいます。これらは誰にも訪れる変化です。助けを求めても恥ずかしいことではありません。

担当医は代わることもあります

移植は、通常のがん診療のように数年でおつきあいが終わる医療ではありません。人生には、親もきょうだいも友人もいつか別れがやってます。なんでも知っていてくれる担当医にも転勤や定年があります。

体調管理と内服管理と定期検診とドナーさんへの感謝と笑顔を忘れないで、素晴らしい移植人生を送りましょう。

各　論

1 移植前における 移植実施施設と非実施施設の連携

POINT!

① 非実施施設の医療者は、慢性心不全の病態と心臓移植の適応について理解し、適切なタイミングで移植実施施設に患者を紹介する。
② 長期にわたる心臓移植待機中、安全でQOLの高い生活を送るために、移植実施施設と非実施施設が連携して患者を支える。
③ 心臓移植待機中や植込型補助人工心臓治療中は、さまざまな場面で患者の意思決定が必要となる。多職種の医療者が患者に関わり、継続的な意思決定支援を行うことが重要である。

はじめに

　1997年に臓器移植法が制定され、また2010年には改正臓器移植法が全面施行された。移植症例数は少しずつ増加しているものの、心臓移植待機期間は約5年と長期にわたる。また、国内の移植実施施設は12施設と限られているため、移植実施施設と非実施施設の連携は必要不可欠となっている。

心臓移植の適応となる患者の紹介

　心臓移植実施施設の医療者と、心臓移植を希望する患者との関係は、患者が非実施施設から紹介されたところから始まる。

　図1に示すように、慢性心不全は増悪寛解を繰り返しながら少しずつ身体機能が低下し、最終的に死に至る疾患である[1]。経過中に症状の増悪寛解を繰り返すこと、また比較的早期であっても、致死性不整脈による突然死のリスクがあることが予後の予測を困難にしている。患者本人ばかりでなく医療者も心不全の病状を楽観的に捉えがちであり、気づかないうちに想定以上に病状が進行していることが多い。心不全の悪化に伴い肝腎機能障害が出現したり肺血管抵抗が上昇したりすると、心臓移植の適応を外れてしまうことになる。心臓移植の適応を検討しうる心不全患者に対しては、早い段階から患者自身も医療者も将来的な治療の選択肢として、心臓移植を念頭に置くことが重要である。

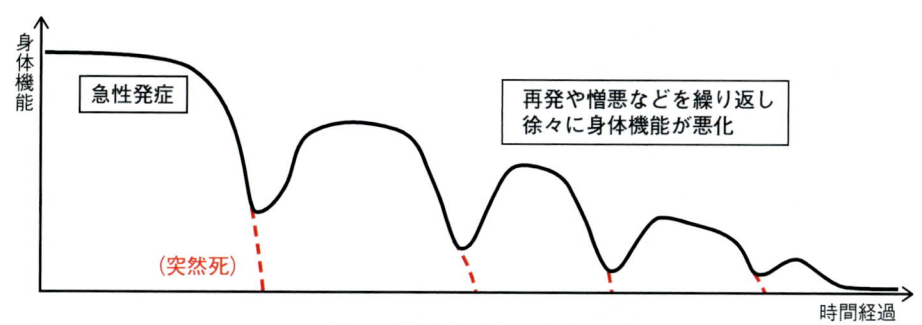

図 1. 慢性心不全の臨床経過

（厚生労働省 脳卒中、心臓病その他の循環器病に係る診療提供体制の在り方に関する検討会：脳卒中，心臓病その他の循環器病に係る診療提供体制の在り方について（平成 29 年 7 月）を改変）

　現在、わが国では心臓移植を受ける患者のほぼ全例が植込型補助人工心臓（ventricular assist device；VAD）を装着しているため、心臓移植の適応と植込型VADの適応は混同されていることが多いが、両者は異なるものである。

　なお、重症心不全症例における植込型VAD適応を検討するためにNYHA心機能分類Ⅲ〜Ⅳ度の心不全症例を細分化しているJ-MACS（Japanese registry for Mechanically Assisted Circulatory Support）分類があるが、それには、レベル1（静注強心薬の増量や機械的補助循環を行っても血行動態の破綻と末梢循環不全をきたしている重度の心原性ショック状態）、レベル2（静注強心薬の投与によっても腎機能や栄養状態、うっ血徴候が増悪しつつあり、強心薬の増量を余儀なくされる進行性の衰弱状態）、レベル3（比較的低用量の静注強心薬によって血行動態は維持されているものの、血圧低下、心不全症状の増悪、腎機能の増悪の懸念があり、静注強心薬を中止できない安定した強心薬依存状態）、レベル4（一時的に静注強心薬から離脱可能であり退院できるものの、心不全の増悪によって容易に再入院を繰り返す状態、レベル5（身の回りのことは自ら可能であるものの、日常生活制限が高度で外出困難な状態）、レベル6（外出可能であるが、ごく軽い労作以上は困難で100m程度の歩行で症状が生じる状態）、レベル7（100m程度の歩行は倦怠感なく可能であり、また最近6ヵ月以内に心不全入院がない状態）と 7 段階ある。一般に植込型VADの適応はレベル2〜4とされている[3]。

　一方、心臓移植の適応は、心不全の重症度に関して「長期間または繰り返し入院治療を必要とする心不全」もしくは「β遮断薬およびACE阻害薬を含む従来の治療法ではNYHA Ⅲ度ないしⅣ度から改善しない心不全」である[4]。非実施施設から移植実施施設への紹介のタイミングは早期であるべきで、早期に移植登録を行い植込型VADが必要になるまでに時間があれば、本人が自分の病状や今後の治療方針を見つめ直して家族と話し合うことができ、仕事や生活の環境を整えるなどのアドバンスケアプランニング（advance care planning；ACP）[注1]

[注1]アドバンス・ケア・プランニング（advance care planning；ACP）：将来の変化に備え、将来の医療およびケアについて、本人を主体に、その家族や近しい人、医療・ケアチームが繰り返し話し合いを行い、本人による意思決定を支援する取り組みのこと。

も実施しやすくなる。

　一方で、急性心筋梗塞や劇症型心筋炎などに伴う心原性ショックの場合、多くはECMO（extracorporeal membrane oxygenation）[注2]や循環補助用心内留置型ポンプカテーテル（IMPELLA®）[注3]などの短期的な補助循環を必要とし、離脱が困難な場合は心臓移植適応が考慮される。ここで、短期的な補助循環を使用したまま心臓移植適応の有無を評価することは困難な場合もあり、その時は長期在宅補助人工心臓治療（destination therapy；DT）としての植込型VADという選択肢を考える必要も出てくる。長期在宅補助人工心臓治療として植込型VADを装着し、全身状態が落ち着いた後に改めて心臓移植適応を検討することは可能である。

移植待機中の移植実施施設と非実施施設の連携の工夫

　わが国では、2024年時点で植込型VADを装着した状態での心臓移植の待機期間は、平均で約5年である。長期にわたる待機期間中、安全でQOLの高い生活を送るためには非実施施設との連携（shared care）[注4]が必要である。

　植込型VAD治療中の管理においては、積極的に地元の基幹病院（多くの場合は紹介元の病院）との連携を図るために、特に2018年に植込型補助人工心臓管理施設の制度ができてからは、各地の基幹病院が植込型VAD管理施設になれるよう研修を行うなど、協力体制を築いてきた。植込型VAD患者は居住地がどこであっても緊急受診や外来通院を自宅に近い管理施設で行えるようになるべきと考えられている。理想的には、より自宅に近い病院やクリニック、在宅医療や訪問看護などもかかわり、地域包括ケアシステムとのshared careが推進されるべきである。そのために、地域の連携施設とwebミーティングなどを駆使することで機器やドライブライン[注5]管理の説明を行ったり、写真の送付を通し双方でドライブライン貫通部の評価を行ったりしている。これらの連携により、居住地によらず安全で質が担保された植込型VAD在宅管理が可能となると考えられる。このように植込型VAD患者が地元で生活を続けることで、親戚や友人のサポートも受けやすいことから介護者となる家族の負担軽減にもつながり、社会復帰も容易になる。

　さらに、心臓移植待機中の工夫として、数ヵ月ごとに移植実施施設を受診し、適切な在宅

[注2] ECMO（extracorporeal membrane oxygenation）：体外式膜型人工肺のことで、重症循環不全に対して遠心ポンプと組み合わせて用いられる。

[注3] 循環補助用心内留置型ポンプカテーテル（IMPELLA®）：主に大腿動脈や鎖骨下動脈から左心室に挿入され循環補助を行う心内留置型ポンプカテーテルのこと。

[注4] shared care：植込型VAD治療、心臓移植などの高度かつ専門的な治療において、移植実施施設とその他の施設からなるチームが協力して1人の患者をケアすること。

[注5] ドライブライン：植込型VAD治療中において、患者の腹部を貫通し、体内のポンプと体外のコントローラおよびバッテリーを接続するケーブルのこと。

管理や合併症予防について移植実施施設と非実施施設の双方が情報共有することができるようなこともよい。このように、移植実施施設が責任をもって待機中の患者の状態を把握することで、合併症を予防でき、非実施施設では対応が困難な事態（外科的処置を要する植込型VAD関連感染症や機器トラブル、重度の右心不全や大動脈弁逆流などの合併症）の際にも迅速に治療を引き継ぐことができるようになる。

アドバンス・ケア・プランニング、意思決定支援

最近の植込型VADは以前の機種に比べて合併症が減少し、安全な管理が可能となっている。しかし、現在においても長期にわたる心臓移植待機中には一定の確率で合併症が発生する（**表1**）[5]。特に脳梗塞や脳出血などの神経機能障害は患者のQOLに大きく影響し、その後の治療意思決定が困難となったり、移植待機の継続が困難となったりする場合がある。

アドバンス・ケア・プランニングには、患者自身による意思決定が困難となった場合にどのような治療やケアを受けたいかをあらかじめ考えておくことが含まれる。植込型VAD治療では、合併症などで意思決定が困難となっても植込型VADによる循環サポートが長期間にわたり継続し、結果として患者が希望しない治療や処置が継続してしまうことが起こりうるため、植込型VAD治療を開始した時点から、あるいは開始する前からアドバンス・ケア・プランニングを開始することは極めて重要である。

2018年、「人生の最終段階における医療・ケアの決定プロセスに関するガイドライン」が改訂され、患者本人が意思決定できる場合には本人を中心に合意を形成し方針を決定すること、患者本人の意思が確認できない場合は、本人が意思決定を委ねた家族など（代理意思決定者）が本人にとって最善の方針を医療・ケアチームとともに慎重に判断することが原則となった。そして、本人および代理意思決定者の意思確認が困難な場合には、複数の専門家による話し合いの場を設置することが示されている[6]（**図2**）。

アドバンス・ケア・プランニングは慢性心不全の経過の中でさまざまな場面で行われるべきであるが、非実施施設から紹介となる患者に対しては、移植登録や植込型VAD治療を考慮した時点から多職種による積極的な介入が望ましい。具体的には医師や移植コーディネーターが十分なヒアリングを行い、信頼関係を構築しながら患者の家族背景や社会背景を把握する。この際、家族サポートの状況、在宅環境、就労の有無などの情報も重要である。患者情報の共有の場として、医師（循環器内科、心臓血管外科、小児科、精神科）、歯科医師、薬

表1．植込型VAD患者の主な合併症

心臓に関連したもの	植込型VADに関連したもの	その他
不整脈	装置の不具合	神経機能障害（脳出血、脳梗塞）
右心不全	植込型VAD関連感染症	出血（消化管、その他）
大動脈弁逆流	ポンプ血栓症、溶血	

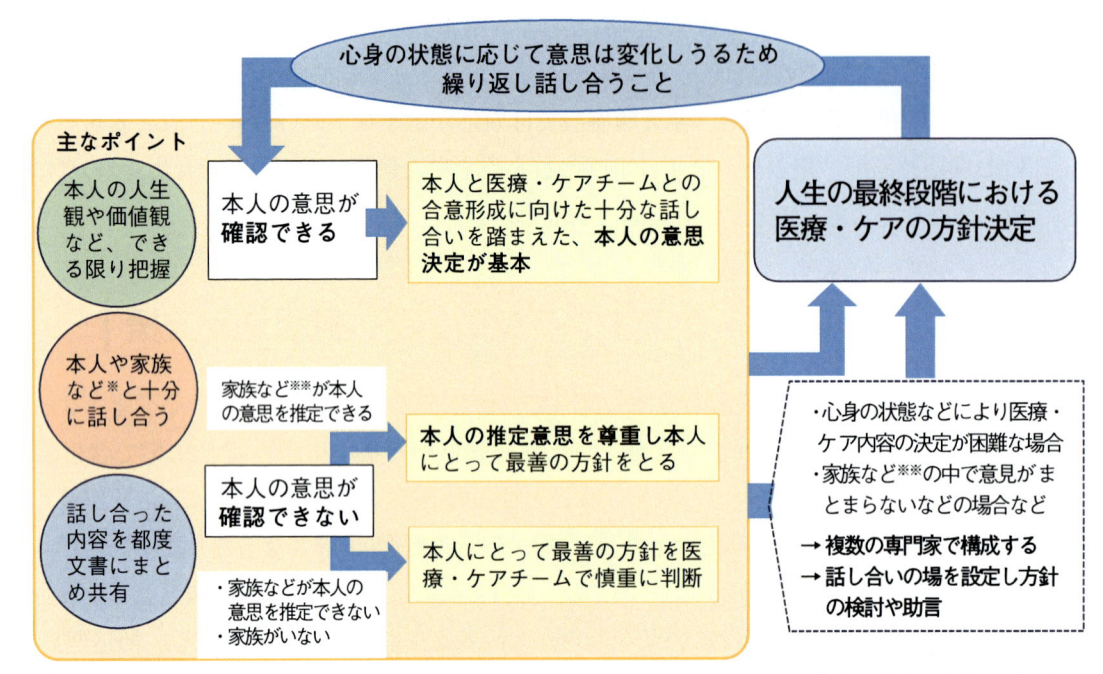

図2. 人生の最終段階における医療・ケアの決定プロセスに関するガイドライン
（厚生労働省 人生の最終段階における医療の普及・啓発の在り方に関する検討会：人生の最終段階における医療・ケアの決定プロセスに関するガイドライン解説編. 2018年3月改訂による）

剤師、看護師、移植コーディネーター、臨床工学技士、管理栄養士、理学療法士、医療ソーシャルワーカーなどの多職種による定期カンファレンスを行い、さまざまな立場から意思決定支援を行えるようにしておくことが重要である。

　移植登録後、植込型VAD治療までに時間的余裕がある場合は、本人が希望すれば、実際に植込型VADを装着している患者と面会をしてもらうなど、植込型VAD治療がどういうものなのか具体的にイメージできるようにしておくことがよく、また、臨床工学技士と連携し、デモ機器を使用して患者・家族に機器を触ってもらい、機器の重さなどを体感してもらうことも重要である。

　植込型VAD装着手術前の患者や家族は治療に対する不安がある反面、植込型VAD治療に対する期待も大きい。しかし、移植待機中に合併症などを起こした場合、介護する家族の負担は著しく大きくなる可能性がある。そのため、術前に医師とレシピエントコーディネーターやVADコーディネーターによって治療のメリットだけではなく、起こりうる合併症や治療のデメリットを説明し、心臓移植到達という前向きな目標だけではなく、終末期になった場合についても十分にイメージできる機会を設け、植込型VAD治療に対する覚悟をもっても

注6) 事前指示書：病気やケガにより医師との意思疎通が困難になった場合に備え，医療行為に関する要望事項を事前に書き記しておく書類のこと。

らう必要がある。

このように植込型VAD治療についてできる限り具体的なイメージを構築したうえで、植込型VAD装着手術が決定したタイミングで事前指示書[注6]の取得を行うのがよい。事前指示書の内容として「終末期のケア」、「終末期の治療内容」、「緊急時の治療内容」、「代理意思決定者」といった内容に加えて、「植込型VAD装着中に達成したい目標」、「移植後に達成したい目標」なども記載してもらうこともよい。これは、自分の考えを文章にして整理するという作業を通じて、植込型VAD装着中さらには移植後の目標をより明確にし、前向きに生活を送ってもらいたいという意図がある。

心臓移植の待機は長期にわたるため、定期的にもしくは状況の変化があるたびに、事前指示書の内容を見直すことも重要である。その際には、以前に取得した事前指示書を渡し、本人と家族で見直してもらう。今は元気だから終末期について考えたくないという場合でも、事前指示書の重要性を説明し、期限を設けず時間をかけてゆっくり考えてもらうことが重要である。ここで、患者の自宅に近い基幹病院には緊急時対応をお願いすることもあるため、事前指示書の内容を共有することが重要である。

適切なドナーが出現した際には患者本人の意思決定により心臓移植が行われる。そのため、移植待機中は終末期に向けての意思決定支援だけではなく、心臓移植の受諾意思があるかを定期的に確認する必要がある。移植後の生活について具体的にイメージしてもらい、移植後に何をしたいのか考えてもらえるように支援していく必要がある。就労を希望している患者に対しては、植込型VAD治療中から就労支援事業への斡旋などを行い、心臓移植後の目標に向けて準備を進められるように支援していくことが重要である。

具体例

A院紹介時40歳代の男性。20歳代で無症状ながら健診で心機能低下を指摘され、拡張型心筋症の診断で、A病院で内服治療を開始された。30歳代になると重労働で息切れを自覚するようになり、ノンアドヒアランス（怠薬）を契機に心不全入院のエピソードがあった。若年の心不全症例であることから将来的な心臓移植登録も念頭に、A院の外来を紹介された。

受診時は通常の身体活動では息切れなどが出るNYHA II度の状態で、食事や服薬など生活管理の重要性について指導し、内服治療を強化して、A病院で外来加療を継続しつつ、当院でも管理する方針とした。この時点から、将来的な植込型VAD治療、心臓移植治療に関して説明を行い、患者と妻は関心をもって情報収集するようになった。多職種が意思決定支援にかかわる中で、仕事を継続できる形で治療を続けることが本人にとって重要であることがわかった。

その後、心不全は経年的に悪化し、心臓移植の適応と判断され心臓移植登録を行った。同時に実際の植込型VAD患者との面会をセッティングし、植込型VADでの生活を具体的にイメージできるよう支援を行った。

　その後もA病院の外来に通院していたが、次第に心不全が増悪し、A病院に入院した。植込型VAD治療のタイミングであると説明し、待機的に当院に入院した。強心薬依存状態と判断され、植込型VAD装着手術を施行し、術後はトラブルなく約1ヵ月で自宅退院となった。あらかじめ植込型VAD装着後の仕事復帰について職場と調整していたため、退院後1ヵ月で仕事にも復帰した。その後約5年間、大きなトラブルなく仕事を継続しながら心臓移植待機を続け、心臓移植を受けることができた。そして、心臓移植後に仕事に復帰することができた。

　本症例は慢性心不全の経過の中で比較的早期に非実施施設から紹介され、非実施施設と連携して外来管理を開始した。早期から多職種がかかわり、本人や家族が植込型VAD治療、心臓移植に向かううえでの意思決定をサポートし、十分な理解を得て治療に臨むことができた。心不全が進行性に悪化する中でも仕事を継続し、適切なタイミングで植込型VAD装着手術を受けたことで術後もトラブルなく、早期に仕事に復帰することができた。

文献

1）厚生労働省 脳卒中、心臓病その他の循環器病に係る診療提供体制の在り方に関する検討会：脳卒中，心臓病その他の循環器病に係る診療提供体制の在り方について（平成29年7月）.

2）心臓移植レジストリ報告（日本心臓移植研究会ホームページ（http://www.jsht.jp/registry/%E3%83%AC%E3%82%B8%E3%82%B9%E3%83%88%E3%83%AA20231231.pdf）（2024年2月10日最終アクセス）.

3）日本循環器学会，ほか：2021年改訂版 重症心不全に対する植込型補助人工心臓治療ガイドライン（https://www.j-circ.or.jp/cms/wp-content/uploads/2021/03/JCS2021_Ono_Yamaguchi.pdf）（2024年2月10日最終アクセス）.

4）日本循環器学会：2016年版心臓移植に関する提言 Statement for heart transplantation（JCS 2016）. pp16-24, 2016（https://www.j-circ.or.jp/cms/wp-content/uploads/2020/02/JCS2016_isobe_h.pdf）（2024年2月10日最終アクセス）.

5）J-MACS Statistical Report（2010年6月-2022年12月）（補助人工心臓治療関連学会協議会ホームページ）（https://j-vad.jp/document/statistical_report_20230215.pdf）（2024年2月10日最終アクセス）.

6）厚生労働省 人生の最終段階における医療の普及・啓発の在り方に関する検討会：人生の最終段階における医療・ケアの決定プロセスに関するガイドライン解説編. 2018年3月改訂.

2 移植後における 移植実施施設と非実施施設の連携

POINT!

① 移植チームは、非実施施設や実地医家へ即座に連絡がとれるような手段（電話番号、メールアドレス）を共有し、緊急事態の質問に答えられるようにする。
② 移植後の定期受診日や診療計画を非実施施設、実地医家と共有する。
③ 検査結果や内服薬の情報を定期的に共有する手段を構築する。
④ 移植医療の基本的知識について、非実施施設、実地医家、介護チームへの教育の機会を提供する。

はじめに

　移植後のすべての医療を移植実施施設のみで完結させることは難しい。また、移植後の長い人生の中でさまざまなライフイベントを経験していくが、就学、就職、結婚などにより住居地が変わることもある。さらに、今後、移植患者、家族の高齢化に伴い、患者自身の認知症やサポートする家族がいなくなるなどの問題が生じることが予想される。

　移植実施施設と非実施施設、実地医家との移植後連携をどのように行っていくかは、患者、家族のQOLの観点、また移植実施施設の限られた医療資源の観点からも非常に重要である。移植実施施設、非実施施設の体制、地域や患者、家族の状況などを踏まえて連携を構築していく必要があり[1]、連携の視点に基づいた移植医療が重要である。

免疫抑制薬

　免疫抑制薬の多くは、曝露量が多いと感染症や悪性腫瘍のリスクとなり、曝露量が少ないと拒絶、臓器廃絶のリスクになるため、血中薬物モニタリング（therapeutic drug monitoring；TDM）[注7]が必要となる。カルシニューリン阻害薬（シクロスポリン、タクロリムス）、ミコフェノール酸モフェチル（MMF）、mammalin target of rapamycin（mTOR）阻害薬（エベロリムス）がTDMの対象となる。食事内容、採血のタイミング、他薬剤との相互作用などにより血中濃度は変化することに注意する。通常はトラフ値（投与直前の血中濃度）をもとに免疫抑制薬の用量を調整する。

　移植後で状態が安定し、移植実施施設から遠方に居住している場合、血中濃度結果を共有したうえで、非実施施設への定期通院が主体になる。一方で、状態が安定せず、細かい免疫

[注7] 血中薬物モニタリング（therapeutic drug monitoring；TDM）：薬物の血中濃度を測定し、それぞれの患者に適切な薬物投与を行うこと。

抑制薬の調整が必要な場合には、移植実施施設への通院が主体となることもある。したがって血中濃度や内服薬の情報をどのような手段で共有するかは事前に決めておく必要がある。現在の病状に合わせて連携を柔軟に行うとともに、患者自身も服薬の必要性、副作用、病院に連絡すべき状況を理解しておくことが重要となる。

感染症

　発熱、下痢、嘔吐などの症状がある場合には、患者から移植実施施設に連絡するよう指導されていることが多いが、居住地が遠方である場合や、発熱などで移動が困難な場合には、非実施施設や実地医家に受診することになる。夜間帯や休日でも、緊急時に移植実施施設に連絡がとれるような手段を事前に構築することが重要である。また、免疫抑制薬との併用に注意を要する薬剤が多くあることを事前に非実施施設や実地医家に伝えておく必要がある。同時に患者自身に対しても、自ら医師や薬剤師に対してそのような注意を受けていることを申し出るように指導する。

　一時的に免疫抑制薬の減量が必要となる場合があるが、移植実施施設から連絡して減量を指示し、患者自身が内服量を変更する場合もある。そのため、患者あるいは家族は、正確に免疫抑制薬の内服している量を把握する必要がある。免疫抑制薬の投与量は、おくすり手帳だけでは変更の把握が難しいこともあるため、自己管理ノートや血圧手帳、健康アプリなど、移植実施施設と非実施施設・実地医家との間で共有できるツールの活用も有用である。

日常生活

　移植患者は、感染予防対策、免疫抑制薬内服の遵守、合併症予防のための生活の管理などが必要になる。心臓移植後の患者は、通常、免疫抑制薬の自己管理は可能で、ADLも自立しているが、長期の待機期間を経て筋力の低下が著しい場合や、脳合併症による後遺症により、日常生活管理が患者自身のみでは困難な場合もある。また、心臓移植後の長期成績の向上に伴い、患者、家族自身も高齢化していき、移植後の認知機能の低下や老々介護が必要な状況になることもある。1人での外来受診が困難となるケースもあり、居住地の非実施施設や実地医家との連携はより重要になってくる。さまざまな福祉サービスの導入が必要となる場合も少なくないため、医療者が情報を共有して患者支援ができるように、オンラインカンファレンスの開催や多職種連携のためのコミュニケーションツールの導入を行うことも必要である。

服薬の注意点

　免疫抑制薬は、血中濃度の上昇により腎機能障害や悪性腫瘍などの副作用の発現、血中濃度の低下により拒絶につながる可能性があり、厳密な管理が必要である。食事量・食事内容・運動量・内服時間が一定していないなどといった日常生活のリズムの乱れにより、血中濃度が変動しうる。このため、規則正しい生活を続けることは、血中濃度の安定には重要である。また、患者の生活に近い非実施施設や実地医家から、患者の生活状況の変化に関する情報を得ることも有用である。服薬状況に不安がある患者に対しては、訪問看護や訪問薬剤師の介入も検討していく。

栄養および代謝異常

　移植後は免疫抑制薬の副作用により、高血圧、糖尿病、脂質異常症、腎機能障害のリスクが高まる。移植心冠動脈病変の予防、進行抑制のためにも、これらの疾患の管理は重要になってくる。糖尿病内科や腎臓内科などの専門外来や非実施施設・実地医家で管理している場合もあり、栄養管理、移植医療において注意すべき点、治療目標の共有などが必要である。

悪性腫瘍

　移植後は免疫抑制薬による正常免疫機構の抑制により、悪性腫瘍のリスクが一般人と比較して高まる。心臓移植後では移植後リンパ増殖性疾患（post-transplant lymphoproliferative disorders；PTLD）が多いとされている。発熱や腹痛などの症状が初期の症状になることもあり注意を要する。

具体例

　①30歳代男性
　小学生時に心臓移植が施行され、タクロリムスとミコフェノール酸モフェチルによる免疫抑制療法を行い、状態は安定していた。移植実施施設から居住地までは4時間程度の距離であり、非実施施設で管理を行いながら、当院には年1回の定期入院を行っていた。移植X年後（30代）の定期検査にて移植心冠動脈病変の急激な進行を認め、エベロリムスの導入、ステロイドを開始した。注意深く経過をみていく必要があり、移植実施施設と非実施施設で隔月での交互の外来診療を行う方針とした。目標血中濃度の共有、感染症に対する注意点、緊急受診時の対応、今後の検査予定を非実施施設と共有し経過

観察しているが、幸い移植心冠動脈病変の進行はない。

②70歳代男性

拡張型心筋症による重症心不全に対し50歳代で心臓移植登録、植込型VAD装着した。経過中に脳梗塞を発症するも神経学的後遺症は認めなかった。待機中に妻が死亡し、娘と同居し、50代で心臓移植が施行された。家族関係の変化も相俟って、60歳代後半から認知機能低下、身体的機能低下（フレイル）を認め、肺炎や免疫抑制薬の血中濃度の調整のための入退院を繰り返した。在宅診療、訪問看護、訪問薬剤師の導入など地域における多職種の介入を必要とし、ICT（information and communication technology）を利用した情報の共有を行っている。

おわりに

移植後医療の根幹である免疫抑制薬、感染症、悪性腫瘍は、移植に馴染みのない施設や実地医家にとっては、ともすれば敬遠する一因となりうる。移植実施施設側からの丁寧な連携、治療を協働して行っていく姿勢が重要である。

文献

1）Velleca A, Shullo MA, Dhital K, et al：The International Society for Heart and Lung Transplantation(ISHLT) guidelines for the care of heart transplant recipients. J Heart Lung Transplant 42：e1-e141, 2023.

3 移植人生における患者と医療者の相互理解

POINT!

① 重症心不全・移植待機・心臓移植後患者は長期の療養の中でさまざまな苦悩を抱えることがしばしばあり、患者と医療者の相互理解が必要である。
② 症例ごとの診療経過や患者の個性に応じ、多職種を交えた意思決定支援が重要である。

はじめに

　心臓移植は移植適応決定までの治療から長い待機期間の治療を経て、心臓移植手術、免疫抑制薬を含む移植後の治療と、生涯にわたる治療継続を必要とするだけに、医療側と患者側の相互理解が必要である。

移植実施施設への紹介〜移植の適応に至るまで

1. 前医から移植実施施設への紹介

　移植実施施設の患者−医療者間の相互理解は、移植実施施設に紹介を受けた時から始まる。患者の医学的観点からの情報はもちろん、家族を含めた社会的背景、患者・家族の移植医療に対する受容状況などについて前医からの診療情報などを確認し、その情報を移植実施施設の内科・外科医師やレシピエントコーディネーターなどの移植チームで共有する。

　移植実施施設の医師は患者・家族（サポート意思のある家族全員に直接説明することが望ましい）に現在の心疾患の重症度および移植医療の必要性、移植の適応条件や待機期間、補助人工心臓（VAD）装着を含む待機中の治療、家族サポートの必要性、免疫抑制薬を含む移植後の治療や合併症、移植手術に関連する経済的負担など、非常に多くの内容を説明する（**表2**）。また、医療者は同時に病歴や社会背景などから移植適応を考慮するうえでの問題点を把握しておく。

　患者が移植実施施設に紹介される時の状態は、運動耐容能が低下しているものの外来受診が可能な状態から、強心薬依存のため前医から退院できない状態、また体外膜型人工肺（ECMO）や循環補助用心内留置型ポンプカテーテル（IMPELLA®）といった補助循環依存となっている状態まで多岐にわたる。前医からの退院が困難な症例においては、転院前に患者・家族が移植に関するある程度の説明を受けていることが望ましい。しかし、現時点ではあらゆる医療機関で心臓移植医療が周知されているとは言えないため、移植実施施設の医療従事

表2. 心臓移植適応を検討する患者およびその家族に伝えるべき主な内容

心臓移植医療に関する概要

心不全の概要
患者の重症度および移植医療の必要性
心臓移植の概要：手術内容、治療成績、ドナーの善意に基づく治療であること、生涯にわたる治療継続の必要性など
心臓移植の適応条件：最大限の治療を行ってもなお重症な心不全であること、除外基準となる併存疾患がないこと、本人・家族の移植に対する理解と希望があること、家族サポートの必要性など
移植医療に関する経済的負担：ネットワーク登録費用、搬送費用など

待機中の治療

日本における待機期間、レシピエント選択基準
植込型VADの概要：手術内容、治療成績など
植込型VADの適応条件
植込型VADの合併症：血栓塞栓および出血（特に脳血管イベント）、感染、デバイス不全、大動脈弁閉鎖不全など
植込型VAD装着後の抗血栓療法
植込型VAD装着後の自己管理および生活制限
植込型VAD装着中の家族サポート
ドナー情報が入った時の対応：情報を受けてから意思決定や入院までの時間が短いことなど

心臓移植後の治療

心臓移植の合併症：拒絶反応、移植心冠動脈病変、感染症、悪性腫瘍、腎機能障害など
免疫抑制薬など薬物療法
移植後の定期検査：免疫抑制薬血中濃度、心筋生検、冠動脈造影、心エコーなど
移植後の生活習慣病管理および生活制限

VAD：補助人工心臓

者による往診やオンラインでの面談による移植に関する情報の患者・家族への提供も考慮すべきである。

　移植実施施設での精査加療が開始され、移植適応評価を行う際には改めて**表2**の内容について、本人・家族に説明を行い、理解と同意を得る。移植や植込型VADに関する説明内容は多岐にわたり、複数回の説明が必要な場合もあり、少しでも理解が得られるよう、スライドやパンフレットを用いての説明がよい場合も多い。また、治療経過で鎮静薬投与が行われており、患者本人が病状や治療内容の理解に時間がかかる場合がある。また初回の説明時、医学的に判断される重症度や予後が患者・家族の想定より深刻である場合などは、平常心で説明を聞けないこともある。医療者は説明と同時に患者・家族の反応を観察しながら、理解が得られているのか把握する必要がある。患者とサポートする家族全員が十分に理解していることを医療者で確認したうえで移植登録を行う必要がある。

2. 心臓移植登録までの意思決定支援

　心臓移植や植込型VADは患者だけでなく家族も巻き込む治療である。「心臓移植を希望するかどうか」、「植込型VADを装着するかどうか」の意思決定をしっかり行うことは、患者・家族のその後の『移植人生』の『入口』であるとともに『移植人生』を生き抜くうえで最も重要で

ある。

　意思決定支援は、医師、レシピエントコーディネーター、病棟看護師、薬剤師、理学療法士、臨床心理士、医療ソーシャルワーカーなど多職種がそれぞれの職種の特性を活かし、かかわることが理想である。

a.患者・家族にとって移植医療とは

　説明の話の中には、もし移植をしなかった場合、あなた(あなたの家族や子ども)の命があとどれくらいであるという『予後告知』を含む話となる。説明する言葉も慎重に使い十分な時間と場所を設けて説明することが重要である。

b.患者の状態によって配慮すべき点

　循環器領域におけるアドバンス・ケア・プランニング(ACP)は、初回心不全から心づもりの時期とし、病状の悪化や生活の質が低下していると考えられる時期に具体的に話し合い、継続的に行う[1]。心臓移植が必要となる患者は、心筋症の急性増悪、心筋梗塞、劇症型心筋炎など突然の発病による患者と、心筋症を診断された段階でいずれは心臓移植が必要となると言われた慢性経過を辿る患者がいる。

①突然の発病による患者

ⅰ)発病による衝撃

　突然の発病による患者は、目が覚めると手足に点滴、補助循環、持続血液ろ過透析など装着され、身動きが取れない、筋力低下により手足が動かない、人工呼吸器装着によって声が出ない(抜管していても人工呼吸器の影響で声が出ない)、声がかすれる、からだがだるい、息が苦しいなどの状態である。今まで当たり前にできていた「食べる」、「飲む」、「排泄する」、「歯を磨く」、「着替えをする」といった生活行為のすべてが『誰かに介助をしてもらう』状態に一転する。命を救うための医療行為であったとしても、患者にとっては自尊心が傷つけられる大きな出来事である。

　ここで医療側は、患者の自尊心が傷つきパニック状態の真っ只中にいることを理解し、患者が『生きる』、『生きたい』という気持ちがもてるように現在の病状やこれからの治療、今後の見通しなどをうまく伝えなければならない。

ⅱ)自分の心臓では生きられない

　自分の心臓の回復が望めなかった時に、次の道(心臓移植)に進むために、医療者は現在どう頑張って治療・看護をしているか、患者・家族に何を頑張ってほしいかを具体的に提案し、患者・家族と医療者が一緒に乗り越えようと努力していることを伝えることが大切である。医療者は、患者・家族ができたこと、頑張っていることに対して肯定的にかかわり、だめだった場合は、次の治療＝心臓移植を目指していくという『予告』をする。

　患者は、自分の心臓が回復するようにと願って治療を受け、病院食を摂取し、リハビリテー

ションを行うなど、医師や看護師から聞いた「からだによいこと」を行い患者自身も回復するために努力する。患者は、移植をして生きるということに「自分にその価値があるのか、その意思に答えることができるのか」、「誰かの臓器がからだに移植されることが怖い」など複雑な思いをもっていることもある。

　iii）心臓移植でしか生きる道がない

　自分の心機能回復がわずかであったとしても回復に至らなかった時は、当然落胆する。この時は気持ちの整理をするための時間が必要であるが、「ii）自分の心臓では生きられない」の段階を経ている場合は「納得」しやすい。しかし、「i）発病による衝撃」から突入した場合には、患者自身の気持ちの動揺は大きく、うつ状態に陥ることもある。突然の発病による患者に対しては、早期から精神科などの介入を依頼し、患者の心の状態を評価・支持しながら、意思決定支援を進める。時間の猶予がなくても、患者が「生きるためにはこれしかない」と思うことができれば、なんとか前に進むことが可能となる。

　iv）家族ケア

　家族は、患者同様に突然の出来事として衝撃を受けるが、一つひとつ治療が行われ、患者の回復が目に見える（意識がわかる、話ができるようになるなど）ことで、家族の気持ちは動揺しながらも前に向き始める。

　医療者は、家族に、患者が「生きる」という想いにつながるように精神的なサポートをしてもらうように協力を依頼し、病状や経過を丁寧に繰り返し説明することが大切である。また、患者と家族がこれまでのことやこれからのことを話し合うための時間をもつことができる場を提供する。

②慢性経過を辿ってきた患者

　慢性経過を辿ってきた患者は、アドバンス・ケア・プランニングを行う中で、将来考えなければならない心臓移植について自分で調べたり、心の準備を経て意思決定に臨むことができる。このような場合は、患者・家族もその後の生活をイメージしやすく、さらにその時期になって医師やRTCからより具体的な話を聞くことで心臓移植について「覚悟」と「決意」をすることができる。同時に、慢性経過を辿っており、強心薬点滴が必要でなく自覚症状が乏しい患者は、「まだ大丈夫だと思う」と思ってしまうこともあり、その場合、意思決定に時間を要することがある。

3．レシピエントコーディネーターの意思決定支援

　レシピエントコーディネーターの意思決定支援の介入時期は、移植実施施設間で多少異なるが、レシピエントコーディネーターの面談は、医師の説明をより具体的にしたものである。

　レシピエントコーディネーターの面談内容を**表3**に示す。面談の時に必ず患者、家族に問うことは、①心臓移植をいつ必要と言われたか、②医師からどのように説明を受けたか、③元気になったら何をやりたいか、を確認する。これは、患者・家族がどれくらい考える時間

表3．レシピエントコーディネーター面談内容

「心臓移植」治療を選択するかどうかの意思決定

○心臓移植について情報提供（具体的に）
　・心臓移植はどういう治療か（補助人工心臓治療も含む）
　・待機中の生活
　・移植後の生活
　・家族支援体制の必要性と実際（待機中と移植後の支援の違い）
　・経済面（移植費用、社会保障制度など）
○患者さんの人生観など、患者が語る物語（NBM）その中で患者の人生を見つめてもらう（生きる意味）
○家族の思い、考え（特に子どもの場合は、子どもを移植後育て育むこと、患児が自立できるように育てなければならないことを理解してもらう）
○家族問題：整理して家族で考えてもらう
○待機患者や移植後患者と面会することでより待機・移植後のイメージを具現化する　など

治療の選択

○移植を希望するか
　・心臓移植登録までの流れ
　・移植という治療を理解できる
　・病気と向き合い、治療・事故管理をこれまでにどのように行ってきたか、これから積極的に患者・家族が取り組むことができるか（通院・服薬の中断の有無）
　・提供者の心臓を大切にし、生き抜くことを理解できる
○指示されたことを守ることができるか
　・服薬、感染予防、体重コントロール、通院、検査入院、禁酒、禁煙など
○植込型補助人工装着中と移植後の家族支援体制はどのようにするのか
　・待機中どのように生計を立てるか
○経済面（移植費用：臓器搬送費用、生活費用）は問題ないか

表4．レシピエントコーディネーターが患者、家族に伝えること

1. 心臓移植や植込型補助人工心臓はこれまでの医療と異なり、この治療を患者・家族が選択する医療である
2. 自分の生き方や最期（死に方）をどうしたいかということにつながる
3. 家族を巻き込む治療である
4. 心臓移植後は通常の日常生活が可能となるが、病気が治るのではなく『心臓移植後』という新しい病状とともに生き抜かなければならない
5. いただいた心臓を大切に自分の人生を生き抜かなければならない
6. どの患者さんも言われることは、心臓移植を受けるには『覚悟』と『決意』が必要である

があったか、またどのような想いをもっているか、患者の人生観（語り）の理解につながる。面談の際には、**表4**の内容を伝える。

4．心臓移植を希望しない患者への対応

　重症心不全の患者にとって、心臓移植、植込型VADは最後の治療である。しかし、「家族が患者をサポートできない」、「患者は移植をしたいと思うが家族はそこまでサポートできない」、「家族は移植を受けてほしいが、患者は家族を巻き込んでまで移植をしたくない」など、さまざまな事情で移植を希望しない場合がある。その際、患者や家族が正しく理解しているか、そのうえでの結論かどうかの確認は重要である。医療者は、患者、家族が出した結論についてその意思を尊重しなければならないが、医療者は患者・家族が移植を希望しないことに納得できない思いに駆られることがあることも事実である。

移植実施施設での診療開始〜移植の適応検討に至るまで

　移植を考慮するような重症心不全の患者は当然のことながら状態不安定であり、補助循環の導入やアップグレードを適切なタイミングで行う必要がある。内科医師は循環状態や臓器障害、患者の治療に対する受容状況を的確に判断し、外科医師と共有すべきである。

　移植医療に関する説明は一度受けたにもかかわらず、患者・家族は完全に受容できておらず強い不安を抱えている場合がしばしば存在する。そのため、医師や看護師、レシピエントコーディネーター、精神科医師、心理療養士（公認心理師/臨床心理士）の多職種が適宜患者の受容状況について聞き取りを行い問題点を協議する必要がある。

　また、患者や家族の社会的背景もわずかな面談では詳細な把握が困難であることも多い。社会的背景は患者のプライバシーに関連することでもあるため、ある程度は医療者と患者の関係が構築されている必要がある。

心臓移植待機から移植手術、そして退院まで

　成人心臓移植待機患者の大多数は植込型VADを装着して移植待機を行う。患者・家族は植込型VADのアラーム対応を含む機器管理、薬剤管理、衛生管理などのトレーニングを受ける。医療者は患者・家族の理解を到達点ごとに試験で確認し、トレーニングを進めていく。長期入院中ということもあり、個々に合わせたペースでトレーニングを進めることになるが、著しく進行が緩徐となる場合、その原因を検討、把握し改善につなげることが重要である。

　わが国の移植待機期間は海外諸国に比べて非常に長く、その待機期間中に死亡したり、重篤な合併症により移植適応から外れたりする場合もある。また合併症による入退院を反復する患者も少なくない。患者は植込型VAD装着により心不全症状の改善が得られるが、合併症への不安を抱えながら厳しい植込型VAD装着後の生活制限を遵守して移植を待機する必要がある。医療者は個々の患者の状況を理解し、過度にストレスがかかっていないか、把握に努めなければならない。また、常時ケアギバー（介護者）として患者に付き添う家族の心理的・精神的負担が大きくなることが予想され、併せて配慮する必要がある。

　待機順位が上位になる頃には移植登録時から数年が経過しており、登録時に受けた説明内容を十分に記憶していないこともしばしばである。このため、待機順位が上がった患者に対しては、外来の際に改めてドナー発生時の流れや移植後の治療・生活制限についての説明が必要である。

　また、難治性のVAD感染など、待機患者の状態によってはマージナルドナー[注8]からの臓器提供を受けるという選択肢も考慮しうる。ドナー情報を受けてから患者が意思決定するま

注8) マージナルドナー：高齢、高用量の強心薬投与を必要とする、心機能が低下しているなどの条件は良好でなく、境界領域であるが、心臓移植は可能と考えられるドナーのこと。

でに与えられる時間は極めて限定的である。マージナルドナーの心臓は必ずしも待機順位の上位で受けるとは限らず、下位で待機するレシピエントの心の準備ができていないと患者・家族は短い時間で適切な意思決定を行うことが困難となってしまう。このため、待機患者の状態によってはマージナルドナーからの移植について理解を得ておくことが望ましい。このように実際のドナー発生時には、血液型や体格ミスマッチなどの事由により最長待機期間の患者が必ずしも移植を受けられるとは限らず、結果的に待機期間の短い患者が移植を受けることになる可能性についてもあらかじめ理解を得ておく。

　待機中、脳血管イベントなどの重篤な合併症により、移植という本来目指していた治療の方向性から外れざるを得ない場合もある。それまでの経過で合併症やそれにより移植適応から除外となる可能性について説明を受けていたとしても、患者・家族が現実的なものとして受容することは困難を要する。患者・家族の反応をみながら、時間をかけてじっくり、時には反復して少しずつ内容を伝えるようにすることが精神的喪失を最小限にできる。

1．植込型VAD手術後〜退院まで

　VAD装着後は、機器管理、薬剤管理、リハビリテーション、栄養指導など、患者への指導は多岐にわたる。内科・外科医師、精神科医師、心理療養士、薬剤師、病棟看護師、VADコーディネーター、人工心臓管理技術認定士、臨床工学技士、理学療法士、管理栄養士などが適宜情報を共有して相互理解を深め、退院に向けた指導を患者の理解に合わせて進めていく必要がある。

a.患者は医師との対話を求めている

　患者は、植込型VADによる初めての経験（術後高熱が続く、からだがだるい、不整脈が出る、ポンプから変な音がする、座るとポンプが肋骨にあたって痛い、頻回に低流量のアラームが鳴る、アラームが鳴って眠れない、排尿が頻回で眠れないなど）や体調の悪化に不安を感じる。回復していくと患者の不安も改善されていくが、症状が持続する場合、患者は看護師に症状を訴え、医師に救いを求める。ここで、医師からのフィードバックが十分ないと、患者の不安は増大し、それが続くと、患者は負の感情を表出することもある。

　患者は、医療チームが今の症状についてどう考えているか、どうしていこうと思っている話を聞けると、自身の置かれた状況に真摯に向き合ってもらえているという実感から医療チームへの信頼が深まる。

b.植込型VADのトレーニングは自尊心を損なうことがある

　患者・家族は植込型VADトレーニングに臨むが、自分たちが想像していた以上の大変さを実感することが多い。「機器の名称を覚えることができない」、「何度やっても同じところも間違う」、「覚えられない」ことが持続すると、医療者の言葉や態度によって自尊心を損な

うことがあるため注意が必要である。植込型VADトレーニングが一定のレベルに到達できなかった場合は、ケアギバー（介護者）から離脱することがある。高齢者の中には、自尊心が傷つくことで社会活動までも自信喪失してしまう場合がある。医療者は労いの言葉かけをし、自尊心を損なわないようなかかわりをすることが大切である。

2．心臓移植まで

a.植込型VAD装着後の管理体制に伴う精神的負担

　従来、心臓移植までの橋渡しとして植込型VADを装着した場合は、緊急時対応のため24時間のケアギバー同伴によるサポート体制が必要とされてきた。2024年4月に「植込型補助人工心臓の使用に係る体制等の基準」が改訂され、最低限必要なサポート体制として初回退院後6ヵ月のケアギバー同居というように緩和された。しかしながらそれでも退院後6ヵ月は患者・家族は基本的に濃厚なサポート体制で生活していただくこととなる。

　ケアギバー体制が緩和される以前は移植までの極めて長期間、常時ケアギバーの同伴が求められていた。このため患者の中には、自分1人で行動できないことで家族に負担をかけてしまうことへの自責の念や、拘束感を感じたり、若年者においては、進学、就職を中止するなど、自分の夢を断念したりする者もいた。友人と同じように過ごせないことに対し悲観し、引きこもってしまう場合もあった。

　患者が抱える精神的負担は、これまでできていた社会生活の中でストレスを発散していたことが行えないことで、家族にストレスをぶつけてしまうことがある。患者は家族に自分の感情をぶつけたことに罪悪感をもつこともあり、家族は、患者の思いを受け止めることに疲弊してしまい、患者と距離をおくようになることもある。

　医療者は外来受診時に、患者・家族それぞれに、生活の様子で困ったことはないかを傾聴することが大切である。自宅での生活の様子を聞くことで、患者のサポート状況や家族関係、自己管理、生活状況を確認する。家族問題については、家族内で解決を目指してもらうほかないが、患者・家族の話を聞く中で改善策の模索・提案、植込型VAD装着前に近い環境になる（復学・復職するなど）と、患者・家族関係は良好になることが多い。しかしながら、植込型VADの合併症（認知機能低下など）によって自己管理ができなくなった場合は、家族がサポートしなければならない。その時は上記のような精神的負担を再び生じる可能性がある。

b.意思決定ができなかった患者

　「自分は移植を希望しない。そこまでして生きようとは思わない。でも、家族が生きていてほしいと言ったから」、「○○先生が移植をするように勧めたから」などという患者もいる。登録前の意思確認では登録を希望しても自分が思っていた生活でなかったり、合併症（ドライブライン貫通部悪化、脳血管障害、不整脈など）によって苦痛や日常生活制限をきたすと、特に患者が自分のこととして意思決定できなかった場合には精神的に不安、うつ状態となり

やすい。患者が精神科など受診を希望すればよいが、希望しないことも多い。その場合は、外来で患者の思いを積極的に傾聴する中で、患者の生きがいや人生の語りを丁寧に紡ぐ。患者の語りは、人生観、価値観など患者の人生の物語（narrative）であり、その中に患者が生きていく上で大切にしていることを見い出せることがあり、患者の語りの中から「誰かに言われたからではなく自分自身が生きたい」と思っていることを導き出すことができるように語りかけるとよい。

3．ドナー情報～移植手術～退院まで

　ドナー情報の連絡は突然来る。患者によっては、この段階で移植を受けるかどうか迷うことがある。迷う理由は多々あるが、患者が迷う場合は、登録から待機までの間に患者が語るさまざまな思いの中で移植手術を受ける『理由』が隠されている。医療者は患者とともに患者の語りを振り返り、患者が手術を受ける決意につながるようにかかわる。

　患者が受諾の意向を示せば、その入院時に改めて心臓移植手術および術後の治療や生活制限、搬送費などの費用負担などについて説明し、理解の確認を行う。

　患者は、移植後は強く感じる鼓動から提供者を身近に感じ、提供者への思いと提供者と歩む人生を考えるようになる。中には提供者への想いを強くもつことで「自分だけが笑うことや楽しむことは罪ではないか」と躊躇う者がいるが、ここで医療者は、いただいた心臓を大切にしながら、自分の人生を大切に精一杯生き抜くことや、自分の人生を提供者と共に楽しむことが提供者やその家族の思いに応えることにつながることを伝えることが大切である。

　また、移植術後はリハビリテーションを行いながら、免疫抑制薬をはじめとする服薬指導、感染対策などの生活指導が退院まで続く。

▎退院後のケア▕

　心臓移植後は定期的な通院、入院での検査を行いながら適切に免疫抑制薬を駆使し管理していく。ここで免疫抑制薬と薬剤相互作用のある併用薬などの使用により免疫抑制薬血中濃度の変化をきたしうるため、この点については患者自身にも注意を促し、必要に応じて、薬剤師と連携する。

　移植まで到達した患者は医療者との関係性も十分に構築され、服薬などの自己管理が遵守できていることがほとんどであるが、ステロイドなどの免疫抑制薬により本人なりに節制していても体重増加や生活習慣病の悪化をきたしたり、移植後時間経過で気が緩んでしまう患者もいる。定期の外来や入院において、適宜指導を行っていくことが肝要である。

　特に幼少期心不全を発症し若年で移植に至った症例では患者本人よりも両親が意思決定の主体となっていた場合が多く、患者が進学や就労に伴い独り暮らしを始めた際などにアドヒアランスが低下する場合がある。このような患者では状態に合わせて移植後治療や生活制限

の必要性について改めて繰り返し説明を行い、アドヒアランスの向上に努めていく必要がある。

　また、特に移植実施施設から遠方に居住する患者については、免疫抑制薬血中濃度モニタリングのために移植実施施設に定期外来受診するのが困難なこともあり、近隣医療機関との連携が重要である。ここで、多くの循環器内科医は免疫抑制薬に熟知しているわけではないため、免疫抑制薬を投与するうえでの注意点や状態変化時の対応について情報を共有しておくことが重要である[1]。

　わが国における心臓移植後の生存率は世界的にみて極めて良好であるが、それでも合併症や加齢によりすべての患者がいずれは終末期を迎えることになる。移植後患者を療養型病院やリハビリテーション病院でも診療継続できる体制などの課題が残っている。

1. 後遺症をもつ患者

　待機中は家族がそばにいて日常生活をサポートするため、植込型VAD合併症による後遺症(特に高次機能障害、記憶障害)が日常生活にどの程度影響していたか気づかないことがある。自立して初めて、家族が生活の中で困りごとを医療者に相談することがある。障害の内容によっては、患者が自分の障害を理解しても行動変容が難しい場合や障害を理解できないこともある。高次機能障害を専門にするクリニックやリハビリ施設は少なく在宅での介入が難しいことがある。訪問看護、地域包括ケアセンターなど家族、医療者、地域が協力し患者にとってよりよい環境を整える工夫が必要である。

2. 新しい病気(移植後合併症)をもつことへの苦悩

　心臓移植後の患者は、社会生活を営むことに加えてからだの管理(免疫抑剤薬の内服、食事、体重コントロール、通院・検査入院など)を行う。

　そのような中で、移植後リンパ増殖性疾患(PTLD)、がん、移植心冠動脈病変(cardiac allograft vasculopathy；CAV)[注9]などの合併症が発症すると患者は、「また病気で、どうしていいかわからなくなる」、「ドナーさんには申し訳ないけど生きて行くのがつらい」など、訴えることもある。心臓移植後、患者にとって新たな病気を抱えることは、これまでの生死をさまようほどの出来事、体験を通じて病気と向き合うつらさを想像し、大きな不安と苦悩を抱く。その不安や苦悩は患者の年齢や生き方、生きざまといった人生の歩みによって異なる。移植をすることで『死』が遠ざかったところから、疾患によっては『死』を間近に感じる出来事となることもある。患者の苦悩は一言で言えないことが多い。そのため、医療者は患者の想いを根気強く、複数回に分けて丁寧に傾聴する中で患者の悩みが漠然として事柄から具

[注9] 移植心冠動脈病変(cardiac allograft vasculopathy；CAV)：冠動脈の内膜が肥厚する病変で肥厚が強くなると冠動脈が狭窄、閉塞する。心臓移植後の心臓は除神経状態なので胸痛を自覚しない。

体的となり、治療やメンタルケアの手がかりや不安の軽減につながる。

a. 社会復帰できないことへの負い目

心臓移植後は、医療者や家族はなんらかの形で患者が社会復帰をすることを期待する。病気で仕事ができなかった、進学ができなかったなど、若い世代は移植後社会に出る一歩を踏み出しにくい人もいる。患者は就労についていないことを負い目に感じ、できない自分を責め、通院することが億劫になることもある。社会復帰に向けた準備期間はさまざまである。外来通院時は、日常生活の様子から患者がきちんと生活できていることを肯定し、患者の思いに傾聴する中で社会復帰の準備を始める時期や就労移行を支援する。

b. 地域での生きにくさ

心臓移植患者は、「心臓移植患者である」、「免疫抑制薬を内服している」、「たくさんの薬を飲んでいる」からと、地域の病院で受診を断られることがある。患者は、自宅近くの病院に受診しにくいことから『生きにくさ』を感じる。患者は移植実施施設受診時に医師に相談するが、地元医療の情報がないことから診察した医師も困惑してしまうことがある。移植後の患者はこれまでの体験から医師の些細な言葉や態度が不安や不信感につながり、これまで築いた信頼関係が崩壊することもある。医師は限られた外来診療ではあるものの、患者の日常の困りごとを聞く余裕をもつ気持ちが大切である。患者は、医師に何を伝えるか、何が困ってどうしてほしいのかをあらかじめ整理し、外来診療時に伝えるようにすることが大切である。外来診療では、医療者と患者が相互に伝えることと聞くことの努力が必要である。

レシピエントコーディネーターからみた患者と医療者の相互理解

患者が医療者に求めるもの

患者はからだの症状だけでなく、病気をもっていることでの生きにくさから、医療者に自分の人生の出来事も含めてからだと心の治療と看護を求めています。医療者は、患者のそれぞれの時期における困難さや患者の人生の出来事の理解に努め、患者・家族に向き合う姿勢、言葉、態度は柔らかく接することが期待されます。患者と医療者の信頼関係を築くには時間がかかりますが、壊れるのは一瞬であり、一度壊れると信頼関係を取り戻すには築いた時間以上に時間を要したり、もしくは関係修復を図れないこともあります。医療者の何気ない一言や態度で患者は、医療者に落胆し、諦め、悔しさ、苛立ち、怒りなど、負の感情を持ち続けてしまうこともあります。

医療者が患者・家族に求めるもの

　医療者は患者・家族に対して無下に接するわけではありません。その時にできる精一杯の対応を心がけていても、ほかの重症患者の治療や対応が優先されたり、業務が立て込むことで患者・家族の訴えに時間を避けないことがあります。このように、医療者にこころと時間の余裕がないことで親身な態度でなかったり、言葉が足りないことなどがあって、患者・家族に誤解、不安感、不信感を抱かせてしまうかもしれません。患者・家族は、解決の糸口を求めるような相談事については、あらかじめ相談する時間を約束しておくようにすると医療者も心と時間の余裕をもって対応することができると思います。そして、患者・家族は、医療者に何を伝えたいか、あらかじめ整理しておくと伝わりやすいです。

　患者・家族の行き場のない怒りの感情を、時として医療者にぶつけることもありますが、病院における暴言、暴力は各施設で対策が講じられており、移植患者が特別ということはありません。問題となった時は、話し合いの場をもち、相互理解に努めることが大切です。

文献

1）日本移植学会Transplant Physician委員会（編）：必携 内科医のための臓器移植診療ハンドブック. ぱーそん書房, 東京, 2023.

心臓移植を待機している40歳代男性の想い

発病するまでと自身の病気について

これまで大きな病気もなく、医療職として一般病院で勤務していました。スキルアップのために働きながら大学で学ぶなど、仕事にとてもやりがいを感じ、家庭では妻と3人の子どもと暮らしていました。

ある冬の日、風邪をひき、数日後には胸痛、動悸を感じ、近くの病院に行くと「心筋炎の疑い」で緊急入院が必要だと言われました。自分はこれまで何人かの心筋炎を患った患者さんとかかわったことがあったので、急速にどんどん悪くなっていく自分はおそらく助からないだろうと思いました。常に感じる息苦しさとだるさで入院初日は非常につらく長い夜でした。朝方には人工呼吸器が必要だと言われ、処置のために眠くなる薬を使うとの説明があった時には、「自分は絶対に死なない、死にたくない」と何度も言い聞かせていました。目が覚めたのはそれから3週間後で、からだにさまざまな管が入っており、重症の心不全状態で、「心臓移植」が唯一の治療法であると言われました。そしてまた心臓移植を受けるためには「補助人工心臓（VAD）」を着けて待機する方法があると言われました。入院4ヵ月目に植込型VADを着ける手術を受け、術後は1ヵ月ほどで退院できました。それから約4年が経過し、今も心臓移植を待機している毎日です。

心臓移植の告知、その時の想い・受容・意思決定まで

心臓移植が必要だと言われた時はすぐには信じることができず、夢ではないか、もう少し治療を続ければよくなるのではないかとも考えました。同時に、中途半端に生き残ってしまったとも思いました。自分は「家族の迷惑になってしまう」、「ほかの人の心臓をいただいてまで生きようとすべきなのか」と本当に悩みました。移植を受けずに自然な形で死を受け入れることも考えました。

医師からは、病気になってからの経過・今後の見通し・必要な治療について、繰り返し説明をしてもらいました。看護師さんからは、植込型VADを着けた後や移植後の生活についても説明を受けました。筋力の衰えや息切れで思うように動けずベッドに横になっているだけでもつらい状況でしたが、植込型VADを着けた患者さんに初めてお会いした時に、外見は健康な人となんら変わりがないように見えて非常に驚き、自分もこの治療をすれば退院できるかもしれないと期待をもつことができました。

妻からは私がどんな状態になろうとも、子どもたちにとって父親が生きて存在していることが大切だということを、繰り返し聞かされていました。その後、子どもたちと両親が初めて面会にきた時は、子どもたちが成人するまでは見届けなくては、両親より先に死んではいけないと心から思いました。同時に、植込型VADを着けて自分がどこまで回復できるのか、家族の足でまといになるのではないか、移植まで生きられないのではないかとも心配しましたが、最終的に移植治療を受ける決心をしました。

移植待機中の生活では

　待機中は、簡単に言えば、植込型VADがからだの一部となり生活することになります。植込型VADのトラブル発生時など万が一の事態に備えるために24時間誰かとともに行動する必要があります。自分の場合は主に妻がその役を担ってくれて、妻の両親もサポートしてくれています。生活上で注意していることは、植込型VADの管理、健康チェック、食事・水分管理、服薬管理、感染予防など多岐にわたり、同時に脳梗塞や脳出血、感染症などの合併症がいつか起こるかもしれない、移植までたどりつけるのかという不安や、社会から置いていかれているような感覚や、経済的な不安定性や移植後の就労などの将来への不安を感じていました。

　自分の場合、職場の理解と支援があって、退院して約2年でもとの職場に復帰しました。自分はもともと医療職なので、自分の体験をもとに病気で苦しむ患者さんの役に立ちたいという想いや、サポートしてくれている家族のために、経済的な面で負担をかけないようにしたいという想いがありました。具体的には、職場のスタッフに植込型VADのトラブルに備えて講習を受けてもらったり、自分の仕事内容をデスクワークに変えてもらったり、勤務時間の配慮をしていただいたり、疲労を感じた時に横になれるソファーを準備したりしていただきました。実際に職場復帰してみると、社会の一員として誰かの役に立てていることに生きがいも感じることができました。仕事でほかの人から「ありがとう」と言われたことが、何より嬉しかったです。一方で、以前のようには働くことができない（からだが動かない・動けない・ミスをする）ことも実際ありました。病気が自分のキャリアに影響し、後輩に追い越されていくことは正直いってストレスになりましたが、今は現実を受け入れ、将来取り戻せるように努力していこうと考えられるようになっています。

待機中の医療者との関係、信頼性の構築

　心筋炎で入院して2ヵ月ほどは、身体的・精神的な苦痛で余裕のない状態が続きました。今から思えば、その時期は、周りの医療者を信頼できる気持ちになっていませんでした。植込型VADの手術を受け、痛みやだるさ、息苦しさが和らぎ始めた時期に、植込型VADの自己管理のための教育が始まり、徐々に症状が楽に

なっていることを実感したことから医療者を信頼できるようになりました。

　退院後の定期外来で思うことは、移植に向かって待機しているため、通常の診療に加え、移植に関する最新の情報や待機期間の見通しについて教えていただければ、さらに安心が得られると思っています。移植登録から移植までの平均待機期間が短くないことはわかっていますが、自分が今、どれぐらいの順位で、あとどのくらいの待機期間が見込まれるのかなどわからないことに不安を感じています。

現在の想いや将来への期待について

　自分には移植という治療が残されているだけで幸せと思っています。なぜなら職場に復帰して日々、多くの患者さんと接する中で治療法がない患者さんとかかわることも少なからずあるからです。

　将来への期待としては、VADが小型化され体内にすべてが植え込まれるようになることと、再生治療の発展です。VADがバッテリーを含めて体内に植え込まれれば、お腹の皮膚から外につながるドライブライン注10)からの感染や出血、痛み、皮膚の貫通部の毎日のケア、

バッテリーなどすべて含んだ約2kgの機器を常に身に着けることから解放され、入浴時の制限もなくなり、生活の質が向上するのではないか。そして、再生治療がさらに発展すれば、移植をしなくても生活できるのではないかと期待しているからです。

　自分が心臓移植を受けるということは、自分以外の誰かの死があるということです。他人の心臓をいただくことに、申し訳ない気持ちや後ろめたさも正直感じます。心臓移植が必要な状態を、自分の寿命として受け入れるべきなのではないかと考えることもありました。日本臓器移植ネットワークでは、臓器移植を「生命のバトン」と表現されているのを耳にします。自分はそのバトンを受け取る資格があるのかと考えることもありますが、今は社会の一員として自分にできることは仕事も子育ても精一杯やる、一生懸命に生きるということを心に刻み、生活しています。バトンを受け取った後、それらの想いがより一層強くなるのかもしれないとも思っています。

注10) ドライブライン：心臓に装着したVAD本体（体内）とコントローラー（対外）をつなぐ管で、腹部の皮膚から貫通して外に出ている。

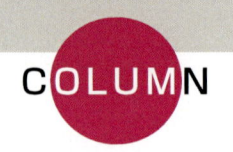

心臓移植から30年を経て、今思うこと

　1991年に米国で心臓移植を受けてから30年以上が経ちました。当時7歳だった私は40歳を迎え、想像もできなかった未来が私に存在していたことを今、実感しています。

　6歳の時に拡張型心筋症と診断された私はすぐに地元の病院に入院し、出口の見えない治療の日々が始まりました。入院直後は院内学級に通えていたものの、すぐに病状は悪化し、車椅子の生活から寝たきりになり、また検査が頻繁になり、入院から1年も経たずにからだを起こすこともできない状態になってしまいました。周りの同世代の子たちは、検査が減り、食事が通常に戻り、退院して時々お見舞いにきてくれました。私はいつ家に帰れるのだろうか、早くお家に帰りたい、家族と一緒に過ごしたい、そんな思いで入院生活を送っていました。

　そんな時に出会った唯一の治療法が海外での心臓移植でした。家族はすぐに決断し、私は米国で心臓移植を受け、生きるチャンスをいただきました。

　それから7ヵ月後、ようやく戻れた自宅、そして家族と過ごす時間…普通の人にとって当たり前の日常は私には特別なものでした。

　そして、さまざまな葛藤が私の中で生まれてくるようになりました。

心の中に芽生えた葛藤

　1つは、みんなと違うということです。薬の副作用で丸くなった顔や運動する際の注意点、また定期的に通う病院や毎日の服薬など、自分では納得できていても、やはり周りと違う自分を認めたくない、そんな感情がありました。

　2つめは、周りからの期待とプレッシャー。さまざまな方の協力で生きるチャンスを与えられた私は、常に良い子でいることを自分に課していたように思います。いつも笑顔で、苦しいことも嫌なことも我慢する。周りに心配をかけないようにと自分に言い聞かせ過ごしていた記憶があります。

　そして最後に、「命」の重みと生きる意味についてです。生きる意味を考える思春期の時期とも重なり提供者（ドナー）の死と移植を受けられず亡くなられた人たちへの想いが大きくなっていきました。私に生きる価値があるのか、自分

よりもっと価値のある人が生きるべきではないかと悩み、自分自身の「命」への葛藤が大きくなっていきました。

　そのような中で私を救ってくれたのは、いつも通りに接してくれる周りの人たちの存在でした。私を移植者や患者としてではなく、1人の人間として向き合い続けてくれた家族や仲間の存在のおかげで、生きている「今」、この時間を大切に過ごしたいと自分に思わせてくれました。

私が私の人生を生きるために

①移植者・患者という一面

　当たり前ですが、移植を受け体調が安定すると学校や会社、そして家庭など、普段の生活に戻ることになります。定期的な通院や毎日の服薬はありますが、日常を過ごす時間が圧倒的に増え、少しずつ患者であること、移植者であることより、毎日を普通に生きることに気持ちが向かい、社会で生きる1人の人間として、自分の生活を優先させたいという気持ちが大きくなりました。やりたいことも増え、一個人の私と、移植者また患者であることを知らない周りの方々とのさまざまな関係も生まれてきました。この時、普段の生活をしている自分と移植者である自分のバランスを取ることが難しいと感じ

る場面もありました。

　さまざまな経験から、そのような時は、自分の原点へ立ち返ることで対応できるようになったと思います。つまり、今の暮らしがあるのは、移植を受け術後の管理をしっかり行っているからであって、この日々の暮らしを続けるために服薬や通院また自己管理が必要と考えています。当たり前のことですが、すべては自分自身のため、自分の人生のためと考え、感じられるかがとても大切だと思います。

②自分自身と周囲との関係

　普段の生活の中で、私は移植者、患者であることを忘れないように心がけていますが、それはかかわる側が私をそのように見ていないからかも知れません。一方、医療者の前では一個人であることをより意識しています。この2つのバランスを保つことを大切にしています。

③これからの患者−医療者関係で考えること

　チーム医療が進んだ今の日本では、患者は多くの医療者とかかわりをもちます。かかわる人が多いほど、患者自身をより多面的に捉えて頂けると思っています。また、寄り添って頂けることで移植人生の安心につながると確信しています。

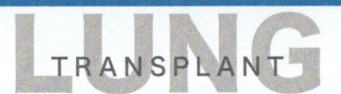

2-1. 肺移植

1 移植前における移植実施施設と非実施施設の連携

POINT!

① 肺移植において日本の待機期間は2年以上のため、病気の進行を考慮して早めに移植実施施設へ紹介することが望ましい。
② 待機中の患者の状態をどのように移植実施施設が把握し、移植適応から外れることをいかに防いでいくかが課題である。

はじめに

　肺移植適応疾患は、特発性間質性肺炎、慢性閉塞性肺疾患（chronic obstructive pulmonary disease；COPD）、気管支拡張症などの呼吸器疾患だけではなく、特発性肺動脈性肺高血圧症のような循環器疾患も含まれている。また膠原病合併間質性肺炎や造血幹細胞移植後慢性肺移植片対宿主病［肺GVHD（graft versus host disease）］と多岐にわたる。疾患ごとに病態が異なるため、肺移植の斡旋に重症度は加味されず、登録後の待機日数が長い患者を優先して斡旋することになっている。

紹介のタイミング

　日本臓器移植ネットワーク（JOT）[1]によると、日本の肺移植待機期間は約2年6ヵ月であり、長期に及ぶことが予測される。そのため病気の進行度や待機期間を考慮して早めの肺移植登録が必要である。

　日本呼吸器学会のホームページ[2]や肺移植実施施設への紹介と移植登録[3]にもあるように、疾患ごとに移植実施施設への紹介のタイミングはさまざまである。内科的治療を尽くされて紹介されることもあるが、慢性進行性疾患であることが明らかである場合には、将来に備えて早めに移植実施施設に紹介されることが重要である。早期に紹介されることで、患者は肺移植に関する正しい情報を早い段階から得ることができ、**図1**に示すような肺移植の適応時期を逸しないよう、移植登録前から移植実施施設での継続管理を行うことも可能となる。

　各移植実施施設には肺移植相談のための窓口が設置されており、レシピエントコーディ

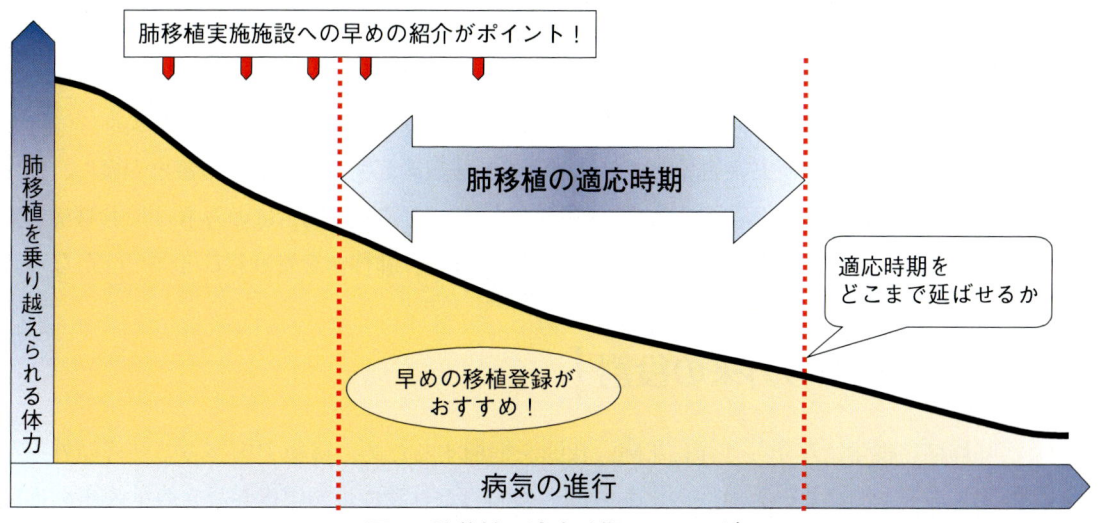

図1. 肺移植の適応時期のイメージ

ネーターや医師が移植相談に対応している。気軽に移植実施施設にコンタクトを取り、正しい知識を積極的に得ることが大切である。

移植適応評価

　肺移植相談外来を受診し、肺移植に関する正しい知識を得たうえで肺移植を希望される場合には、移植実施施設での適応評価のための検査入院が必要である。通常の場合、約2週間の入院である。

　この適応評価のための検査入院では、肺移植が必要な状態かどうかを確認するほかに、適応除外条件（**表1**）に該当する問題がないかについても確認する。入院中は呼吸リハビリテー

表1. 肺移植適応除外条件

① 肺外に活動性の感染巣が存在する
② ほかの重要臓器に侵攻した不可逆的障害が存在する
　悪性疾患、骨髄疾患、冠動脈疾患、高度胸郭変形症、筋・神経疾患、
　肝疾患（T-Bil>2.5mg/dL）、腎疾患（Cr>15mg/dL、Ccr<50mL/min）
③ 極めて悪化した栄養状態
④ 最近まで喫煙していた症例
⑤ 極端な肥満
⑥ リハビリテーションが行えない、またはその能力が期待できない症例
⑦ 精神社会生活上に重要な障害の存在
⑧ アルコールを含む薬物依存症の存在
⑨ 本人および家族の理解と協力が得られない
⑩ 有効な治療法のない各種出血性疾患および凝固性異常
⑪ 胸膜に広範な癒着や瘢痕の存在

（肺移植関連学会協議会）

ションや栄養指導など、肺移植待機中に必要となる知識を得る機会でもある。また、入院期間中に患者と医療スタッフとの信頼関係を築くことも、その後の長期間に及ぶ肺移植待機や移植実施時、そして移植後に力を合わせて乗り越えていくための大きな力になる。

　検査の結果は、移植実施施設内または地区の肺移植適応判定委員会での審査の後に、日本呼吸器学会の中央肺移植適応検討会で審査され、「適応」とされた場合にのみJOTに肺移植希望患者として登録される。登録されれば肺移植待機となり、肺移植を受けることが可能となる。

待機中の外来の役割

　肺移植待機中は半年〜1年に1回、状態を把握するため、移植実施施設の肺移植外来を受診する。受診時にはかかりつけである非実施施設より診療情報提供がなされ、疾患の進行度や適応除外条件に該当することがないかを確認する。

　肺移植待機中の肺移植外来は、病状の把握だけではなく、斡旋時の流れや移植後の生活についてのオリエンテーションの機会でもある。肺移植についての理解度を再確認し、心配や質問に答えることで信頼関係を深めていく貴重な場である。肺移植に関する新しい情報を伝えることのほかに、斡旋時の流れや準備物品、移植を受ける意思の確認、中止すべき内服薬の確認も行う。移植待機中の患者のモチベーションが保たれるよう助言を行うこともあるが、不安に寄り添うことも大切である。

　肺移植待機中から、肺移植後の社会復帰が想像できるよう、移植を受けることは重要だが、それだけがゴールではないことも意識することが大切である。移植医療はドナーとドナー家族の善意のうえに成り立っており、また多くの医療資源、社会資源が投入されている。そのため移植を受けた後、その恩恵を社会に還元していくことや、移植された肺を大切にして元気に自己管理を続けていくことが、ドナーやドナー家族への感謝にもつながる。このようなことを待機中から意識することで、移植後の目標を持ち続けることができる。そして、移植後の目標があることが、移植後のリハビリテーションの意欲にもつながってくる。

　また、生体肺移植のオプションがある場合には、病状に合わせて生体肺移植への切り替えのタイミングを失わないように配慮することも必要である。

待機中における非実施施設の関与

　社会生活を維持しながら移植を待機する患者もいるが、中には呼吸不全で自宅療養や入院での待機生活を余儀なくされる患者もいる。待機中の多くの患者は、移植実施施設以外の非実施施設で管理されていることが多い。その中で病気の進行などにより移植適応から外れる状態になる患者も少なくない。そのため、待機中の患者の状態をどのように移植実施施設が把握するか、そして待機中の患者が移植適応から外れることのないようにすることが課題と

なってくる。

　かかりつけである非実施施設には定期的な心臓超音波検査、喀痰培養感受性検査、リハビリテーション、栄養指導の介入、必要であればリハビリテーション入院や管理入院を受けて、移植実施施設と情報を共有していくことになる。

　非実施施設とはいえ、大学病院などの高度医療機関、急性期病院から紹介される患者も多く、その場合、待機中の病状悪化に伴い入院が必要な状態になった際に、その病院の機能上、長期入院が困難なこともある。その場合にはかかりつけ以外の長期療養が可能な施設に転院となるが、終末期ということで緩和ケア病院に入院することには十分な注意が必要である。（後ほど詳しく述べるが）移植待機中の患者は終末期であると同時に肺移植術前である。患者が肺移植を断念され、緩和ケアのみを望まれる場合を除いては、移植適応時期を外れるまではある程度の検査が行え、積極的に栄養管理やリハビリテーションを行うことが可能な規模の病院を選択していく必要がある。多くの非実施施設は肺移植待機中の患者を管理することは初めてである。長期入院を必要とする待機患者の管理上の注意点や、斡旋があった際の搬送手段についてもあらかじめ検討し、情報共有をしておくことが重要である。

待機中の患者に対するアドバンス・ケア・プランニング

　肺移植待機中の患者は、疾患の進行により終末期が近づく一方で、肺移植術前でもあるという二面性をもっている。そのため、しばしば治療方針について患者にも医療者にも迷いが生じることがある。非実施施設から肺移植待機中患者の人工呼吸管理の適否についての問い合わせがあることも少なくない。

　呼吸不全により食事が摂れなくなることや、呼吸消費エネルギーの増大によりるい痩が進む患者も多い。極度のるい痩や栄養状態の悪化は、肺移植手術という大きな手術を乗り越える体力を失うことにつながる。また呼吸状態が悪化することで心臓や肝臓、腎臓の機能低下も呈した場合には、肺移植手術の適応から外れることもある。早期から積極的な医療的介入を行うことで、待機患者が肺移植適応の範囲内にとどまることができることもある。

　経管栄養剤の経口摂取、胃瘻造設、気管切開による人工呼吸器装着下でのリハビリテーションなど、フレイルの予防に早期から取り組むことが有効な場合もある。しかしこれらを行うためには待機患者の強靭な意思と非実施施設の協力、長期入院が可能な医療機関との連携、家族の強固なサポート能力が必要である。

　心臓移植では植込型補助人工心臓（ventricular assist device；VAD）装着前に積極的にアドバンス・ケア・プランニング（advance care planning；ACP）[注1]を実施している[4]が、

注1)アドバンス・ケア・プランニング（advance care planning；ACP）：将来の変化に備え、将来の医療およびケアについて、本人を主体に、その家族や近しい人、医療・ケアチームが繰り返し話し合いを行い、本人による意思決定を支援する取り組みのこと。

肺移植待機患者に対しても、肺移植登録を行う際に移植適応の限界についても説明したうえで、待機中の病状悪化時にどのような対応を希望するか、意思決定していくことが大切である。アドバンス・ケア・プランニングによって待機中の患者だけではなく、かかりつけである非実施施設の医療者にとっても治療方針を決定するうえでの迷いが軽減できる可能性がある。

伝えたい症例

1. 早い段階から肺移植実施施設に紹介があり、肺移植に結びついた患者

在宅酸素療法の必要はなく、日常生活動作も保たれている状態ではあったが、肺移植について患者自身から電話相談があった。相談内容から今後の進行が速いことが予測されたため、かかりつけである非実施施設より早めの紹介を行っていただくよう助言をした。その後すぐに移植実施施設に紹介となり、適応評価のための検査入院された。在宅酸素導入前ではあったが中央肺移植適応検討会でも原疾患や進行程度を考慮したうえで「適応」と認められ、移植登録を完了できた。

その後、急速に病気が進行し、在宅酸素療法も開始された。呼吸困難が日ごとに強くなり、通院以外の外出が難しくなってきた頃、肺移植に至った。

2. 非実施施設と連携し、待機中の状態を整えて肺移植を実施できた患者

在宅酸素療法を行いながら就労していた。心不全を繰り返すようになり、かかりつけである非実施施設での入院が必要な状態になった。移植登録から数年が経っており、待機順位が上位であることが予想されていたため、管理入院を継続し心不全のコントロールができている状態での移植が望ましいと思われた。かかりつけ医にそのことを伝えると、ほかの非実施施設と連携し交互入院という形で管理入院の継続が可能となった。

その後、心不全のコントロールが十分できている状態で移植実施を迎えられた。

3. 肺移植適応から外れる可能性があったが、非実施施設による医療的介入により肺移植待機を継続できている待機中の患者

移植登録後1年を過ぎた頃から、二酸化炭素の貯留が著明となり、たびたび呼吸困難のため救急搬送をされるようになった。そのたびに非侵襲的陽圧換気（non-invasive positive pressure ventilation；NPPV）を行い、リハビリテーション入院を経て退院し、訪問診療・訪問看護を受けて自宅待機していた。

移植実施施設とかかりつけである非実施施設や訪問診療医が連携し、患者の状態は随時把握できる状況であった。食事が摂れなくなり体重が減少してきたため、このままでは肺移植適応から外れてしまう可能性があると考え、かかりつけである非実施施設に胃

瘻造設を依頼し、経腸栄養を開始した。また気管切開と人工呼吸管理を行い、呼吸消費エネルギーを減少させることで体重が増加し、呼吸リハビリテーションを進めることができた。人工呼吸器装着中ではあるが、呼吸器を着けたままの状態での歩行が可能であり、在宅で訪問看護や訪問リハビリテーションを利用しながら、肺移植待機を継続できている。

4. 肺移植待機中にアドバンス・ケア・プランニングによる意思決定をされ、死亡に至った患者

　登録後1年ほどの時期に呼吸不全の急速な進行により入院された。移植実施施設と非実施施設の双方の医療者でアドバンス・ケア・プランニングを行い、今後の悪化に備え人工呼吸管理や気管切開、胃瘻造設という選択肢も提示した。家族は積極的な対応を希望されたが、本人が人工呼吸器装着や胃瘻造設は望まれなかった。

　また、生体肺移植についても検討したが、患者自身が生体肺移植は希望されず、脳死下肺移植の機会を待つことを選択された。「人工呼吸器を着けてずっと入院するのは嫌だ。移植ができないのであれば家に帰りたい」と自宅退院を強く希望された。

　家族とともに多職種カンファレンスを行い、在宅療養の環境を整え退院された。その後さらに呼吸不全が悪化し再入院となった。再度意思を確認したが、人工呼吸器装着は希望されず、ハイフロー酸素療法での移植待機を継続した。その後、家族に見守られて亡くなられた。

文献

1）日本臓器移植ネットワーク：移植希望者の待機年数(https://www.jotnw.or.jp/explanation/07/05/)(最終アクセス7月20日).
2）日本呼吸器学会：肺移植検討委員会より肺移植紹介の目安について(https://www.jrs.or.jp/information/jrs/committee/20211102125948.html)(最終アクセス7月20日).
3）平間　崇：肺移植施設への紹介と移植登録. 呼吸臨床 6(8)：e00155, 2022.
4）日本人工臓器学会(監)：必携！在宅VAD管理. はる書房, 東京, 2019.

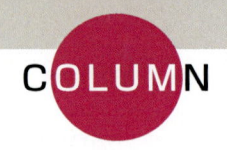

移植実施施設間の連携、
日本臓器移植ネットワークとの連携

　日本で脳死下臓器移植が始まった時は、肺移植実施施設は4施設しかありませんでした。今では10施設を超えるまでに増えましたが、腎臓や肝臓の移植実施施設が20施設以上あるのに比べ、まだまだ肺移植実施施設は少ないのが現状です。そのため年に2回以上、肺移植実施施設の医師と移植コーディネーターが参加して施設会議を行っており、施設間の協力体制も構築されています。肺移植実施施設数は少ないですが、施設間の連携は強固です。

　肺移植の場合、片肺移植と両肺移植があります。片肺移植であれば、ドナー1人の肺を2人のレシピエントへ移植することができます。その際、臓器提供施設へ派遣するスタッフ数や手術機材の持参など、施設間で取り決めを行っています。また、移植コーディネーターの情報共有も活発に行っており、自施設で解決できない問題は他施設と共有しながら、問題解決に向けたアドバイスをもらうことができます。

　日本臓器移植ネットワーク（JOT）は、移植希望患者の登録、待機更新作業などを行っています。移植実施施設は、E-VAS（通称：イーバス）というシステムを用いて、移植希望患者の情報をJOTと共有しています。身体的情報（身長、血液型など）、術式（片肺移植か両肺移植か）などを登録して、臓器斡旋がスムーズに行われるようにお互い協力しています。待機更新の際、移植意思の確認後、クロマッチ［ドナーのリンパ球（Tリンパ球、Bリンパ球）とレシピエントの血清をかけ合わせ、拒絶反応の起こりやすさを予測する検査］のための検体をJOTに郵送します。小児患者では身長の変化を更新しています。もちろん、脳死ドナーがある場合、臓器提供施設と移植実施施設の橋渡しはJOTが行っています。

　また、移植した患者さんがどのような日常生活を送っているのか、どのような気持ちを抱いているのかを、定期的にJOTへ報告しています。肺移植レシピエントはドナー家族にサンクスレターを送ることができます。しかし、ドナー家族に直接会って、感謝の気持ちを伝える機会はありません。何を書いていいか迷うことがあると思いますが、レシピエントコーディネーターと相談しながら、ドナー家族へ感謝の気持ちを届けてほしいと思います。サンクスレターは移植実施施設のスタッフ間でも共有させていただいており、移植医療に対するモチベーションにもつながっています。

POINT!

① 肺移植件数の増加に伴い、非実施施設における移植患者の診療が増えてきている。
② 肺移植後患者による自己管理、自己モニタリングは、長期生存のために重要である。

はじめに

移植実施施設と非実施施設の連携は、肺移植後の患者が健康で長く生きるために非常に重要であり、その重要性は今後さらに高まると予想される。

日本の肺移植の創成期（2000年頃）は、肺移植の実施数が少なく（国内で10数件／年程度）、肺移植後患者の多くは年に一度の定期健診を除いて基本的に地元の医療機関で管理され、移植実施施設と地元施設は少数の患者の情報を細かくやり取りできていた。

国内の肺移植も徐々に成熟し、2022年には国内の年間肺移植件数が100件を超え、これに伴い、1つの移植実施施設が抱える肺移植後患者数も飛躍的に増えている。これに対し、肺移植後を診る医師がどんどん増えているわけではないだけに、今後は地域で管理できるより多くの医療機関との関係が重要になってきている。

このように日本の肺移植全体が成熟していく流れの中で、移植実施施設と非実施施設の連携においては、次の2点が重要と思われる。

1．必要最低限の肺移植についての知識をもつ医師が非実施施設でも増えるよう、移植実施施設が非実施施設からの研修を受け入れ、教育を行うこと。
2．移植実施施設が、肺移植患者を診療する非実施施設に対して適切な情報提供を行える体制を構築し、地元での肺移植後診療が継続できるようにすること。

免疫抑制薬

肺移植を含めた臓器移植後患者の診療で最も重要な管理項目は、免疫抑制薬の投与量と血中濃度である。いわゆる慢性拒絶（慢性移植肺機能不全）は日本の肺移植後死亡原因の約3割を占めており[1]、国際的には、肺移植後5年でおよそ半数が罹患する。カルシニューリン阻害薬であるシクロスポリン、タクロリムスの投与量を血中濃度に基づき調整することは、拒絶を防ぐために非常に重要で、目標濃度からの逸脱と急性・慢性拒絶発症の割合が相関することも知られている[2]。

一方、免疫抑制薬の効能[2][3]が十分発揮されると同時に、感染症や腎機能障害に代表され

る副作用を制御することも重要であり、全体のバランスをみながら投与量を調整する必要がある。また、カルシニューリン阻害薬の血中濃度は、ほかの薬剤や食事のタイミングなどによっても変化しうる。

1．非実施施設の医師・スタッフ

①基本的な薬の性質や他剤との相互作用（**表2**）を知り、②患者個別の注意点（例：原疾患が感染性肺疾患のため、免疫抑制は緩めにした方がよい、など）を伝え、③管理上問題が生じた場合（例：タクロリムスの副作用と思われる腎機能低下の進行、患者の日常生活において改善すべき点がないか（**表2**）を検討し、適宜、移植実施施設にも相談するのがよい。

表2．免疫抑制薬の副作用と対応・相互作用（⇨は患者の生活上の注意点、➡は医学的対応）

●免疫抑制薬全般の注意点

- 感染症 ⇨ 日常の感染対策徹底、必要なワクチン接種（ただし生ワクチンは禁忌）
  ➡ 定期的な潜在性感染症スクリーニング（サイトメガロウイルスなど）
- 悪性腫瘍 ⇨ 身体異常への意識、がん検診の重要性
  ➡ 必要に応じた悪性腫瘍スクリーニング
- 拒絶反応 ⇨ 医師の指示に従った内服の徹底、内服・食事のタイミングについても医師の指示に従う、在宅スパイロメーターによる自己管理の徹底

●カルシニューリン阻害薬共通の副作用

- 腎障害 ⇨ 飲水励行、カルシニューリン阻害薬濃度調整、塩分摂取控えめ
- 振戦 ➡ βブロッカーなど
- 白質脳症候群（痙攣、意識障害、錯乱）
- 肝機能障害

●タクロリムスに特徴的な副作用

- 耐糖能異常、糖尿病 ➡ 必要に応じた薬剤治療

●シクロスポリンに特徴的な副作用

- 多毛、歯肉肥厚

●カルシニューリン阻害薬の濃度を上昇させる薬剤

- アゾール系抗真菌薬（イトラコナゾール、ボリコナゾール）
  ➡ アゾール系抗真菌薬には併用禁忌、注意薬が数多くあり要注意
- マクロライド系抗生物質（エリスロマイシン、クラリスロマイシン）
  ※アジスロマイシンはカルシニューリン阻害薬への影響が少なく使いやすい
- カルシウム拮抗薬（ニカルジピン、ジルチアゼム）

●代謝拮抗薬（ミコフェノール酸モフェチル、アザチオプリン）の副作用

- 血球減少、特に白血球減少 ➡ 好中球減少にはG-CSF投与
- 下痢 ➡ 半夏瀉心湯を考慮

●ステロイド（プレドニゾロン）の副作用

- 骨粗鬆症 ➡ 抗RANKL抗体、アレンドロン酸などによる予防
- 耐糖能異常、糖尿病 ➡ 必要に応じた薬剤治療
- 消化性潰瘍 ➡ プロトンポンプ阻害薬などによる予防
- 白内障、緑内障 ➡ 適宜眼科受診
- 挫創（にきび）➡ 必要に応じた薬剤治療

2．肺移植後の患者・家族

　医師の指示どおりに免疫抑制薬とほかの薬剤を内服することが求められる。そのうえで免疫抑制薬の代表的な副作用（**表2**）を理解のうえ、生活上で困った際にはかかりつけ医師（多くは非実施施設）に適宜相談するとともに、カルシニューリン阻害薬血中濃度が不安定な場合や腎機能が低下している際には、自身の生活のうえで改善すべき点がないかを改めて考える。

感染症

　免疫抑制状態にある肺移植患者にとって感染症は常に脅威である。免疫抑制状態になければ感染することはない病原体に感染するリスクに加え、誰でもかかる感染症（例：COVID-19）が免疫抑制状態にあるために重症化し、時に生命にかかわることもある。実際、日本の肺移植患者の死亡原因の約4割が感染症である[1]。感染症は慢性拒絶発症の引き金となりうることもよく知られている。

　肺移植を受けて退院後の感染症に関しては、移植後半年以内の免疫抑制薬がまだ比較的多い時期と、それ以降に分けて考えると理解しやすい[4]。半年以内は、いわゆる日和見感染（免疫抑制状態でなければ感染しないような感染症）や潜在性感染の顕在化が主体であり、具体的には非結核性抗酸菌症、アスペルギルスなどの真菌症、サイトメガロウイルスなどのヘルペス族ウイルスによる感染症（帯状疱疹や単純ヘルペスを含む）、BKウイルス腎症など

表3．肺移植後の感染症対策
（○は肺移植後患者・家族が特に日常生活で注意すべき点、●は医療者側が注意すべき点）

● 予防的薬剤投与を移植実施施設のプロトコールに従い継続・終了（サイトメガロウイルス、抗真菌薬、ニューモシスティス）

● 移植実施施設のプロトコールに従い定期的観察（サイトメガロウイルス血症、βDグルカン、アスペルギルス抗原など）

● 必要なワクチン接種（インフルエンザウイルス、新型コロナウイルスなど）。生ワクチンは禁忌

○ 日常生活での注意点
　・人混みにはできるだけ行かない
　・外出時はマスク着用
　・うがい、手洗いの徹底
　・換気のよい部屋で過ごす
　・浴室など水回りは清潔を保ちカビが発生しないようにする
　・動物との接触がないようにする（ペットは移植実施施設の指示に従う）
　・公衆浴場やプールは避ける、または十分注意する（水滴の中に菌がいる可能性）
　・海水浴には行かない、または十分注意する
　・土いじりを伴うような作業（園芸など）を避ける、または吸い込まないよう十分気をつける（土壌中の細菌、真菌）
　・工事現場など埃っぽいところにはできるだけ近づかない（同上）

である。ニューモシスティス肺炎は日和見感染症の代表格だが、肺移植後はその予防的治療が生涯にわたりなされるため、実際に遭遇する機会はかなり少ない。

　肺移植後半年以降は、市中感染症の割合が増してくる。肺炎球菌やさまざまな経気道ウイルス感染(インフルエンザ、COVID-19を含む)が中心となる。また日常活動の活発化に伴い環境曝露(土壌、水中の微生物など)が増える。一方、肺移植患者はほかの臓器移植患者と比べて免疫抑制薬の必要量が多い(つまり、拒絶が起きやすい)ため、移植後半年以降でも、日和見感染や潜在性感染の顕在化が起こりうることにも注意する。**表3**に具体的な注意事項、対応内容をまとめる(指導内容は施設によって異なる点があるため要注意)。

1. 非実施施設の医師・スタッフ

　留意点は、①上記の知識を得たうえで、②患者個別の易感染性を評価し、また特に注意すべき病原体があればそれに留意しておく(例:HBVキャリア患者のHBV再燃、肺移植時摘出肺で検出された非結核性抗酸菌の再燃)。③実際に感染症を疑ったり診断したりした場合は適宜治療を行うとともに、不慣れな感染症である場合や難治性の場合は、移植実施施設に相談し、場合によっては移植実施施設に転院のうえ治療を行うことも検討する(例:ガンシクロビル耐性が疑われるサイトメガロウイルス感染)。

2. 肺移植後の患者・家族

　肺移植後における感染症のリスクと、それに伴う日常生活におけるさまざまな制限についてよく理解および実践できることが重要である(**表3**)。感染症の予防と早期の治療は、感染症による死亡率を減らすだけでなく、移植された肺がダメージを受けることを最小限とし、慢性拒絶(慢性移植肺機能不全)を予防するためにも重要である。

▎自己モニタリングの重要性 ▎

　免疫抑制薬(＝拒絶反応の制御)と感染症対策に関連して、自己モニタリングは重要である。薬剤の正確な内服と感染対策は、肺移植後患者に求められる最も重要な自己管理であり、最大の目的は、移植された肺と肺移植後患者の生命を守ることである。ここで、移植された肺の機能を最も鋭敏に反映するのが呼吸機能、特に1秒量(FEV_1)(1秒間に吐き出せる空気の量)である。これにより症状が出る前に移植肺の機能の低下を検知することが可能となる。FEV_1の低下はさまざまな原因によって生じるが、拒絶反応か感染症の場合が多い[5]。ほかにも肥満や筋骨格系の異常などでも低下することがある。早期発見して治療できれば回復するが、治療が遅れると肺機能の不可逆的低下につながることがある。肺移植後は、感染や拒絶を100%予防することは難しい。そこで、できるだけ早くこれらの異常を検知して対応することが、移植された肺へのダメージを最小限とし、肺移植の長期生存率を向上させるため

に重要である。

FEV$_1$と並んで、ほかの項目（血圧や脈拍といったバイタルサイン、SpO$_2$、体重、免疫抑制薬の内服状況など）も健康の維持には重要である。

1．非実施施設の医師・スタッフ

留意点は、①FEV$_1$の重要性を理解したうえで、患者の自己管理状況を把握し、記録が不十分な場合などにその重要性を指導する。また、②患者個別の問題（例：片肺移植後で対側肺における原病悪化がFEV$_1$の低下につながりうる）を理解し、③実際にFEV$_1$の低下を発見した際は、施設における呼吸機能検査を行い確認するとともに、その原因の検索（胸部レントゲン写真撮影、CT検査、採血など）を行い、原因が明らかな場合（例：インフルエンザに罹患）は適切な治療を、原因が特定できず拒絶反応が否定できない場合や特殊な感染症が考えられる場合には移植実施施設へ連絡する。

2．肺移植後の患者・家族

自己モニタリングの重要性を十分認識し、日々の記録を残すとともに、そこに異常がみられたらすぐに、かかりつけの医療機関に相談する。特にFEV$_1$は、自覚症状が出る前に低下することがあるため、次の外来予定日前に受診を検討する。FEV$_1$の自己モニタリングは、紙記録ではFEV$_1$が低下しているのかどうかは、患者自身はもちろん、医療者もわかりにくい。こうした問題を克服するためにスマートフォンなどからでも自己モニタリングの入力ができ、FEV$_1$などの経時的変化を視覚的に確認できるアプリケーションLT-Followupを使用している施設もある[6)7)]。

小児期に肺移植を受けた患者においては、免疫抑制薬の内服や自己モニタリングをはじめとする自己管理を、成長発達に伴い患者主体で行うことができるように指導していく。就学・就職など、ライフスタイルが変化しても、自己モニタリングを継続し健康的な社会生活を送るよう指導していくことが大切である。

妊娠・出産について

肺移植後女性患者の妊娠・出産は、早産や低出生体重児、妊娠中の拒絶反応、母体死が高確率に引き起こされるため、一般的に推奨されるものではない。待機中に説明を受けていると思われる患者から、妊娠・出産についての疑問や不満の表出が非実施施設の医師やスタッフにあった場合は、移植実施施設へ連絡するのがよい。

栄養・代謝異常など

肺移植後は、免疫抑制薬などの長期投与の影響もあり、さまざまな代謝異常や、いわゆる生活習慣病が生じる可能性がある。具体的には、高血圧、脂質異常症、糖尿病、高尿酸血症、骨粗鬆症などである。また肥満や痩せなども過度であれば問題となる。これらは通常すぐに命に直結するわけではないが、長く元気に生活するためには重要な点である。多くが投薬により治療可能であり、前述の自己モニタリングや定期外来での採血検査などで異常を発見し、必要に応じて治療する。骨粗鬆症に関しては、アレンドロン酸の投与や、最近では生物学的製剤(抗RANKL)抗体の有用性が確認されている。

悪性腫瘍

悪性腫瘍は国内の肺移植後の死亡原因の約10%を占めており、決して侮れない。悪性腫瘍の種類としては、肺がんをはじめ、胃がん、乳がん、大腸がんや、リンパ系の悪性腫瘍[移植後リンパ増殖性疾患(post-transplant lymphoproliferative disorder;PTLD)を含む]など、さまざまなものが報告されている。肺移植後の免疫抑制治療は、悪性腫瘍に対する免疫の働きを低下させるとともに、悪性腫瘍の発生に関与するウイルスに対する免疫を低下させることで悪性腫瘍の発生に関与しており、肺移植後の悪性腫瘍の発症率は健常人の数倍になると言われている[8]。一方、そうした悪性腫瘍を適切に発見し治療する方法は確立されていない。

1. 非実施施設の医師・スタッフ

留意点は、①肺移植後、悪性腫瘍が発生しうるという認識をもつことが大切である。特に間質性肺炎や慢性閉塞性肺疾患(COPD)に対する片肺移植後の対側自己肺は肺がんの発生母地となりうるという認識は重要である。また、移植実施施設がスクリーニングを施行していない場合は、定期的に、いわゆる通常の「がん検診」を行うことも有用である。②患者個別の問題としては、悪性疾患の既往(ドナー、レシピエントとも)や、悪性腫瘍の発生リスク(家族歴や喫煙歴を含む)について理解し注意するとともに、③実際に異常を見つけた際には移植実施施設と相談する。悪性腫瘍が発見された場合は、可能な治療の実施と免疫抑制薬の調整(通常は減量)が必要となる。

2. 肺移植後の患者・家族

肺移植後は悪性腫瘍のリスクが高くなることを知っておく。些細な異常(皮膚や粘膜の異常、乳房のしこり、血尿、血便、月経異常など)に気がついた場合は放置せず、かかりつけ

医に相談することが大切である。

おわりに

　日本の肺移植の成熟に伴い、非実施施設の医療スタッフや患者自身による肺移植後長期生存のための積極的な取り組みが重要となってくる。

文献

1）日本肺および心肺移植学会：レジストリレポート（https://www2.idac.tohoku.ac.jp/dep/surg/shinpai/registry/）（最終アクセス2024年6月1日）

2）Kotecha S, Ivulich S, Snell G：Review；immunosuppression for the lung transplant patient. J Thorac Dis 13(11)：6628-6644, 2021. doi：10.21037/jtd-2021-11

3）Katada Y, Nakagawa S, Itohara K, et al：Association between time in therapeutic range of tacrolimus blood concentration and acute rejection within the first three months after lung transplantation. J Pharm Health Care Sci 8(1)：25, 2022.

4）Fishman JA:Infection in solid-organ transplant recipients. N Engl J Med 357(25)：2601-2614, 2007.

5）Martinez JA, Paradis IL, Dauber JH, et al：Spirometry values in stable lung transplant recipients. Am J Respir Crit Care Med 155(1)：285-290, 1997.

6）Shinohara Y, Yamamoto K, Ito M, et al：Development and validation of the Japanese version of the uMARS(user version of the mobile app rating system). Int J Med Inform 165：104809, 2022.

7）https://doi.org/10.1101/2023.02.26.23285695（最終アクセス2024年6月1日）

8）Huo Z, Li C, Xu X, et al：Cancer risks in solid organ transplant recipients；results from a comprehensive analysis of 72 cohort studies.Oncoimmunology9(1)：1848068, 2020. doi：10.1080/2162402X.2020.1848068.

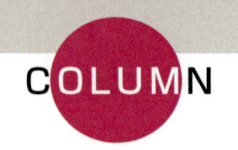

脳死下肺移植患者の想い

最初にかかりつけ医から『肺移植』という言葉を聞いた時は、自分とはまったく関係ない治療と思っていました。自分の病気のことはインターネットで調べて、やれることはやりたいという気持ちで治療を継続していましたが、肺移植は大変な手術で恐ろしいと感じていました。また、術後の生存率や生涯にわたる免疫抑制薬の内服、日常生活における制約を考えると、移植を受けるという決断がなかなかつきませんでした。結局、1年6ヵ月も肺移植から目を背け、気づいた時には、自覚症状がかなり悪化していました。「自分の病気が進行している、あと何年生きられるのか」と不安になることもしばしばあり、自分にはもう肺移植しかないと決意しました。

主治医に肺移植を受けたいと伝えてから、すぐに移植実施施設を紹介していただきました。肺移植についての詳しい説明を聞き、移植を受けるまでは2年半の待機をしなければならないと聞いた時は愕然としました。でも肺移植にすがるしかないという気持ちが強かったため、脳死下移植登録をお願いしました。しかし、その後も次第に呼吸が苦しくなり、当時生きがいと思っていた仕事がつらいと思うようになり、待機中に休職せざるを得ませんでした。移植実施施設から電話が来ないか、携帯電話を確認する毎日が続きました。ある日、移植実施施設から「適合するドナーさんがいます。移植を受ける

意思がありますか?」と突然の連絡をいただきました。コロナ禍もあって順番が回ってくることはないだろうと思っていましたので、一瞬信じがたい気持ちでしたが、移植を受ける決断をしました。

手術直後は自分が想像した以上に苦しいものでした。傷口の痛みとせん妄……。特にせん妄は何日間にもわたり現実と幻覚の区別がつきませんでした。集中治療室にいた期間は傷の痛みや精神的な負担がつらいという思い出しかありません。自分が移植手術を受けた時期はコロナ禍で家族の面会ができませんでしたが、移植実施施設の多くのスタッフの方々が懸命に治療や心のケアをしてくださいました。移植後しばらくしてから呼吸が楽になり、リハビリテーションができるようになり、何より病気による死への恐怖が遠ざかりました。毎日、生きていられることがこんなに素晴らしいことだと、何度も思います。この体験を通じて、医療に従事している方々に対してそれまで以上に大きな信頼と感謝の気持ちを抱くようになりました。

自分にとって、ドナーさんとドナーさんのご家族は「HERO」です。自分は1人ではなく2人で生きているんだという気持ちで毎日を過ごしています。この感謝を忘れずに、移植待機中の方や移植について悩んでいる方に対して、移植経験者の視点から寄り添っていくことを今後も続けていきたいと思っています。

3 移植人生における患者と医療者の相互理解

POINT!

① 肺移植はほかの臓器移植と比較し、術後の死亡率は低くはなく、長期入院を余儀なくされる患者も少なくない。

② 移植治療の選択肢を考えた時から、移植を受け、最期の時を迎えるまで、患者・家族と医療者は二人三脚で「移植人生」を歩む。

はじめに

肺移植は重い呼吸器疾患患者の救命を目的とした治療法である。ドナーから提供された肺を移植することで、生命の危機を回避し劇的な生活の質が改善される可能性がある。

一方で肺移植はほかの臓器移植と比較し、術後の死亡率も低くはない。また、長期入院を余儀なくされる患者も少なくない。患者は生涯にわたる免疫抑制薬の内服が必要であり、拒絶と感染、これらを予防するための日常生活の制限は終生続く課題である。多くの苦難と喜びを共有し、ドナーへの感謝とともに「移植人生」を歩むために、患者と医療者双方の価値観を共有していくことは非常に大切である。

待機前から移植後慢性期に至る長期間管理

1. 移植評価から日本臓器移植ネットワーク登録に至るまで

肺移植の適応審査は客観性・透明性を確保するため、いくつかの適応評価委員会で審議される。

移植適応評価は、基本的に移植実施施設で行われるべきである。登録の時点で移植手術を困難とする合併症がないか、肺移植以外に有効な治療法がないか、移植をすることで余命を短くする要因はないか、移植後生涯にわたる免疫抑制療法を行えるアドヒアランスと患者を支えるサポート環境があるかを、身体的・精神的・社会的な視点で総合的に評価を行う。

2. 移植待機中

肺移植待機患者数は年々増加傾向にある。日本臓器移植ネットワーク（JOT）のデータ[1]によると、待機希望者数は572名（2023年12月末）であり、移植までの平均待機期間は約2年6ヵ月（1997年10月～2022年12月）である。

患者は現病の治療についてはかかりつけ医での治療を継続しつつ、移植手術に向け準備を行う。患者は移植実施施設で、年に1回移植登録更新に向け検査を行う。これらをもとに、移植実施施設では移植適応除外条件に当てはまるものがないか、移植手術の医学的緊急度、術式変更の必要性を検討する。

　患者は待機期間を経るにつれ、徐々に病状が進行する場合が多い。呼吸不全の進行により活動量は低下し、呼吸によるエネルギー消費量の増加で体重減少をきたすことも多い。これらは移植手術とその後の回復に大きな影響を与えるため、患者はかかりつけ医の指導のもと、体力と筋力、栄養状態を維持するよう努める必要がある。また、風邪やウイルス感染を契機に病状が悪化することも少なくないため、患者・家族など周囲を含めた基本的な感染予防対策は必須である。

　肺は臓器機能の代わりになる効果的な代替療法がなく、病状の進行により移植に到達できずに亡くなる患者も全体の36.1％[1]と多いのが現状である。患者は慢性的な呼吸困難感による精神的苦痛と、死への恐怖と常に戦っている。また、息切れによる行動制限によって、社会生活や家庭内での役割が十分に果たせなくなり、自尊感情の低下や孤独感を感じることも多い。そのため、早く移植を受け元気になりたいと切望する一方で、ドナーの死を待っているという罪悪感を抱き、精神的に不安定となる患者が多い。移植実施施設はこのような患者の心理社会面を十分に理解し、患者・家族の想いを共有し、支援していくことが重要である。また、これらの情報はかかりつけ医と十分に共有し、必要時にはリエゾンナースや神経内科医、医療ソーシャルワーカーなどの多職種の介入を検討する。

　移植は必ずしもすべての待機患者が受けられる医療ではないのも事実である。もし移植に到達できない場合、人生の最終段階を自分らしく生きるためにどのような治療・ケアを希望するか、患者・家族・関係する医療ケアチームと繰り返し話し合い、共有しておくことが大切である。

3．移植直後

　脳死下肺移植手術には、片肺移植と両肺移植の2つの術式がある[2]。手術に関連した死亡率(術中〜術後30日以内に死亡)は10〜15％で、一般の肺がんの手術と比較し約10倍程度リスクが高いと言われている。手術には人工心肺やECMO(extracorporeal membrane oxygenation)が必要であることが多く、それにより出血のリスクは高くなる。その他、急性期に主な合併症として、手術による影響で肺が浮腫む虚血再灌流障害や、拒絶反応、感染症、気管支吻合部のトラブルなどがある。

　肺移植は臓器移植の中でも拒絶反応が起こりやすく、多くの免疫抑制薬が必要となる。つまり、拒絶反応のリスクとともに免疫抑制薬による感染のリスクが高くなる。特に移植後1〜2週間は拒絶反応の起こりやすい時期であり、免疫抑制薬の量も多く必要となるため、感染症を含め全身状態の管理を慎重に行う必要がある。

　患者は呼吸不全により全身の筋力が衰え、栄養状態も悪化した状態で手術に臨んでいるため、正常な肺を移植してはいるが、機能を十分に発揮することができない。呼吸に必要な筋力がリハビリテーションにより回復するため、ドナー肺がもとの肺機能と取り戻すまでに長期間を要する場合は、気管切開を行う。

　全身状態が安定すると集中治療室（ICU）から一般病棟へ移り本格的にリハビリテーションを開始する。徐々に運動機能が回復すると、退院後の生活に向け免疫抑制薬を含む内服管理や、栄養指導、感染予防対策など、さまざまな学習が開始される。また退院後、合併症の早期発見・早期治療を行うためには、患者が体調をセルフモニタリングすることが必須であり、肺機能測定など自己管理表の記載練習も行う。これらすべての指導が終了し、患者の全身状態と自宅環境が整うとようやく退院となる。

4．退院から外来通院

　退院直後は頻回な外来通院を行い、拒絶反応や感染症を含む合併症のスクリーニング検査を行う。退院後は入院中の食事内容が変化するため、注意深く免疫抑制薬の調整を行う必要がある。時には血中濃度が目標範囲内から逸脱し、内服量の変更が必要となり頻回な外来受診を要する場合もあるため、患者は投与量を正確に把握し、間違いのないようにする必要がある。移植後 1 年間は特に免疫抑制薬の投与量が多いため、ウイルス感染症や細菌感染症のリスクは非常に高い。家族を含めた基本的な感染予防対策の徹底が必須となるが、感染症状が出た場合は早期発見・早期治療が肝心である[3]。外来予定日以外での受診も必要な場合も多いが、患者の体力や筋力の回復が十分でない場合、家族のサポートが必要になるため、患者だけでなく家族の十分な理解と協力体制が必要である。

　リハビリテーションに関しては、退院後もさらなる努力が必要となる。患者が自分で安全に行える場合は、万歩計の歩数を使用し活動量の可視化をすることが望ましい。患者の筋力の回復が十分ではなく、転倒などのリスクが伴う場合は、訪問リハビリテーションなどの社会資源を利用し、運動機能の向上に努める必要がある。肺動脈性肺高血圧症などの肺血管疾患の患者は、長年安静を主体とした療養生活で、運動習慣がない患者も多いため、家族とともに指導を行い、行動変容を促すことが重要である。

5．術後数年〜10年以上経過して

　肺移植後の 5 年生存率は、両肺が77.5％、片肺で69.96％である[2]。長年にわたる免疫抑制療法により、さまざまな合併症（高血圧・腎機能障害・糖尿病）を発症する危険性は高く、悪性腫瘍の頻度も通常より高い。また、いまだ確固たる治療法が確立されていない慢性拒絶や肺機能不全も大きな課題である。

　移植により末期呼吸不全状態から奇跡的に身体機能が回復し、社会生活を送っていた患者にとって、合併症による身体機能の低下は受け入れ難く、精神的苦痛を伴う。肺は免疫抑制

療法が生命維持に必要不可欠であるため、終末期の療養環境の選択肢は少ない。これらの社会背景の中、人生における最終段階を患者らしく過ごすためには、患者にとっての最善は何かを繰り返し話し合い、共有することが重要である[4]。

患者と医療者の相互理解

1． 移植登録～移植待機期間（図2）

　患者はかかりつけ医から移植実施施設へ紹介され、肺移植のインフォームド・コンセントを受ける。肺移植の適応、待機中の過ごし方、術後合併症、移植後の日常生活や予後などを、詳細なデータとともに説明される。説明後の患者・家族の反応はさまざまである。移植以外に治療法はなく、数年以内に生命の危機に瀕する危険性があるという自己の病状が移植適応であることに衝撃を受ける患者は多く、手術リスクやその後の予後に対する不安や恐怖を感じる患者も多い。医療者は患者の社会背景、家族の理解度とサポート環境などより詳細な情報を聞き取るが、それと同時に「患者が思い描く肺移植」と「実際の肺移植」の乖離を減らし、より自分自身のこととしてリアルに想像できるよう支援することが重要である。「自分の趣味が移植後できるようになるか」など、患者からの具体的な質問は、医療者との相互理解を促進するのに有効である[5]。

　移植実施施設での評価入院が始まると、患者は移植をより自分のこととして身近に感じるようになる。医療者から周術期の様子や、退院後の再入院時の様子などを耳にする機会も増え、移植に対してマイナスのイメージを抱くことも少なくないが、その際は、医療者が患者の想いを共有し、多職種でサポートしていくことが重要である。患者の同意が得られれば、移植を受けた患者に話を聞く機会を設けるのも有用である。「移植人生」のスタートラインで

患者側	問題点と対応	医療者側
・死への恐怖 ・移植に到達できるか不安 ・早く移植をしたいと願うことへの自責の念 ・移植実施施設と疎遠になって孤独	【問題点】 ・時間的余裕がなく、患者の理解度や個性に合わせた説明ができない 【対応】 ・患者の日常生活に照らし合わせた説明 ・移植後患者との面談	・移植は救命を目的とした手術
・移植手術のリスクや、術後の免疫抑制療法、その後の人生に対する不安 ・移植をしたら病気になる前の状態に戻る	【問題点】 ・移植実施施設との接点が少ない 【対応】 ・定期的な電話連絡 ・患者の想いへ傾聴	・移植に備え病状を把握したい ・患者の想いを聞く機会がなく悩んでいることに気づかない

図2．移植登録～移植待機期間

あるこの時期に患者、医療者間の相互理解を深めておくことは重要である。

　小児の患者はそれぞれの発達段階にもよるが、移植を受けるかどうかは患者の家族に委ねられることが多い。保護者は子どもの命が助かるためには何が最善か、子どもの将来にとって重要な選択を自分が決めてよいのか葛藤する。医療者はこれらの葛藤を十分に傾聴し、治療選択が独善的にならないよう助言する必要がある。チャイルド・ライフ・スペシャリストなどの多職種を交え、子どもの発達段階に合わせた包括的な支援を行うことが、今後の移植人生において重要である。

　移植待機が始まると、多くの患者はかかりつけ医での治療が中心となり、移植実施施設に受診する機会は少なくなる。日本の肺移植の平均待機期間は 2 年 6 ヵ月と言われており、病状の進行により呼吸不全は悪化する患者も多い。医療者はかかりつけ医と連携して、移植に備え患者の病状の把握に努めるが、時に患者や家族からの連絡が病状を把握するうえで有用であることも多い。患者は死への恐怖から、早く移植を受けて元気になりたいと思う一方で、ドナーの死を待ち望んでいるようで申し訳ないという罪悪感を抱くこともある。また、呼吸困難感により今までできていたことができなくなり、自尊心の低下や孤独を感じ精神的不安定になることも多い。医療者は患者の全身状態だけでなく、精神状態にも焦点を当て、患者の想いを聞く機会をできる限り設けて、移植実施施設との接点を増やすことで患者の不安感を軽減することが重要である。

　肺動脈性肺高血圧症やリンパ脈管筋腫症などに対して、近年効果の高い内科的治療薬が増加し、長期間待機inactive[注2]となる患者もいれば、いよいよ病状が進行し医学的に移植と判断しても、患者が手術に踏み切れない場合もある。患者が移植説明を受けてから時間が経過し、移植後の成績もアップデートされていれば、再度手術に関する説明を行い、必要なら移植した患者と接する機会を設け不安の軽減に努めることもよい。

2. 術後急性期～退院（図3）

　移植手術後はICUでの集中治療が開始される。術後数日間は緊急の再手術や処置が行われることも多く、家族はその都度病院からの電話に気が休まらない日々が続く。医療者は患者の治療に専心し、時間的な制限はあるものの、頻回な病状説明を心がけ、家族の不安軽減に努めることが大切である。その際一方的な説明にならないよう、家族の理解度や精神状態を確認しつつレシピエントコーディネーターや臨床心理士など同席での説明が有用である。

　患者の状態にもよるが、術後 3 ～ 7 日ほどで麻酔を中止し、人工呼吸器から離脱する。術前の呼吸不全による低下した全身の筋力・体力と、悪化した栄養状態で手術に臨んでおり、ドナーの正常な肺はすぐに機能を発揮することができない。そのため、人工呼吸器のサポー

[注2] 待機inactive：レシピエントの容態が落ち着いており移植を受ける意思がない場合に、日本臓器移植ネットワークにその旨を事前に報告しておき、一時的に臓器斡旋の対象から除外する制度。

患者側	問題点と対応	医療者側
・移植に辿り着けた安堵 ・想像以上に術後の全身状態が改善しないことへの不安とストレス ・免疫抑制薬の副作用による精神不安定や不眠独	【問題点】 ・術前の低栄養と全身の衰弱 ・気管切開によりコミュニケーション困難 ・ステロイドの副作用 【対応】 ・頻回な病状説明 ・短期・長期目標を患者と相談しつつ設定 ・多職種連携聴	・短期・長期目標を患者と相談しつつ設定 ・患者のリハビリテーションが進まないことへの葛藤

図3．術後急性期～退院

トが長期間必要となる患者も多い。患者は意識がはっきりし始めると同時に、からだが思うように動かないことや、呼吸困難感が改善していないことに不安を感じることが多い時期でもある。医療者は移植が無事終了したこと伝えたうえで、リハビリテーションの必要性を説明しつつ、日々の患者の頑張りを支えていくことが大切である。

　患者の病状によっては人工呼吸器から数ヵ月間離脱できない場合もある。数ヵ月間懸命なリハビリテーションを行っても、人工呼吸器の離脱や食事開始などの目に見える成果は非常に少なく、機械につながれたままで思うようにからだは動かせず、また、気管切開のため声が出せずコミュニケーションが円滑にできないことで、患者のストレスは限界に達することもある。目標が見えない不安と苛立ちで自暴自棄になる患者や、医療者に対し攻撃的になる患者も少なくない。ここで注意すべき点は、医療者は患者の精神状態を当然の反応と感じつつ、回復のためにはリハビリテーションが必要であると叱咤激励をしてしまい、却って患者との想いに齟齬が生まれることもある。患者・医療者の根底にある目標は「回復し元気に退院すること」であることは間違いないため、患者の身体的・精神的な苦痛の原因に傾聴する時間を十分に取り、互いの妥協点を探り目標を設定していくことが重要である。また、リエゾンチームやリエゾン精神看護専門看護師など多職種と連携して患者を擁護し精神的サポートを行う必要もある。

　全身状態が安定し始めると、患者は退院後の生活について少しずつ考えられるようになる。この時期から、退院後の生活に向けての指導が開始となる。拒絶反応や合併症、そして免疫抑制薬を含む薬剤の勉強、日常生活における感染予防対策など、膨大な量の知識を勉強していく。患者は回復し退院できる喜びと同時に、漠然とした退院後の生活の不安と緊張を感じることが多い時期でもある。退院指導の内容は今後一生涯続く「移植人生」の根幹となる知識であるが、指導内容を単なる知識で終わらせることなく、患者のライフサイクルへどのように組み込んでいくか、医療者は患者のリアルな日常を想定し指導する必要がある。

2. 退院後〜移植後数年（図4）

　自宅での生活は患者にとって非常に喜ばしい反面、すべて自己管理をしなければならないことへのプレッシャーがあり不安な毎日である。入院中に熟読した退院パンフレットでは想定されていない出来事にたくさん遭遇するが、その場に医療者がいないため判断に迷うことも多い。その際、患者は医療者の手を煩わせたくない、「大丈夫だろう」と自己判断せずに気軽に連絡することが重要である。軽微な症状であっても合併症の初期症状であることも少なくない。また、食べ物に関する些細な疑問は、医療者が患者にとって日常生活を垣間見る貴重な情報源となる。患者と医療者が密に情報共有をすることで、日常生活における許容範囲の齟齬を減少させることは、合併症を早期発見するだけでなく、移植人生をより充実させるために重要なプロセスである。

　退院後数ヵ月が経過する頃には患者の活動量も増え、全身の筋力が増加するとともに、肺機能も改善していく場合が多い。移植後の生活にも次第に慣れ、患者は移植治療の効果を実感するようになる。その一方で、免疫抑制薬などの副作用が主たる原因の味覚障害や手指の振戦、下痢などの症状を訴えることも多いが、症状の程度は患者によりさまざまである。拒絶や感染症など迅速な治療介入が必要な症状ではなく、検査データに影響を与える症状もないため、後回しにされる傾向があるが、患者にとっては日常生活に支障をきたしたり、精神的なストレスを増大させることもあり、医療者は可能な限り多職種と連携し、原因の究明と症状の軽減に努めることが大切である。ここで、患者の訴えには、合併症に対する不安や、共感してほしいという思いが存在していることもあるため、移植後患者同士が情報共有する

患者側	問題点と対応	医療者側
・呼吸困難がなく日常生活が送れる幸せ ・合併症が起きないか不安 ・移植後の制限が守れているか自信がない ・些細な疑問でわざわざ連絡して医療者を煩わせたくない	【問題点】 ・退院パンフレットの内容では、日常生活をすべて網羅することはできない 【対応】 ・質問する時間や連絡ツールの確保 ・相談しやすい関係性の構築	・日常生活を送れているか把握できず心配 ・些細な疑問も過信せず確認してほしい
・呼吸状態は問題ないが、体調が優れない ・味覚障害がひどく食事が楽しめない ・創部周囲の痺れや四肢の振戦がストレス ・片肺移植は胸郭の左右のバランスが違い肩こりや頭痛に悩む ・食後の急な下痢で日常生活に支障	【問題点】 ・免疫抑制薬や感染予防の薬剤など、副作用はあるが中止や薬剤変更ができない ・緊急性の高い合併症ではなく、軽視される傾向 【対応】 ・患者の訴えの傾聴 ・移植後患者同士が情報共有する場を設ける	・検査データ上問題はなく、治療介入の優先順位は高くない ・症状に個人差があり、治療介入が困難 ・外来時間中にすべての症状を問診する余裕がない

図4. 退院後〜移植後数年

場を設けることも有用である。患者同士が同じ悩みを共有することで、患者が移植前の自分との変化を受容し、折り合いをつけていくための一助として重要である。

4．移植後数年〜終末期（図5）

　移植後1年が経過すると社会復帰を目指す患者も増加する。社会生活と徹底した感染予防対策を両立することは非常に難しい。定期的な受診や時間指定のある内服、粉塵曝露や感染の回避など、職場環境の配慮は最低限必要となるため、患者は学校や職場へ協力を依頼することが大切である。また、医療者は患者を心配するあまり、必要以上に制限を設けるのではなく、危険性を考慮したうえで患者の希望やニーズを満たせるよう、患者・家族を含め話し合うことが大切である。

　社会生活が開始すると、体力的にも精神的にも負担が増え、今まで問題なくできていた自己管理が疎かになることが多い。社会生活に慣れ余裕ができるまでは、家族のサポート体制を整えておくことが重要である。

　小児期に移植を受けた患者は、成長発達に伴い管理の主体は患者本人である子どもへと移行していくが、その際しばしば自己管理が疎かになり合併症で体調を崩す患者が多くいる。思春期・若年成人世代の患者に対しては、それぞれのライフステージ合わせて自己管理指導を継続的に行い支援していくことが必要である。また、家族や医療者は患者を心配するあまり過干渉にならないよう、患者成長を認め自己を尊重しつつ、多職種で包括的なサポートを行うことが重要である。

患者側	問題点と対応	医療者側
・社会に貢献したい ・収入を得たい ・職場で嫌な顔をされるので、移植後であることを隠したい ・生活の制限が多過ぎて生きがいがない	【問題点】 ・医療者の過干渉と決めつけ ・患者の健康への過信 【対応】 ・患者、医療者の相互の価値観を共有 ・ソーシャルワーカーなど多職種連携	・感染のリスクが少ない仕事にすべき ・社会生活が大変になり自己管理が疎かにならないか心配
・移植の時のように新たな治療法で改善するのではないか ・ドナーに申し訳ないので、最期まで諦めずに治療しなければならない	【問題点】 ・移植後患者は積極的治療を行うべきという風潮 ・末期呼吸不全患者に対する緩和ケアが確立されていない ・非悪性腫瘍の移植後患者を受け入れる施設がない 【対応】 ・患者を中心とした終末期医療を検討 ・移植後患者の終末期を管理できる入院施設の整備	・移植患者は最期まで積極的治療をしなければならない ・すべての末期呼吸不全の終末期患者を移植実施施設では管理できない

図5．移植後数年〜終末期

　移植後時間の経過とともに、免疫抑制薬による合併症は年々高くなる。なんの前触れもなく肺機能が低下することや、感染を契機に突如呼吸不全に陥る場合もある。悪性腫瘍に罹患した場合、免疫抑制薬により通常より進行が早く、腎機能障害を合併している移植後患者は、治療の選択肢が限られることも少なくない。患者や家族はドナーへの申し訳なさと同時に、落胆で精神的不安定になることも少なくない。ドナーの想いに報いるため、移植後患者は患者自身のQOLよりも、救命・延命を希望する患者も多い。しかし、医療者は患者の想いを汲んだうえで、患者の苦痛をどう軽減し、患者らしい終末期を過ごすには何が必要か、繰り返し話し合い共有していくことが重要である。

文献

1）日本臓器移植ネットワーク(https://www.jotnw.or.jp/data/)（最終アクセス2024年6月1日）.

2）日本肺及び心肺移植研究会(https://www2.idac.tohoku.ac.jp/dep/surg/shinpai/pg185.html)（最終アクセス2024年6月1日）.

3）日本移植学会Transplant Physician委員会（編）：必携 内科医のための臓器移植診療ハンドブック. ぱーそん書房, 東京, 2023.

4）竹川幸恵：慢性呼吸不全終末期の看護ケア, 人工呼吸. Jpn J Respir Care 33(5)：29-34, 2016.

5）石原　恵：肺移植待機中の患者のケア. 日本呼吸ケア・リハビリテーション学会誌19(3)：212-214, 2008.

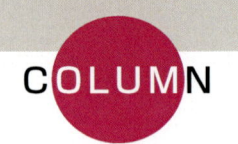

さまざまな部署との連携で成り立つ移植医療

　肺移植実施施設であるA病院では、日本で脳死下臓器移植が始まった時から、さまざまな臓器の移植を行うこともあって、常に各臓器移植の担当診療科医師、看護師、麻酔科、臨床工学部門、薬剤部、輸血部、事務部などの部署と連携しています。レシピエントコーディネーターは患者や家族の意思を尊重しながら、各移植医療がスムーズに行えるように、関係部署との連絡を密にし、常に移植実施施設として、どんな状況であっても移植手術に対応できるように準備をしています。

　同じ日に複数の脳死下移植を行うこともあります。脳死下臓器移植は常に緊急手術ですので、その移植とは直接関係のない診療科の手術枠を脳死下臓器移植に使用するため、手術を予定されていた患者さんへ事情を説明し、予定していた手術枠を脳死下臓器移植のため譲っていただ

くこともあります。

　臓器移植が必要と判断された患者の状態は重症です。全身麻酔をかける際も細心の注意を払うことが必要です。容体が急変することを想定し、麻酔導入時にはたくさんの医療スタッフを必要とします。同日に複数臓器の脳死下移植を予定した場合は、患者の手術室に入る時間をずらすなど、安全に麻酔導入をできるような体制をとります。

　脳死下であれ、生体であれ、臓器移植は移植実施施設内の各部署のスタッフの協力、ドナーとドナー家族の善意、臓器提供施設の理解、日本臓器移植ネットワーク（JOT）のサポート、そして移植とは関係のない患者や家族の善意によって成り立っている医療であると日々感じています。

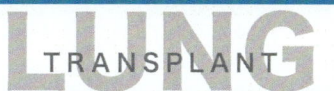
1 生体肺移植特有の患者と医療者の相互理解

POINT!

① 生体肺移植は、脳死ドナーが現れるまで待機ができないと考えられる患者が対象となる。
② 生体肺移植は、通常2人の健康な適合する生体ドナーが必要となる。
③ 健康な生体ドナーが肺を提供する倫理的な側面もあることから、患者や家族の希望のうえでリスクなどを十分に理解された後に進められる。

はじめに

生体肺移植とは、家族や親族から肺の一部を提供して、患者へ移植する方法である。本邦では脳死下肺移植は登録までの適応審査や日本臓器移植ネットワーク（JOT）登録後に適合するドナーが現れるまで一定の期間が存在する。生体肺移植は患者（レシピエント）や家族などから希望があり、脳死ドナーが現れるまで待機できないと考えられる患者が対象となる。

2010年の臓器移植法改正以降、脳死下移植件数は増加しているがドナー不足の現状は変わらず、生体肺移植はすべての肺移植全体の約30％を占める状況である。

生体肺移植は、通常2人の健康な適合する生体ドナーが必要となるが、小児や特殊な条件の場合に片側生体肺移植による1人の生体ドナーからの移植術で済む場合もある（図1）。

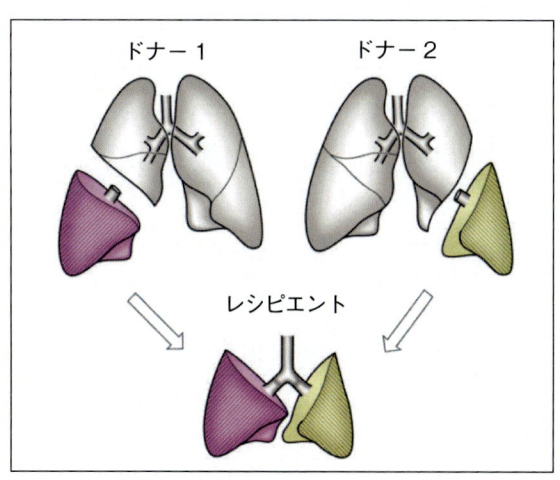

図1. 生体肺移植のドナーとレシピエント

生体肺移植患者の想い

　生体肺移植を考える患者やその家族は、患者の病状が切迫した状態であることが多く、現状や先の不安から救命のために生体肺移植を希望される。医療者側は生体肺移植における患者や提供者の手術リスクや適応、合併症や成績、ドナーの療養期間、費用等々について正確な説明を行う。この際、患者側の想いを十分尊重しつつ説明を行うが、丁寧かつ慎重な説明が求められる。

　生体肺移植は大きな手術リスクを伴い、術後の臓器保護のため一生の管理と継続治療が必要となる。また、本来ならばメスの入ることのない健康な生体ドナーが肺を提供する倫理的な側面もあることから、あくまでも患者や家族の希望のうえ、さらにリスクなどを十分に理解されたうえで進められる。そして、医療者は患者や家族の置かれた背景や想いに理解を示し、寄り添いながらかかわってゆく。

　また、生体肺移植を希望する患者が受診できない場合には、移植実施施設のスタッフが往診し肺移植の説明を行うこともあるなど、患者の意思が確認できない場合もある。後述の「患者の意思が確認できない場合」に記載する。

生体肺移植ドナー

　肺移植生体ドナーは、左右の肺にある下葉と呼ばれるどちらか一部分を提供することが基本的な形であり、それ以上の提供はない。提供後は残された肺が呼吸機能をカバーすることになるが、肺が再生することはないため、肺活量は必ず低下する。一般的に問題なく1年が経過した時に約85〜90％の呼吸機能の回復となり、日常生活上に影響を及ぼすことはないものの、激しい運動時には息切れを感じやすくなる可能性がある。

　手術創は提供側の背部肩甲骨下に約15〜20cmとなり、手術では肋骨を1本切断したうえで提供肺を丁寧に取り出し、肋骨はもとの位置に戻した後に閉創となる。全身麻酔での手術であり、入院期間は約2週間を要する。回復期間が必要であり、1ヵ月程度でデスクワークなどの労作の復帰、約3ヵ月で力仕事などの復帰が期待できる。手術創部の痛みや手術リスクや合併症リスクも存在し、社会生活への影響もあるため生体ドナーへの負担は小さくない。

　生体ドナーの術後管理は丁寧かつ慎重にされるべきである。また外来での経過観察は必須であり、生体ドナーにも外来診察の必要性を理解してもらう必要がある。医療者は異常の早期発見を見逃さず、ドナーの健康に最善を尽くしていかるばならない。

1. 生体肺移植の適応について（表1）

　生体肺移植を受けるには、患者（レシピエント）と提供者（ドナー）が、それぞれの適応があ

表1．生体ドナーの適応条件

・検査による医学的判断をクリアしていること
・肉体的、精神的に健康であること
・レシピエントの血族3等身以内または配偶者（各施設基準あり）
・年齢20歳以上60歳未満（各施設基準あり）
・血液型一致または適合、不適合は医学的判断を要する（各施設基準あり）
・提供者本人の自発的意思であること、など

るかどうかの検査を受ける必要がある。検査によって適応がなければ移植手術を実現することはできず、適応があれば移植実施施設内の倫理委員会の承認を得て初めて実施することができる。脳死下肺移植では、第三者による自施設以外の審査があるが、生体肺移植では自施設内の厳格な基準に則り、適応の判断を下している。

意思決定とそれぞれの想い

　生体肺移植の提供者は親族からの提供が前提となるためレシピエントとドナーの関係性は親密であると考えられる。実際には、医療者には把握し得ないさまざまな家庭状況があると思われるが、強要のない自発的な提供の意思や無償の提供であることが大前提である。医療者からの説明の後に、家族内で改めて話し合い、その結果、移植を選択しないということもある。その決断は十分に尊重される。

　患者は自身の移植手術の不安もあるが、自身の手術のために提供ドナーは肺を失い、手術を受けるという事実に自責の念を感じドナー手術や提供後の生活に不安を感じることも多い。また、提供ドナーは大切なレシピエントを救いたいという一心で提供を決断するため、関係性が親密であればあるほど自身の手術のことや心の準備が不十分のまま進んでしまうこともある。特に小児患者の母親に多い傾向にあり、医療者は患者と提供者の関係性を把握しつつ、状況をみながら時間をかけ、さまざまな医療的オリエンテーションが進んでいくようにかかわってゆく必要がある。

　さらに、レシピエントとドナーは別世帯であることも珍しくなく、ドナー家族の理解や協力、意思確認は欠かせない。本来ならば守るべき自身の家族がある中で、親族へ肺の提供を行うことについて家族に複雑な想いを抱く人もいる中で、医療者は患者や提供者への想いやその内面に心をしっかり傾け、その意思決定を支援してゆく。

生体肺移植特有の問題

　生体肺移植では2人の健康な提供者が必要となるため、提供者が1人である他臓器の生体移植よりも実施までのハードルは高い。親族に2人健康なドナーがいないことは往々にしてあるが、ドナー候補者がいても精査などによりドナーとして不適応である場合もある。候補

者が不適応であった場合には、改めて親族内で提供者が探されることとなる。他親族者へプレッシャーがかかることは容易に想像されるが、「臓器を提供しなければ救命できない」という医療側からのプレッシャーを絶対にかけないよう注意する。

　また、1人がドナーとして立候補する状況であれば、ほかの候補者へのプレッシャーも計り知れない。医療者は意思決定に慎重にかかわる必要があり、患者と生体ドナーの関係性を把握し、新たな生体ドナー候補者が現れた場合にはその意思決定プロセスの確認を行うことが望ましい。また、生体ドナーの意思は手術の直前まで撤回可能であることも伝えておくことを忘れてはいけない。

患者の意思が確認できない時

　小児患者など、自らの意思が明確でない場合には、段階を追った説明を医療者や両親などが進めてゆく必要がある。この場合、家族の言葉の方が小児患者には伝わりやすいため、その協力は欠かせない。

　人工呼吸器などの生命維持装置の装着により患者の意思が確認できない場合は、患者のことを最も知る家族が代理決定を下すことになる。家族に託された決断は非常に重く、難しい判断となる。時間的猶予のない状況であることが予想されるが、医療者は家族へ十分に配慮し意思の決定を待つようにする。決して急がせてはならない。

生体肺移植に係る費用、社会制度

　2008年4月より生体肺移植は医療保険の適応となっている。肺移植を受けるまでの検査などは保険診療の対象であり、肺移植手術も保険診療の対象となっている（付録2「費用と社会保障」288頁参照）。

生体肺移植を支える家族の協力体制

　生体肺移植手術は2名のドナーとレシピエントを同時に行う大きな手術である。場合によっては、家族全員が手術を受けることもあるが、生体肺移植を支えるサポート役の存在はなくてはならず、大きな役割と意味をもつ。患者側は生体ドナーがレシピエントのサポート役に回ることを想定し、他家族や親族に頼ることへの申し訳なさからサポート者がいないという場合もある。医療者側は患者側の置かれている状況に理解を示しつつ、生体ドナーの安全と負担、回復についてこれまでの経験なども提示し、親族内での情報共有をしっかりし

ていただくようサポートする。

生体肺移植手術とリハビリテーション

　手術時には手術を受けるレシピエントとドナーが共に手術室へ出棟し、お互いが特別な感情のもと手術へ向かう。一般的な生体肺移植手術はレシピエント手術とドナー手術が同時並行で行われ、それぞれのドナーより右あるいは左下葉が摘出され、レシピエントの肺として移植される。最大で3部屋の同時手術であり3チーム総勢20名以上の人員が手術にかかわる。術後経過については、脳死下肺移植と同様である（158頁参照）。

　肺移植後は、移植肺が馴染み、自覚症状が落ち着くまでに少し時間はかかるが、早期からリハビリテーションを実施し理学療法士介入のもと合併症予防や早期回復に努める。生体肺移植患者は、全身状態が不良であることも珍しくないため、術後はリハビリテーションに時間を要することがある。

維持管理

　移植後は日常生活上の注意点や薬剤、食事などの内容について理解を深め退院となる。指導内容や外来経過観察については脳死下肺移植と同様である（149頁参照）。

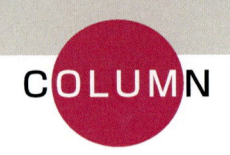

COLUMN

生体肺移植患者の想い

　病院に紹介された時は、脳死下肺移植を希望しようと考えていました。初めて肺移植の説明を聞いた時、移植手術に対する不安と恐怖でいっぱいでした。さらに待機期間900日と聞いて目の前が真っ暗になった記憶があります。自分の状態では脳死下移植を待つことは難しいかもしれない、でも生きたい…葛藤の毎日でした。

　その後、移植を受けるため移植実施施設に検査入院しました。その時、自分が思っていた以上に病状が進行していて、トイレに行くだけでも酸素の値が戻らなくなり、とても自宅に帰れる状態ではありませんでした。歩くこと、お風呂に入ること、寝ることなど数年前は苦痛なくできていたことがほとんど難しくなっていきました。当然この状態から早く解放されたいと強く思うようになりました。担当医から生体肺移植についてもうかがっていたので、両親は臓器提供をしてでも私をなんとかしたいと言ってくれました。本音を言えば、家族から肺をもらうことに強い抵抗はありましたが、その時は死にたくない、家族のために絶対助かりたいという気持ちが強かったです。

　入院中は気持ちが不安定になり、体力的にもつらい時がありましたが、病院のスタッフの方々が親身になってサポートしてくださいました。特に術後の集中治療室にいる間に、呼吸するのがつらかったり、傷の痛みがひどかったり、パニックになった時は優しく励ましていただきました。ただ傍にいてくれるだけで安心しました。手を握ってもらったら、もっと安心しました。温かい言葉をかけてもらったら、"頑張ろう"、"元気になろう"と前向きになれました。

　移植を受けられたこと、自分に肺を提供してくれた家族に感謝しています。今まで病気でやりたいことができなかったり、お金の面でも家族に迷惑をかけてきていましたので、これからは今までできなかったことなどに挑戦し、少しずつ家族に恩返しをしていきたいと思います。

　移植と聞くと怖い、不安などいろいろ考えると思います。でも、移植をすると、今のつらい状態が嘘のように普通の生活ができるようになります。諦めていたことがたくさんできるようになります。もちろん移植後も大変なこと、つらいこともありますが、これからの人生や大切な人のことも含め、前向きに考えてほしいです。

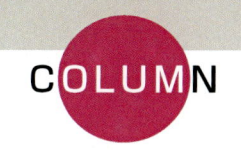

生体肺移植ドナーの想い

　地元の病院の先生から「娘さんはそろそろ肺移植という治療を考えた方がいい時期にきている」と言われましたが、わが子のことだと現実的に思えませんでした。ただ、常に一緒にいる中で、段々苦しそうな姿を見るのは本当につらい毎日でした。ただ娘は骨髄移植を受けたことがあったので、『移植』という言葉に抵抗はありませんでした。

　インターネットで『肺移植』を検索したところ、とても大変な治療なんだと感じました。その後、娘と一緒に病院を受診しました。担当の先生と移植コーディネーターさんがわかりやすく肺移植の説明をしてくださいました。ただ、「このままでは移植登録をしても、娘さんを救命することは難しい」と先生にはっきり言われて、ショックを受けました。正直、娘の肺がそんなに悪いとは思っていませんでした。1年も生きることはできないと初めて知りました。それまでは、日々弱っていく姿を見ているだけでしたが、その時に生体肺移植の選択肢もあると知りました。ただ、自分のからだが健康で、肺を提供できる状態なのか、とても心配でした。

　娘は高校生の時に白血病になり、つらくて長い治療を頑張って、いろいろなことを我慢して生活してきたので、自分たちの肺を移植することで少しでも元気に過ごせるのならば移植しかないと思い、臓器提供を決めました。ただ、自分自身、病気や入院の経験がまったくなく、家族に臓器提供をするには不安もありましたが、移植手術後、娘の回復の早さには目を見張るものがありました。

　生体肺移植をしても100％絶対に元気になる保証はないし、感染症などのいろいろな病気のリスクもあるけれども、このままでは娘が死んでしまうことを考えると、やはり移植して絶対に元気になってほしいという希望をもちたい（信じたい）と思いました。

　生体移植手術を行って、数年が経ちました。今は、自分の傷口を見るたびに笑顔が出てきます。娘は毎日免疫抑制を含むたくさんの薬を飲んでいますが、仕事も始めることができました。あの苦しそうな姿が嘘のようです。自分が思っていた何倍もの成果と思っていた半分以下の負担だったと感じています。本当にありがとうございました。

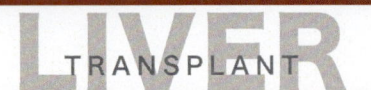

1 移植前における移植実施施設と非実施施設の連携

① 慢性肝疾患診療において早期からのアドバンス・ケア・プランニングが重要である。
② 肝臓移植の治療選択肢の有無によって、検査や治療方針が異なることがある。
③ 非実施施設は移植実施施設や関連するすべての医療者および家族と緊密に連携し、より万全の状態での移植を目指す。

はじめに

医療連携の重要性が叫ばれて久しいが、肝臓移植においてその重要性は極めて高い。日本肝移植研究会（現 日本肝移植学会）の生体肝移植ドナーに関する調査報告では、肝臓移植のレシピエントまたはドナーの紹介元の医師は63.6％が非実施施設所属であった[1]。肝臓移植医療における移植実施施設と非実施施設の連携では、5W1H—いつ、どこで、誰が、何を、なぜ、どのように行うのか—を綿密に調整し、着実に実行することが肝臓移植の成功に必要不可欠である。加えて移植実施施設・非実施施設によらず、紹介医療機関においては患者や家族、生体ドナーおよび生体ドナー候補らとの十分なコミュニケーションに基づいたプランニングが必要不可欠であり、肝臓移植を実施しないという結論に至ることも当然ある。非実施施設は、移植実施施設との物理的な距離や専門性および経験の不足といった課題に直面することが多々あるが、事前の備えのみならず、移植実施施設との十分な連携によってこれらを補完することで、肝臓移植の成功や非代償性肝硬変患者の価値観や目標、意向に沿った医療やケアに寄与することが可能であると考えられる。

アドバンス・ケア・プランニング（ACP）の重要性

移植実施施設、非実施施設にかかわらず、進行した慢性肝疾患患者を対象としたアドバンス・ケア・プランニング（advance care planning；ACP）[注1]が重要である。ACPは慢性疾患患者とその家族が、医療やケアにおける将来の意思決定に備え、目標、価値観、希望に沿うよう医療者とともに準備をするプロセスである[2]。

　ACPによって、患者や家族は疾患の終末期における感情的苦痛や望まない医療を減らすことが可能となり、医療者は患者や家族の意思に沿った医療やケアを提供することが可能となる。慢性肝疾患患者を対象としたACPにおいて、肝臓移植についての意思確認は特に重要である。生体肝移植が多くを占めるわが国においては、ACPはドナー（＝家族）にも多くの影響を与えうる。慢性肝疾患が非代償性肝硬変に進行した場合、生存予後は平均約2年と報告されており[3]、代償性肝硬変から非代償期への移行が疑われる場合、具体的には腹水や極度の浮腫、黄疸の出現やアンモニアの上昇以前に初回のACPを可及的速やかに行うべきであり、病状変化や患者本人、家族の意思に応じて継続的にACPは検討される必要がある。

　比較的早期からのACPが重要である理由としては、肝臓移植が将来の医療選択肢として挙がる場合に、特に生体肝移植では移植待機中の治療方針にも影響を与えうることが挙げられる。難治性腹水、肝腎症候群、肝性脳症、食道胃静脈瘤などの肝硬変合併症や、近年増加傾向にある脂肪性肝疾患、特に代謝異常関連脂肪性肝疾患（metabolic dysfunction-associated steatotic liver disease；MASLD）では、合併する生活習慣病や心血管疾患などの合併症や併存疾患、肝臓移植を行わないのであれば予後に影響しないと考えられる早期がんなどの治療方針も異なってくる（図1）。

　また生体ドナーの場合、早期からのACPは、ドナー自身の疾患管理や、仕事および経済

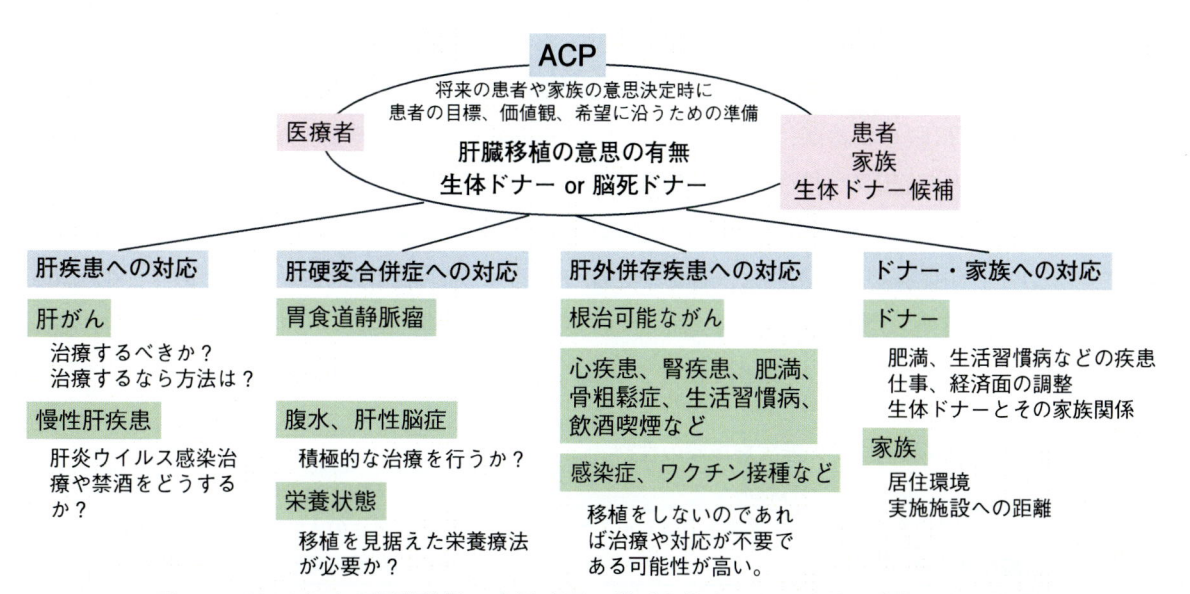

図1. ACP における肝臓移植の意思確認に基づき治療やケア方針が変化しうる病態

肝臓移植の有無は非代償性肝硬変の治療やケア方針に大きく影響する。移植を行う場合は肝臓移植の適応やリスク、術後の状態を想定した対応を要し、肝臓移植を行わない場合はQOLを重視した緩和的医療の非常が高くなる可能性が想定されうる。これらの方針を決定し、さらにその効果が得られるには時間を要し、ステークホルダーの状況は刻一刻と変化しうるため、早期からの、また繰り返してのACPを要する。

[注1)] アドバンス・ケア・プランニング（advance care planning；ACP）：将来の変化に備え、将来の医療およびケアについて、本人を主体に、その家族や近しい人、医療・ケアチームが繰り返し話し合いを行い、本人による意思決定を支援する取り組みのこと。

面の調整、家族との合意形成などに必要な移植を行うまでの時間的猶予を担保することにもつながる。生体ドナーは自由意思による臓器提供が前提であるが、時間的な制約の影響を可能な限り小さくしたうえでの意思決定が重要である。

最近の米国からの報告によると、そもそも非代償性肝硬変患者を対象としたACPは十分に行われておらず、肝臓移植が困難な場合であっても、意思決定で最も重視されるべき患者の目標や価値観より、肝臓移植への希望を維持させることを医療者が優先する傾向があった[4]。肝臓移植の有無にかかわらず、多様な患者の目標や価値観に沿うようなプランニングが重要である。急性肝不全患者では"advance（前もって）"のプランニングが困難であり、小児を対象とした肝臓移植では、先天性疾患や意思決定のプロセスにも配慮が必要である。

┃非実施施設の役割と移植実施施設との連携┃

1. 治療方針としての肝臓移植の検討

肝臓移植前に非実施施設が担う主な役割を**表1**に示す。最も重要な役割は、肝臓移植を治療選択肢として検討することである。非実施施設の専門医（内科の医師が多いであろう肝臓専門医や消化器専門医）が肝臓移植の適応を正しく認識する必要がある。特に患者のADL評価は、外来診療での情報のみでは不十分であり、家族やかかりつけ医、ケア担当者とのコミュニケーションをとって十分に把握する必要がある。脳死下移植患者は現在のところ原則65歳以下に限られるが、生体肝移植では患者の状況や移植実施施設に応じて異なるため、実年齢のみで適応を判断することは避けるべきであろう。

ADLの評価は、家族や多職種で可能な限りの情報を集めたうえで、検討を行うことが望まれる。生体肝移植であれば、ドナーとなりうる家族の有無の把握が必要であり、患者に対して肝臓移植の選択肢を提示することは、特に脳死下移植が受けられる上限である65歳に近い、あるいはそれより高齢の患者と家族にとっては大きな心理的負担を強いることが考え

表1. 肝臓移植前後での非実施施設の役割

移植前	移植後
ACP、移植に関係する患者、家族とのコミュニケーション	術後合併症の入院管理（感染、腎不全など）
肝臓移植治療の検討	免疫抑制薬の継続・調整、拒絶反応の監視
脳死下肝臓移植登録	原疾患（肝疾患）再燃への対応
生体ドナーの選定	肝細胞癌サーベイランス
肝癌や肝疾患への対応	免疫抑制薬などの副作用対応
非代償性肝硬変の支持療法	HBV再活性化モニタリング
肝硬変合併症への対応	食事・栄養管理、断酒
肝外併存疾患への対応	リハビリテーション・運動療法
各種ワクチン接種	併存疾患の対応

ACP：アドバンス・ケア・プランニング　HBV：B型肝炎ウイルス

られ、慎重に対応するべきである。また非代償性肝硬変患者を担当する医師は、カンファレンスなどで複数の医師によって肝臓移植の適応について議論する機会を設けることが手助けとなる。

2. 肝臓移植に向けた準備と連携

　肝臓移植が治療選択肢となった場合、移植実施施設との連携は、移植前から積極的に行うことが望ましい。脳死下移植の場合は、日本臓器移植ネットワークに脳死下肝臓移植希望患者として登録することが必要である。日本肝臓学会のウェブサイトに詳細な手順が記されている[5]。登録後にはMELDスコア[※2]の定期的な更新が必要であり、病態やMELDスコアの点数によってその間隔は異なる。基本的には登録施設（移植実施施設）が行うが、非実施施設の検査結果を移植実施施設に共有し更新することが可能であり、確実に行う必要がある。

　生体肝移植が治療選択肢となった場合、非実施施設と移植実施施設の連携の重要性はより高まる。肝臓移植までの期間がある程度明確となるため、前出の図1で示す病態や生体ドナー、家族への対応について移植実施施設と方針をすり合わせる必要がある。特に頻度として多い肝細胞癌や胃食道静脈瘤などの肝硬変合併症の管理方針については入念に検討がなされるべきである。

　より積極的な栄養管理や糖尿病のコントロール状態、肥満は、肝臓移植後の予後に影響すると報告されている。待機期間中に、肝臓移植後の予後を改善させ得る介入は可能な範囲で検討されることが望ましい。アルコール性肝硬変では、断酒期間（生体肝移植では飲酒が可能であった時期の6ヵ月間、脳死下肝移植では18ヵ月）の入念な確認や、精神科医との連携によるアルコール依存症の否定を行う。このほか、肺炎球菌ワクチンやインフルエンザワクチン、新型コロナウイルスワクチンは接種が推奨されている。非実施施設とのカンファレンスなどで待機患者への対応することは、非実施施設にとって大きな助けとなる。特に生体肝移植を行う際の肝外併存疾患への対応は非実施施設、移植実施施設のどちらで行うのかを明確にすることを勧める。待機患者にベストな状況で移植に臨むことができるよう、さらに移植後の免疫抑制が長期間に及ぶことを留意し、う歯、副鼻腔炎などの感染源となりうる病態への対応や、根治が可能ながんや前癌病変に対しては、肝や全身状態を鑑みてリスクが許容できるのであれば治療を行うことがある。

3. 生体ドナーへの対応

　生体ドナーに疾患がある場合、基本的には生体ドナーの主治医と移植実施施設間での連携が行われる。生活習慣病や肥満、飲酒や喫煙などの生活習慣に対しては、特に移植実施施設から対応を求められることが多い。改善が必要な場合は、具体的な目標値を明確にし、共有

[※2]MELD（model for endstage liver disease）スコア：肝疾患の重症度判定に用いられる、血液検査の結果や血液透析施行の有無から算出されるスコア。高値であるほど重症とされる。

することが重要である。生活習慣病や肥満の改善は、院内外の管理栄養士や糖尿病療養指導士、慢性疾患看護専門看護師など多職種で行うことも考慮する。

　生体ドナーの情報を待機患者に伝えることや、生体ドナーやその主治医に対して移植治療の重要性を必要以上に訴えることは、生体ドナーに対する過度な心理的負担や家族関係の破綻を招く可能性もあり、慎重に判断するべきである。

　移植に直接関連する術前検査や術後3ヵ月までの移植に関連する移植実施施設での検査・治療はレシピエントの医療保険が適応可能であるが、移植に至らなかった場合の術前検査は自己負担（保険適応外）となり、生命保険や医療保険も補償対象外である。また生体ドナー主治医による併存疾患の治療や検査はドナー自身の保険での対応となるなど、生体ドナーの潜在的な経済負担は大きい。医療費・公的支援・社会保障については付録2「費用と社会保障」（288頁）を参照されたい。

文献

1）日本肝移植研究会ドナー調査委員会：生体肝移植ドナーに関する報告書（完全版）．2005年3月．

2）McMahan RD, Tellez I, Sudore RL：Deconstructing the complexities of advance care planning outcomes；what do we know and where do we go? A scoping review. J Am Geriatr Soc 69(1)：234-244, 2021.

3）D'Amico G, Garcia-Tsao G, Pagliaro L：Natural history and prognostic indicators of survival in cirrhosis；a systematic review of 118 studies. J Hepatol 44(1)：217-231, 2006.

4）Patel AA, Ryan GW, Tisnado D, et al：Deficits in Advance Care Planning for Patients With Decompensated Cirrhosis at Liver Transplant Centers. JAMA Intern Med 181(5)：652-660, 2021.

5）日本肝臓学会：流れがわかる肝移植(https://www.jsh.or.jp/medical/transplant/)（最終アクセス2024年6月30日）．

② 移植後における移植実施施設と非実施施設の連携

POINT!

① 中長期的な診療方針（入院、外来共に）について、患者とその家族、移植実施施設、非実施施設の間で、十分に話し合っておくことが重要である。

② 免疫抑制薬の調整、悪性腫瘍のスクリーニング、腎機能や生活習慣病のフォローなど、移植実施施設と非実施施設が情報をリアルタイムに共有しながら、お互いの施設の役割を明確に把握したうえで、検査や治療を行う。

はじめに

肝臓移植後、早期は移植実施施設での管理が中心であるが、経過が中長期となるに従い、移植実施施設、非実施施設時期の連携が非常に重要となる。移植実施施設が患者の居住地から遠方の場合は、非実施施設での診療が患者や家族の負担を軽減させる一方で、移植実施施設での加療継続を強く望んでいる場合には、診療方針について患者・家族、移植実施施設、非実施施設の間で十分に話し合って決めていくことが重要である。

非実施施設の役割と移植実施施設との連携

1. 入院でのレシピエントの受け入れ

術後急性期〜一定期間は移植実施施設での管理が中心であり、非実施施設の主な役割はその後となるが、時期は個々の状況に応じて異なる。肝臓移植後、非実施施設はレシピエントの予後に影響する重要な役割を担う（176頁**表1**）。非実施施設は、移植後に転院施設として検討されることがあるが、自施設で提供可能な医療と専門性を考慮し、移植実施施設と綿密な調整を行ったうえで受け入れを検討する。移植実施施設が居住地から遠方の場合は、非実施施設への転院が患者や家族の負担を軽減することがある一方、移植実施施設での加療継続を強く望んでいる場合には、移植実施施設で十分に合意形成を行っておくことが重要である。

2. 慢性期の外来での対応

非実施施設の外来通院では、非実施施設のみの外来となる場合と移植実施施設との併診となる場合がある。併診の場合、どちらの施設で何を行うのかを明確に共有することが重要である。それぞれの役割はレシピエントの状態や時期によって変化する。免疫抑制薬の調整や副作用のチェック、原疾患の再燃への対応、肝細胞癌の経過観察、HBVウイルス再活性化

のモニタリング、食事・運動療法、併存疾患への対応など多岐にわたる。

移植後管理の注意点

1. 免疫抑制薬

　免疫抑制薬の内服の重要性は、移植前に十分に説明し、レシピエントが納得していると考えていても、アドヒアランスが悪い患者が存在するため、外来での経過観察でも継続的な情報提供、注意喚起が重要である。長期間に渡る免疫抑制薬の内服による感染症や発がんのリスクや、腎機能障害、高血糖、高血圧などのリスクについても経過観察し、医療従事者はそれらのリスクがあることを外来でも丁寧に説明するとともに、レシピエントの中には、自己管理が困難な場合もあることを認識し、その場合は家族と連携するなどの対処法を考えることが必要である。

　わが国において、306名（男性158名、女性148名、年齢 51.8 ± 14.7歳、術後 7.9 ± 5.3 年）を対象とした質問紙調査で、全体の 76.8 ％が「毎回欠かさずに服用」と回答した一方で、19.6 ％が「飲み忘れがある」と回答した報告がある[1]。服薬管理では、年齢、移植後の期間、ドナーの属性、仕事などが関係した。家族からの支援も自己管理行動に影響を及ぼす重要な因子である。

　米国からの質問紙調査の結果をまとめた報告では、服薬が規則正しくできていない（ノンアドヒアランス）は 50 ％と前述の本邦からの報告よりも高い頻度で認められた[2]。ノンアドヒアランスの理由は、日々のルーティンとなっていない、覚えておくことが難しい、薬剤が多過ぎる、または経済的な理由であった。対象者の 87 ％は免疫抑制薬の効果は 1日より短いと回答したが、ノンアドヒアランス群はもっと持続すると思っていたということも報告されている。本邦と米国では背景に異なるところがあると思われるが、定期的な受診の重要性、免疫抑制薬の効果・作用時間などについての十分な説明が重要であることは同じである。移植後長期になると、外来受診の間隔が長くなり、薬剤の自己管理の重要性はさらに増してくる。もし次回の外来受診までになんらかの理由で薬剤が不足した場合には、受診している医療機関に速やかに連絡するようにレシピエントにしっかり伝えておくことが大切である。

　移植後長期経過した場合には、特に移植実施施設から遠方に在住するレシピエントにおいては、非実施施設において免疫抑制薬の処方、調整を行うことも少なくない。免疫抑制薬の調整は、特にタクロリムスの血中濃度のモニタリング値を含めて移植実施施設と情報を共有し、容量の調整を行う。タクロリムスによる腎機能障害、血糖値の異常、高血圧、手足のふるえ、ミコフェノール酸モフェチルによる貧血、消化器症状、ステロイドによる易感染性や消化器潰瘍、血糖値の異常、体重増加、骨粗鬆症などの一般的な副作用を念頭に置き診療にあたる。これらの薬剤と相互作用を有する薬剤や食品（タクロリムスはグレープフルーツ摂

取で血中濃度上昇、西洋オトギリソウは血中濃度低下)にも注意が必要であり、患者にそれらを摂取しないように説明する。肝臓障害を認めた場合の鑑別は困難であることが多く、時に移植実施施設と連携して必要な場合には肝生検での評価が行われる。

2. 感染症

移植後の経過において、短期から中長期においてどのような感染予防が必要になるかは重要である。術後の感染症のリスクについては、移植前に十分説明されており、レシピエントも把握できていることが多い。一方で「感染に注意する」といっても、どの程度注意するかについては難しいところもある。「人混みに行かないように注意している」については敏感になり過ぎるのも場合によっては問題であり、移植医療者は具体的に情報を伝えることが重要である。

各移植実施施設は、レシピエント向けにハンドブックやしおりなどを作成し、情報提供していることが多く、レシピエントはそれらの情報を把握しておくことが重要となる。移植医療者は感染の原因となる病原体には、細菌、真菌、ウイルスなどがあること、それらの発症頻度は時期によってやや異なることをレシピエントに術前から伝えておく。術後には感染症に対する薬剤の予防内服が行われること、治療薬の投与が必要となる可能性も改めて伝える。移植後早期には薬剤の種類が多いが、免疫抑制薬などのほかに予防薬が含まれていることも情報提供する。外来においてはサイトメガロウイルスやEBウイルスの経過観察も行うことを伝える。

ワクチン接種による感染予防や重症化抑制の効果についても伝える。ワクチンには生ワクチンと不活化ワクチンの大きく2種類のワクチンがあり、手術を受ける前の余裕ある時期にこれらのワクチンを接種することが推奨されており、そして移植後は生ワクチンの接種はできないことを伝える。

移植前に接種を完了しておきたいワクチンとして麻疹、風疹、水痘、流行性耳下腺炎があり、抗体価が低い場合に接種を考慮する。ただし、移植前4週間は接種できないことに注意する。移植後もワクチン接種可能だが、適切な時期に接種を完了したいワクチンとして、肺炎球菌、B型肝炎、インフルエンザ、インフルエンザ桿菌、帯状疱疹、髄膜炎菌、百日咳・破傷風・ジフテリア、新型コロナウイルス感染症がある。ワクチン接種による有益性と副作用を説明するとともに、ワクチン接種の費用(保険外診療)に関する情報提供を行う。ワクチン接種に関しては、感染症内科と連携することが望ましい。

3. 日常生活・生活習慣

日常生活については前述の感染症に関連して、生活における感染予防について移植の入院中から情報提供し、外来でも適宜指導する。一般生活における感染予防として、手洗い、うがいの習慣から、レシピエントにとっては「食事」についての情報が重要となる。レシピエントは退院後の食事について「いつから生ものを食べてよいか」「果物は食べてよいか」など気

になっていることが多いが、施設によって指導内容が少し異なることもあり、レシピエントコーディネーターや担当医に尋ねることがよい。

　レシピエント、また退院後に生活を共にする家族に、入院中に栄養指導を行うことに加えて、外来診察時にも食事について気になることがあれば情報提供する。肝臓移植後の肝臓障害の原因として、代謝異常関連脂肪性肝疾患（metabolic dysfunction-associated steatotic liver disease；MASLD）[※3] は頻度が多い。肝臓移植後のMASLDは移植前のMASLDの再燃と、新規の脂肪肝に分類されるが、移植後の体重増加や脂質異常症などの生活習慣病の合併は共通したリスクであり、特に糖尿病はMASLD再燃のリスクである[3]。移植実施施設、非実施施設における担当医、看護師、レシピエントコーディネーターらは、自宅における体重測定の意義を伝え、外来診察時に情報収集する。「間食が多い」、「運動をあまりしない」などの生活習慣を退院後に認めることも多い。生活習慣病予防に運動の促進、間食を控えることなどを外来にて指導する。

　米国で行われた研究では、アルコール性肝疾患に対して肝臓移植を受けたレシピエントの11％に再飲酒が認められていた[4]。アルコール性肝疾患に対して肝臓移植を受けたレシピエントにおいて、飲酒の再開が確認された場合には、移植実施施設、非実施施設の医師のみならず、依存症専門医療機関の精神科医、臨床心理士らと連携した対応が必要である。アルコール性肝疾患に対して肝臓移植を受けたレシピエントにおける断酒の重要性は、医療側、レシピエント共に認識されていることが多いが、それ以外のレシピエントにおいても、肝機能障害を認めた場合は、飲酒に関して、家族を含めて入念な聞き取りを行うことが必要となる。

　移植後のペットについても情報提供を行う。特に移植前からペットを飼っているレシピエントは移植前から、移植後ペットと今まで通り触れ合えるかを気にしている。ペットとのふれあいは精神的な癒しや運動効果もあると言われており、レシピエントも退院後に早くふれあいたい心情にあると思われるが、感染症のリスクについて正しい情報を提供することが大切である。ペットを飼うことが可能となる時期については術後肝機能が安定し、免疫抑制薬の量も安定している移植後半年ぐらいが目安になるが、外来主治医に尋ねてから飼い始めるようにした方がよい。ペットのワクチン接種を徹底し、直接接触で咬まれる、引っ掻かれるなどは十分注意する。また、ペットの糞尿に直接ふれたり、キスなどは避けるべきである。

　移植後の性生活に関しては、肝臓移植後は性機能が改善すること、また夫婦間における性生活に関する満足度の向上も報告されている[5]。性感染症についての情報提供、コンドーム装着の効果なども適宜情報提供することがよい。

　妊娠・出産を希望するレシピエントは、その旨を主治医に伝え、日本移植学会によるガイドラインに基づいて、免疫抑制薬の調整などが必要となることを指導する。

[※3] 代謝異常関連脂肪性肝疾患（metabolic dysfunction-associated steatotic liver disease；MASLD）：肝臓移植後の原因として、アルコールの摂取が少量であるが、肥満や生活習慣病などに由来する脂肪肝の頻度が多い。

4．悪性腫瘍スクリーニング

　臓器移植後の免疫抑制薬内服中の患者は、一般母集団と比べて、悪性腫瘍の発生率が2倍以上高くなることが報告され、また肝臓移植後の悪性腫瘍は、死因の20％以上を占めているとの報告がある[6]。がんの早期発見につながるがん検診は勧められる。移植後リンパ増殖性疾患（post-transplant lymphoproliferative disorder；PTLD）が小児のレシピエントでは4.4％、成人のレシピエントでは1.5％に認められ、レシピエントまたはドナーのEBウイルス感染に関連すると考えられている。移植後の悪性腫瘍にはPTLDや皮膚がんの報告が多いが、肺がん、膀胱がんなど、さまざまな悪性腫瘍が報告されており、人種や年齢などにより種類や発生頻度は異なると考えられる。各施設におけるスクリーニングのプロトコルの確立のほか、健診受診の勧奨や、各専門医への適切なコンサルテーションを行い早期発見・治療に心がける。

5．腎機能障害

　肝臓移植後の急性腎障害や慢性腎臓病の進展は高頻度で認められ、また肝臓移植後の予後にも影響する。肝臓移植後の腎障害には肝臓移植前から合併・併存する肝腎症候群や糖尿病、高血圧に起因する腎疾患、年齢など、さまざまな要因が関連するが、免疫抑制薬による腎障害は、特に非実施施設における慢性期の管理で注意を払うべき病態である。その中でもタクロリムス（プログラフ®、グラセプター®）は高頻度に腎障害をきたすことから、移植実施施設と連携し血中濃度の目標値を定め、過剰とならないように注意する。

　腎機能障害の状況に応じてミコフェノール酸モフェチルやエベロリムスを含めた内服内容の変更についても移植実施施設と非実施施設が連携し検討する。外来診察時には、受診当日の腎機能に鑑みて、日々の十分な水分摂取についての指導も行う。

文献

1) 熊野光紗, 赤澤千春, 寺口佐與子：肝移植を受けた成人レシピエントの退院後の生活における自己管理行動の現状. 日本移植・再生医療看護学会誌 9(2)：3-15, 2014.
2) Lamba S, Nagurka R, Desai KK, et al：Self-reported non-adherence to immune-suppressant therapy in liver transplant recipients；demographic, interpersonal, and intrapersonal factors. Clin Transplant 26：328-335, 2012.
3) Vallin M, Guillaud O, Boillot O, et al：Recurrent or de novo nonalcoholic fatty liver disease after liver transplantation；natural history based on liver biopsy analysis. Liver Transpl 20：1064-1071, 2014.
4) Sedki M, Kwong A, Bhargava M, et al：Alcohol Use in Liver Transplant Recipients With Alcohol-related Liver Disease；A Comparative Assessment of Relapse Prediction Models. Transplantation 108：742-749, 2024.
5) Klein J, Tran SN, Mentha-Dugerdil A, et al：Assessment of sexual function and conjugal satisfaction prior to and after liver transplantation. Ann Transplant 18：136-145, 2013.
6) 原村智子, 曽山明彦, 高槻光寿, ほか：生体部分肝移植後 de novo 悪性腫瘍の検討. 移植 48：395-399, 2013.

3 移植人生における患者と医療者の相互理解

POINT!

① 医療者は肝臓移植（脳死下移植・生体移植）に関するメリット・デメリットを患者に詳細に情報提供したうえで、患者の意思決定を支援する。生体移植の場合は生体ドナーの自発的意思が最も重要である。
② 肝臓移植後は、患者が移植された肝臓とともに長期間過ごしていくことができるように、医療者は合併症に留意しながら患者の自己管理を支援する。

はじめに

　肝臓移植は末期肝不全に対する唯一の治療手段である。日本肝移植学会によると2021年末時点で国内では1万例以上の肝臓移植が実施されており、5年生存率は脳死下移植82.6%、生体移植79.4%となっている[1]。肝臓移植後、患者は劇的に回復し、生活の質は改善する。しかし、肝臓移植後から回復までの過程は平坦なものではなく、生涯の免疫抑制療法も必要となる。生体移植の場合は健常者（ドナー）の犠牲も伴うため、決して安易に選択されるべきで治療手段ではない。患者と医療者が十分に話し合い、相互理解を深めたうえで初めて検討される治療である。

移植検討から移植決定、移植待機

　肝臓移植を勧められ移植実施施設に紹介となる患者の状態は、疾患や病態に応じて就労している者から集中治療室での管理を要する者までさまざまである。移植実施施設において医療者側は脳死下移植・生体移植の概要に加え、移植が「夢の治療」ではなく、重篤な合併症や危険性を伴うこと、生涯免疫抑制薬の内服が必要であることなどを詳細に患者に説明する必要がある。中には「主治医から勧められていたので肝臓移植を必ずしなければとならないと思っていた」と話す患者もいる。医療者は肝臓移植の治療効果を示すが、肝臓移植はあくまで治療選択肢の1つであり、現行の治療を続けることも選択肢であること、患者の自由意思によるものであることを説明したうえで、患者の意思決定を支援する。

　原疾患がアルコール性肝疾患の場合、患者は生体移植では半年、脳死下移植登録まで1年半の禁酒期間を要するが、移植後はもちろん生涯禁酒となる。「元気にはなりたいけど、移植の後に酒が飲めないのならそれは自分にとってはつまらない人生だからこのままでいいです」と家族が移植を切望する中で、移植を拒否する患者もいる。医療者は長期生存が見込める肝臓移植を勧めがちであるが、患者が人生の中で大切にしていることや個人の信条を理解

したうえで、「移植を受けない権利」を擁護することも重要である。

移植待機期間は脳死下移植・生体移植でそれぞれ異なる。脳死下移植の待機期間は年齢や、疾患名とMELDスコアにより決定される医学的緊急度に依存する。医学的緊急度が高ければ脳死下移植を受けられる可能性が高いが、医学的緊急度が高いほど患者は重症である。濃厚な治療下にあったとしても患者が重篤な感染症や脳出血、消化管出血を起こすと致死的となる。患者が脳死移植まで辿り着けない可能性が高いことを、医療者側は患者・家族とその情報を共有しておく必要がある。医療者側は患者や家族との対話を通し、生体ドナー希望者がいることが確認できた場合は、生体移植のタイミングを逃さないように、並行して準備を進めることも重要である。日本臓器移植ネットワーク（JOT）によると、現在の脳死肝臓移植待機期間は平均466.3日とされているが[2]、MELDスコアが低い場合は、脳死下移植を受けるまでの待機期間が予測できないほど長期化する可能性が高い。待機期間中には生体移植という手段があることも改めて情報として提示しておく。

生体移植は生体ドナーの準備状況や患者の全身状態に応じて調整されるが、自発的な意思に基づいた生体ドナーがいて初めて可能となる。肝臓はほかの臓器移植と異なりレシピエントや生体ドナー体内で再生することが特徴であるが、「肝臓が再生すること」＝「肝臓の形態が術前状態に完全に戻ること」ではないことをドナーには理解してもらう必要がある。わが国では生体肝移植ドナーの死亡例も報告されており、危険性を十分説明したうえで生体ドナーの意思決定を促す。

肝臓移植においては、肝性脳症などに伴う意識障害により患者の移植意思を十分に確認できない場合がある。また急性肝不全など、急激に悪化する疾患の場合は移植決定までの猶予が乏しい。家族は患者の病状の変化に戸惑う中、移植を選択するかの代理決定を迫られることになるため精神的な負担が大きい。医療者側は限られた時間の中で、移植に関する詳細な情報提供を行い、最善な意思決定ができるよう支援する必要がある。

移植待機中、肝がんを合併した患者は移植手術までがんが進行して移植適応外になってしまわないか、多量腹水に苦しむ患者はこの状態で移植まで待機できるのかという、さまざまな不安を抱いている。感冒や腸炎、特発性細菌性腹膜炎といった感染症や消化器出血が原因で肝不全が進行する患者も珍しくない。患者が最善な状態で移植手術に臨めるよう、医療者は患者の疑問や不安の解消に努め、感染管理や服薬を含めた生活指導を行う。

移植手術前には手術や周術期に起こりうる合併症や危険性に関して改めて患者・家族（生体移植の場合には生体ドナーにも）に説明する。患者は移植後しばらくの期間は意思疎通が困難となるため、特に家族には理解を促しておくことが重要である。

移植後、急性期から一般病棟、退院へ

1．移植後

　移植術後は、患者は集中治療室（intensive care unit；ICU）に入室し厳重に管理される。術後早期は出血や血管合併症、胆汁漏など、再手術を要する合併症も起こりうる。Primary non-function（PNF）[※4]や肝動脈血栓症[※5]や重篤な拒絶反応に伴うグラフト不全[※6]をきたすこともある。患者はグラフト機能が改善するまで意識障害が遷延するため、挿管管理中で鎮静下であることが多く、家族が代わりに手術や処置の説明を受けることとなる。たとえ移植術前に説明していたとしても、家族にとっては患者の合併症の発症はショックである。特に治療手段として再移植が検討される場合には、再移植を選択するか、選択する場合は生体移植か、脳死下移植か、生体移植の場合は生体ドナー候補をどうするかなど、家族は患者の生命を左右するような重大な決定を迫られる。医療者は適宜患者の経過や最善と考えられる治療に関して家族に説明し、家族の意思決定を支援する。

　一方、再移植を希望しても、制御困難な感染症や多臓器不全を合併している場合、再移植は困難であり、患者の予後は非常に厳しいものとなる。医療者は移植後の成績や合併症は説明していたとしても、患者や家族は自身には悪い結果は訪れないと思いがちである。移植後に患者の経過が不良であったり、死亡した症例の家族から「移植のリスクをもっと言ってほしかった、こんなことになるなら移植は選択しなかった」、「移植したら必ずうまくいくものと思っていた、軽く考えていた」との言葉を投げかけられることもあり、医療者は家族の思いや嘆きを受け止め、寄り添う姿勢は崩さずに家族と向き合っていくことが大切である。

2．急性期から一般病棟

　急性期を乗り越え無事にICUから一般病棟に移った後も患者には拒絶反応、感染症のリスクが付きまとう。患者の術後の回復は患者の術前状態やグラフトボリュームによっても左右される。術後早期に重篤な感染症を起こした場合はグラフトの再生が妨げられ、その後の肝機能の回復に影響を及ぼす。患者にとって過小グラフトだった場合には、黄疸や多量腹水が遷延することもある。肝腎症候群や薬剤による腎障害のために術前、もしくは術後から血液透析が導入され、維持透析に移行する症例も存在する。患者は術前にイメージしていた術後経過と現実の状態にギャップを感じ、全身状態がなかなか改善しないことに、焦りや不安を抱く。「想像していたより痛みが強い」、「もっと早く元気になると思っていたのに」、「いつまでこのような状態が続くのか」と無気力となり、リハビリテーションに消極的となる患者

[※4] primary non-function（PNF）：移植された肝臓が最初から機能しないこと。
[※5] 肝動脈血栓症：肝臓に酸素や栄養を送る細い動脈に血の塊が詰まること。
[※6] グラフト不全：移植された肝臓がさまざまな原因で機能しなくなること。

もいる。医療者は回復している面を患者に示し、家族の協力も仰ぎながら粘り強く患者を励ますことが必要であり、生体移植の場合は生体ドナーからの励ましが効果的である場合が多い。抑うつ傾向となっている場合もあるため、状況に応じて精神科リエゾンの介入も検討する（総論「11.移植医療における精神科リエゾンの役割」72頁参照）。

3．退院まで

挿入されている点滴やドレーンなどの管類が少しずつ抜け、リハビリテーションが進み、食事摂取量が増加すると、患者の気力も徐々に改善していく。医療者も薬剤指導や栄養指導など、退院に向けた準備を開始する。看護師から配薬されるままに服用するのではなく、数多くある薬剤の中から免疫抑制薬が自身を拒絶反応から守ってくれる「命綱」であることを何度も指導する。そして薬剤を自身で管理していくように段階的にトレーニングを重ねさせることが重要である。拒絶反応が起きたとしても自覚症状が乏しく、血液検査でしか判断できないことも多いため、定期受診の重要性も患者側に理解してもらう。

退院を前に患者は「自宅で何か起きたらどうしよう」と漠然とした不安を抱くことが多い。医療者は発熱や黄疸、急激な体重増加や疼痛出現など、病院への連絡が必要な具体的な症状や連絡先を提示しておく。拒絶や感染症を過度に恐れるのではなく、ルールを守った範囲で退院後の生活を楽しむこと、自宅での生活がリハビリテーションにつながり、社会復帰の助けともなることを助言する。

退院から長期外来管理

退院後、恐る恐る毎日を送っている患者も徐々に自宅での生活に順応していく。退院後早期は移植実施施設の外来受診間隔も短いが、肝機能や免疫抑制薬の内服直前の血中トラフ濃度の安定、免疫抑制薬の副作用の程度に合わせ、外来間隔も延長していくことになる。肝臓移植後は、免疫抑制薬は経過とともに漸減されることが多い。免疫抑制薬の減量に伴い、肝機能異常が出現することもあるため、医療者は患者に受診日を遵守するよう指導する。肝機能異常の原因も拒絶反応だけではなく、胆道系合併症、薬剤性、脂肪肝などと多岐にわたること、原因検索のために最終的に肝生検が必要になることがあることも伝えておく。肝機能異常持続の原因としてサプリメントや漢方薬、健康茶の摂取が疑われる事例もあるため、患者にはサプリメントなどを開始する前には必ず医療者に相談するよう指導する必要がある。

術後半年が経過する頃には状態も安定し、患者も社会復帰を果たす時期となる。仕事や学業が優先となり、免疫抑制薬内服の乱れが生じてくる患者もいる。「飲み忘れたことがあったが、外来で特に指摘されなかったから大丈夫だろう」とノンアドヒアランス（怠薬）が常態化する患者もいるため、外来での免疫抑制薬の血中トラフ濃度、免疫抑制薬内服や残薬の確認は重要である。肝機能異常としては現れなくとも、プロトコル肝生検の結果で拒絶が疑わ

れる症例も存在する。移植後はドナーからいただいた肝臓を拒絶から守り、長期間大事にしていくことが治療目標であることを何度も説明する。

　近年はアルコール性肝疾患や代謝異常関連脂肪性肝疾患（MASLD）など、生活習慣に起因する疾患が肝臓移植の対象疾患として増加している。前述したようにアルコール性肝疾患の場合は移植後も生涯禁酒が必要となるが、移植後に体調が回復すると、少量の飲酒を契機に飲酒量が増加し肝機能障害をきたす症例が存在する。患者に確認しても飲酒を否定され、家族からの情報提供によりしばしば判明することも多い。医療者は再飲酒により最終的に死亡した症例や、治療を要した実際の症例を紹介し、再飲酒が重篤な結果につながる危険な行為であることを患者に理解してもらわなければならない。患者には禁酒を厳命するとともに家族にもそのサポートを依頼する。再飲酒が単なる嗜好からではなく、家族や仕事での悩みなどの精神的な問題が原因となっていることもある。医療者は患者の想いを丁寧に聞き取り、状況に応じて精神科医の介入を依頼する。移植後は体調の改善に伴い、食欲が亢進し食事量が増加する。過度な体重増加は肝機能異常や脂肪肝をきたすことがあり注意が必要であるが、移植前からの食習慣や嗜好を是正することは容易ではない。医療者は肝臓内科医とも協同して、生活習慣の乱れが移植された肝臓に悪影響を及ぼすことを患者に継続して指導する必要がある。

　胆道系合併症に伴う肝機能異常、発熱、胆管炎を繰り返す患者もいる。抗生剤投与や内視鏡下での治療を必要とすることが多いが、患者が発熱時に自己対処するようになり仕事などを優先した結果、重症化した段階で受診することがある。早期に治療介入ができるように、患者には発熱を放置せずに速やかに受診するように指導する。

　移植後は、原疾患である原発性硬化性胆管炎（primary sclerosing cholangitis；PSC）、原発性胆汁性胆管炎（primary biliary chlangitis；PBC）、自己免疫性肝炎（autoimmune hepatitis；AIH）の再発が知られている。原疾患の再発がすぐに生死に影響を及ぼすものではないが、疾患によっては再移植が治療の選択肢となることは情報提供しておく。肝がんの再発や新規の悪性腫瘍罹患の可能性もあるため、悪性腫瘍スクリーニングの重要性を理解してもらうとともに、飲酒や喫煙などの悪性腫瘍のリスクとなる習慣は中止するよう指導する。

　肝臓移植前の状態と比較すると、移植後は明らかに全身状態が改善し、生活の質も向上する。免疫抑制薬の内服を遵守する必要があるが、生活上の制限は多くはない。さまざまなライフイベントを経ながら移植人生を全うしてもらうためにも、医療者側は患者の伴走者として生涯支援を続ける。

文献

1 ）日本肝移植学会　肝移植症例登録報告（http://jlts.umin.ac.jp/images/annual/JLTSRegistry2021.pdf）（最終アクセス2024年6月15日）.
2 ）日本臓器移植ネットワーク（https://www.jotnw.or.jp/explanation/07/05/）（最終アクセス2024年6月15日）.
3 ）國土典宏, 菅原康彦（編）：よくわかる肝移植. 南江堂, 東京, 2011.
4 ）伊達洋至, 波多野悦朗, 小林　恭（編）：京大式肝・腎・肺移植マニュアル. 南江堂, 東京, 2023.

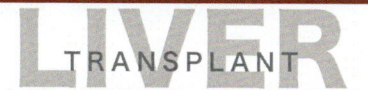

3-2. 生体肝移植

1 生体肝移植特有の患者と医療者の相互理解

はじめに

　生体臓器移植においてはドナーが自発的意思により臓器提供を行うことが前提であり、日本移植学会の倫理指針では、「生体ドナーは親族6親等内の血族、配偶者と3親等内の姻族」と定められている。そして、2007年の日本移植学会の倫理指針改定によりドナーの臓器提供意思を家族以外の第三者が確認することが求められることとなった。

　生体臓器移植を検討する際には、ドナー、レシピエント、そしてその家族に、摘出手術に伴うリスクについて十分な説明を行い、共通の認識をもつことが必要である。身体的リスクを理解したうえで、提供の意思を表示した場合においても、移植に至るまでの間には、精神的葛藤が生じていることが決して少なくないことを移植にかかわるスタッフは認識しながら、ドナーに寄り添い、診察、検査、移植の準備などを進めていくことが重要である。

生体肝移植ドナーの心理学的状態

　生体臓器移植においては、「健康な身体にメスを入れ、臓器を提供する」という、医療の中でも特殊な状況が存在する。生体ドナーとなるには、自発的意思に基づいて臓器を提供するということが前提条件となっている。医療者とドナー、レシピエント、その家族は、後述する手術に伴うリスクについて共通の認識をもっていることに加えて、心理学的、精神科学的にもドナーとなるにあたってのドナーの意思が尊重されるということの重要性を認識していることが必須である。2007年に日本移植学会の倫理指針改定により、ドナーの臓器提供意思を第三者が確認することが求められることとなり、ドナー候補者に対する精神科医の面接

が広く行われるようになった。倫理指針において第三者とは「移植に関係していない者で、提供者本人の権利保護の立場にある者で、かつ倫理委員会が指名する精神科医などの複数の者」と記されている。2014年時点の調査によると肝臓移植では93％の施設が全例で第三者面接を行っており、83％の施設で精神科医が第三者面接を行っている。

ドナーの臓器提供への同意のパターンとして、①無条件の同意、②周囲からの促しによる同意、③隠された動機による同意、の3種類があるとの報告もある[1]。②周囲からの促しによる同意には、レシピエントや家族といった特定の対象だけではなく、社会的な規範や自身のプライドなども含まれており、①無条件の同意と区別することが難しいことがあることを移植にかかわる医療者は認識しておくことが必要である。

ドナーとなる方は、家族を助けたいという意思により臓器を提供した後、心理的に高い満足度が得られているとの報告がある一方で、不安抑うつ状態や失感情症となる傾向も報告されており、臓器提供に伴う手術侵襲に加えて、臓器提供自体において特異的な心理的状態となるとの考えもある[2]。生体肝移植後においては、ドナーがレシピエントに対して望む生き方を強いるようになることや、小児生体肝移植において、ドナー（両親であることが多い）が移植後のレシピエントに対して完全な健康体になるというような過剰な期待を寄せるというようなこともある[2]。

医療者は、レシピエントの移植後経過によって異なるドナーの心情についても十分に認識しておくことが重要である。つまり、レシピエントの死亡は、精神的QOL低下のリスク因子であると同時に、生体ドナーが臓器提供を後悔する割合が増加することもある。一方で、ドナー自身に術後合併症が生じても、長期的な精神的QOLは低下せず、臓器提供を後悔するドナー数も増加しないとの報告もある。

ドナーの精神的QOLに影響を与える要因として、家族のサポート体制、臓器提供までの期間、臓器提供の意思決定における自己決定感などがあり、術前に家族内において葛藤が明確に認識されていた場合では、ドナーの術後の精神・心理学的経過が良好であったとの報告もあり[3]、臓器提供を考えるにあたりドナー候補者が感じるpositiveな感情とnegativeな感情を術前に認識することが重要である。このような両価的な感情を移植前段階で有している生体ドナーは、肝臓移植・腎臓移植において75％に及ぶともいわれている[2]。

一方で、第三者面接の時点で過剰に臓器提供への葛藤を表に出すことを促すことは意思決定自体に影響を与えてしまう可能性がある[3]。

臓器提供に積極的に思われるドナーであっても葛藤を抱いている可能性があることを移植スタッフが認識しながら、説明、診察時などに、ドナーとなる方に寄り添い、傾聴することが重要である。

ドナー手術に伴うリスクへの理解

　生体肝移植ドナー手術においては、手術に伴う合併症のリスク、また術後経過に関して、医療者側は十分に説明し、ドナー、レシピエント、家族が、その情報に関して十分な理解をしていることが求められる。合併症の発生率のほか、生体肝移植ドナーの死亡例が報告されていることについても、情報提供しなければならない。11,533名のドナー(21ヵ国、71プログラム)における合併症率24%、死亡例0.2%であったとの報告もある[3]。

　合併症としては、術中大量出血、肺塞栓、心筋梗塞、門脈血栓などの生命に危険が及ぶ重篤な合併症の可能性もあり、説明が必要である。

　このように移植にかかわるスタッフは生体臓器ドナーにおける死亡や重篤な合併症の認識は重要であり、そのような事態の発生に備えて院内の体制を整備しておくことである[4]。Donor advocacy team(ドナー擁護チーム)と言われるこの体制の重要な目的の1つが、当事者であるドナー、レシピエント、家族への身体的・精神的ケアを的確に行うことである[5]。

　ドナーの術後回復過程については、ドナーはもちろん、レシピエント、家族と移植前に共通認識をもっておくことが必要であり、ドナー候補者に、術前に手術から退院までのイメージ、退院してからの日常生活や仕事への復帰のイメージを認識してもらうことが大切である。肝機能の回復、肝容量の回復についてもドナーがイメージを描けるように情報提供を行う。

生体肝移植におけるドナーの心情

　生体肝移植にかかわる医療者は、ドナーとなる家族、またそれ以外の家族が、レシピエントへの肝臓移植の適応となる疾患・病態に関連する特有の心情を有することを理解するのは重要なことである。以下に、肝臓移植の適応となる疾患・病態の例として、①アルコール性肝硬変、②急性肝不全、を挙げて説明する。

1. アルコール性肝硬変に対する肝臓移植

　アルコール性非代償性肝硬変に対する肝臓移植が検討される際、レシピエント、肝臓提供を考えている家族(ドナー候補者)、それ以外の家族の間に肝臓移植に対する考え方が異なる場合がある。家族の中には、肝臓移植に前向きな考えをもっている家族と否定的な考えをもっている家族の両者が存在する場合があり、今までのレシピエントとのかかわり、レシピエントの飲酒習慣に対する想い、また現在のかかわりや、術後にいかにかかわるかなど、状況によって異なる。肝臓移植に関して、明らかに家族内で意見がまとまっていない場合には、術後に家族関係が悪化し、結果として十分な家族のサポートが得られないということになり、服薬アドヒアランス、受診コンプライアンスの低下や再飲酒のリスク上昇などにより、

移植後の予後の悪化につながる可能性が出てくる。

　一口にアルコール性肝疾患といっても、患者と家族の関係にはさまざまな状況が存在する。レシピエントの飲酒による問題行動を経験し、検討当初は肝臓移植に関して肯定的な感情ではなくても、最終的に肝臓移植を認める場合もあれば、長期にわたる飲酒があってもレシピエントが特に問題行動はなく家族関係は良好で、レシピエント、家族が共に移植を希望し、術後も良好な家族関係を継続している場合もある。

　レシピエントには他者の臓器が移植されることで、必然的にその臓器を適切に維持していく責任が生じる。移植後の再飲酒のリスクファクターとしては、不安・抑うつの存在、移植までの禁酒期間が短いこと、術前にアルコールリハビリテーションを受けていないこと、そして社会的援助がないこと、既婚者ではなく、独身であることなどがわかっている[6]。術後の家族サポートが非常に重要であるが、生体肝移植においてはサポートを主に担当する家族がドナーとなる可能性があり、ドナー以外の家族の理解も術前から十分に得られていることが望まれる。医療者、家族の見守りが重要となるが、ドナーがレシピエントを見守ることになる可能性を術前から関係者で共有しておく必要がある。

2．急性肝不全に対する生体肝移植

　急性肝不全に対しては、集中治療管理による改善を図りながら、肝臓移植の適応を検討する。

　2023年は、118件という過去最多の脳死下肝臓移植が実施され、以前よりも急性肝不全患者に対する脳死下肝移植の機会は増えているが、待機が長期に及ぶ場合や待機中の状態悪化の場合などに、生体肝移植の適応が検討されることとなる。どの時点で生体肝移植について検討を始めるかについては施設によって異なるが、急性肝不全患者が日々変化する状態の中で生体肝移植を検討することになった場合、家族は集中治療による回復への期待をもちながら、同時に家族の中から臓器提供を希望する者がいるかどうかについて短い期間の中で考えなければならず、精神的に大きなストレスを感じることになる。患者本人の意識が不明な状態の中で、家族は生体肝移植の実施について検討することになることも多い。医療側は、決断について性急に結論を求めるような言動をとらないことが大切であり、医師、看護師、レシピエント移植コーディネーター（RTC）らが連携して、本人、家族が心情を表出できる環境を構築し、寄り添いながら、診療方針を決定していくことが望まれる。

文献

1 ）Fujita M, Slingsby BT, Akabayashi A：Three patterns of voluntary consent in the case of adult-to-adult living related liver transplantation in Japan. Transplant Proc 36：1425-1428, 2004.

2 ）岡田剛史：【臓器移植前後のメンタルサポート：今日的課題】生体臓器ドナーに対する心理的介入. 移植54：29-35, 2019.

3 ）Cheah YL, Simpson MA, Pomposelli JJ, et al：Incidence of death and potentially life-threatening near-miss events in living donor hepatic

lobectomy；a world-wide survey. Liver Transpl 19：499-506, 2013.

4）Miller C, Smith ML, Fujiki M, et al：Preparing for the inevitable；the death of a living liver donor. Liver Transpl 19：656-660, 2013.

5）Eguchi S, Soyama A, Nagai K, et al：The donor advocacy team；a risk management program for living organ, tissue, and cell transplant donors. Surg Today 47：980-985, 2017.

6）大河内正康, 梅下浩司：【臓器移植前後のメンタルサポート：今日的課題】アルコール性肝障害患者への肝移植の今日的問題. 移植54：17-22, 2019.

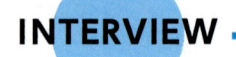

生体肝移植後ドナーの想い
― 約10年前に夫に肝臓を提供した妻の想い ―

肝臓提供前の気持ち

医師：移植の前、ご自身としてはどんな感情だったのですか？

ドナー（以下：D）：一番考えたのは、お互い夫婦ですが、もとは他人なので臓器が合うのかなということでした。それと、もし私に病気が見つかった場合や、適合しなかった場合に、子どもがドナーになるということを、一番避けたかったということです。提供する側としては、やるぞ!!っていう気持ちでした。私はお酒も煙草もやりませんので、自分自身では勝手に病気はないだろうと勝手に思っていたのですが、検査しなければわかりませんから、ダメになることもあるのかなって…思っていました。

医師：ご自身が提供したいという気持ちがあっても、それができるかどうかという不安、心配があったということですね。

D：そうです。そして、子どもたちにはそんな想いはさせたくないというのが一番でした。

医師：提供可能とわかった後にも、手術の内容や術後の合併症など、多くの情報が入ってきたと思いますが、それを聞いてから何か心の変化はありましたか。

D：移植をしないと夫が助からないっていう想いがありましたから、自分のリスクは軽く考えていました。リスクについてはいろいろうかがいましたが、自分のリスクよりも、1日も早く、私が病気にならないうちに提供したいっていう気持ちの方が強かったです。

医師：いろいろ情報を聞いたことで、ドナーになることに不安や心配が増えたとかそういうことはなかったですか？

D：不安がないといえば嘘になりますけど、自分がどうかなるかもしれないっていうのは、その時はあまり頭になかったですね。でも、手術したら想像以上にこんなに痛いんだと後で実感しましたけど（笑）。

医師：ご自身がドナーになることに関しては、どなたと話していたのですか？

D：子どもたちには自分が検査を受ける前に言いました。そして、あなたたちにはドナーはさせたくないと言いました。検査の前からは怪我しないように、健康には気をつけて、事故に遭わなないようにとか、そういうことをすごく考えて、とにかく私が提供できるまで元気でいるということに一番気を遣ったことです。

提供術後のこと

医師：提供術後の心情はいかがでしたか？

D：ちょっと自分が安易に考えていたなって思いました。それまでが元気過ぎて、手術も

したこともなく、入院はお産の時だけだったので、なるほど、健康な人のお腹を切って、肝臓をあげるっていうことは、こういう痛みを伴うんだと思いました。退院してからも、歩くだけで痛くて、主人（レシピエント）が帰ってくるまでに、家のことや食事くらいは、せめて簡単なものが作れるようになりたいと思ってたんですけど、退院してから2～3日はちょっと無理かなって思いました。

医師：退院してから回復するまでどれくらいの時間がかかりましたか？

　Ｄ　：だいぶかかりましたね。トイレもお風呂も今までどおりにはいかなくて。でも1日1日、薄皮を剥がすように痛みがよくなるって先生から聞いていたんですが、本当にそういうことなんだなって思いました。

医師：痛みがある時のお気持ちはどうでしたか？

　Ｄ　："なんでこんなに痛いねん!!"って感じです。例えて言えば、肋骨に針金で引っ掛けた水風船がぶらぶらと揺れてるみたいな感じでしょうか。料理の時には包丁の持ち方を工夫したり、痛みがないうちにおかずを2品くらい作っておこうとか、痛くなったら、ご飯だけ炊けばいいとか、そういう生活を送っていました。きっと、ほかのドナーの皆さんもいろいろ工夫されているのだろうなと思いながら生活していましたね。

医師：ご自身が元気になられてからの心情の変化はありましたか？

　Ｄ　：主人にご飯を作っても、スプーンに一口くらいしか食べられないんですよ。主人はこのまま治るのかなとか、食欲出るのかな、など不安はありました。一番泣けたのは、主人の入浴を手伝う時に、すごく痩せてガリガリになっていて、この人、本当にまたお肉がつくのかなと思ったり、顔に覇気がないし、そういう心配は何ヵ月か続きました。

医師：そうしたご主人の姿を見て、移植したことに対する想いはいかがでしたか。

　Ｄ　：そうですね、でも移植をしなきゃ、半年は寝たきりで、亡くなっていくっていうことを聞いていたので。崖っぷちから一歩も後退できないっていうのはわかっていましたので、移植をしない方がよかったとか、自分の痛みがどうだからっていうのはなかったですね。

医師：移植に対する後悔はなかったですか？

　Ｄ　：はい、私は助けたいと思ってやるんだから、もしこれで助からなかったら仕方がないのかなって思うようにしていました。

医師：手術してずいぶん時間が経ちましたが、今はどうですか？

　Ｄ　：おかげさまで移植して10年過ぎました。移植しなかったら主人は9年前くらいに亡くなっていたかもしれないじゃないですか。今は医療体制がよくなって、医療費の優遇もしてもらって。昔みたいにお金がすごくかかるとやっぱりできることとできないことがあるから、それはすごく助かっているなと思います。いただいた命なので、具合が悪くならない程度に、やり残したことを少しずつ、体調を考えながら、食べたことないとか、行ったことないところなど、私は経験していても、主人が全然知らないっていうところに連れて行ってま

すね。

医師：さっき水風船の話がありましたけど、ご自身の今の体調はいかがですか？

　D　：数ヵ月に一度、右の肋骨のところがピーンと伸びたゴムをもうちょっと伸ばすような感覚があって、ピリッていう音が聞こえそうな痛みが忘れた頃にあります。

医師：そうですか。外来にレシピエントの方と一緒に来られている時はレシピエントの体調のことを中心にお話を聞くことが多いのですが、ドナーの方にそういう症状が出ることもあるのだなって改めて思いました。

生体ドナーへの想いはそれぞれ異なる

　D　：知人と話していると、私みたいに臓器提供に前のめりの人もいれば、レシピエントを助けられるかもしれないのに、ドナー検査を受けないっていう人も世の中にはいらっしゃるのだなって思います。いろんな事情があって、健康な人が健康じゃない人に肝臓をあげればいいという話だけじゃ済まないのだと思います。やりたくないって思ってる人が、あげられれば助かるんですよって言われるプレッシャーもありますよね。

医師：自発的意思がドナーの第一条件ですが、初めからはっきりと意思表示ができる方と、プレッシャーを感じて自分の意思を思うように表示できないという方もおられるかもしれないですからね。

　D　：私たち夫婦はどちらかがどうなっても子育ても終わっていて、孫も生まれているから、思いきりがありましたけど、同じ年代でもほかのことで思いきりがつかない人もいらっしゃると思います。移植のパターンもいろいろで、十人、百人、千人いたら、それなりに事情があると思います。感情も絡むし、痛みも伴います。たまたま私は今元気だからいいですけど、もし誰かに肝臓をあげたから、私の体調は……とか、思う人もいらっしゃるのだろうと思います。いろんな感情もあり、移植って奥が深くて、家族によっては難しいですね。だからドナー側のメンテナンスも大事なんじゃないかと思います。

医師：ドナーさんは状態が改善すると、受診は年に1回ということが多いですが、その受診時に、なかなか今回のようにゆっくりじっくりと話はできないですね。

　D　：時間をとってはなかなか難しいですよね。

医師：年1回の外来受診の際には、ご本人とお話して体調をお聞きしたうえで、血液検査や画像検査の結果もよければ、回復について心配ないですよということになりますね。

　D　：だから、移植する前と移植した後とかに話を聞けるような機会があったらいいなって思います。そういう話を、今から移植するかもしれないから聞きたいとか、移植後の自分の気持ちを聞いてもらいたいとかいう人もいらっしゃると思うんですよね。

医師：医師の側から言えば、どうしても体調のことがメインになりがちですね。でも、こうやって時間取ってお話をお聞きするといろいろな想いがありますね。

　Ｄ　：私は今から手術しようと思ってる人や、移植後に不安のある人が、終わった方からの体験談を聞ける機会があればメンタル面でよかったなと思うことはあります。退院後の生活はどうしました？とかね。経験した人じゃないとわからないことが本当にあるんですね。

医師：そうですよね、提供術後に実際どういうふうに過ごされたとかという情報はやはり提供された方の声が一番でしょうからね。

生体ドナーの精神状態へのメインテナンスも

　Ｄ　：でも患者だけが、ああでもない、こうでもないと話をすることが果たしていいことばかりなのかなという疑問もあります。客観的に、自分はこうだった、ああだったって話すのはいいですけど、医学的に基づいたことじゃないことも結構多いじゃないですか。ほとんど感情なので。だから、ああこれはこうだなって理解されるような知識のある人が中に入って、話を聞いた方がすんなりいくと思います。今から手術を受けるとか、手術してちょっと困ってるとか、ちょっと落ち込んでいるっていう人が、前向きに話が聞ける相手や機会があったらいいなって思います。ドナー側の精神状態の方が大事かもしれないですね。

医師：そうですね。

　Ｄ　：私はいつも思うんですけど、手術をしている先生たちが、こういう想いを抱え込むことは別のような気がします。手術はもちろん大事で、手術が成功しないと先がないのですが、やる前とやった後の患者さんの気持ちと感情のメンテナンスは、違う枠で考えた方がいいんじゃないかと思います。気持ちのメンテナンスは別の先生たちの仕事のような気がします。

医師：違う職種なり部署なりの人がよいということでしょうか？

　Ｄ　：そうですね、その方が話しやすいですし、その結果を先生たちが客観的に聞かれた方がいいかなと思います。手術をされた先生たちの前で、自分の感情をどう話しますかって言われても、話しづらい部分もあるし、先生たちにそこまで負担をかけるのは違うように思います。

医師：本日は貴重なお話をありがとうございました。僕らもここまでゆっくり、移植後のことを聞くというのはあまりないので、話を聞けて本当によかったです。

　Ｄ　：私は手術をして頂いて、主人はこんなに元気になっています。もし、こういう病気で悩んでいる人、話を聞きたい人がいれば、何か自分の経験が役に立てられたらいいなといつも思っています。

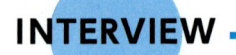

生体肝移植後レシピエントの想い

医師：移植後の今の体調はいかがですか？

レシピエント(以下：R)：今は薬を飲んでいるので、日常生活は普通に送れています。食欲が増して体重も3キロぐらい増えています。

医師：手術の前はの食欲はどうでしたか？

R ：手術の前は、食べられないとかほしくないとかいうことはありませんでしたが、（食が）あまり進まないことはありました。今は食事がとてもおいしいです。

手術前につらかったのは痒みと不眠

医師：食事以外に日常生活で手術前と比べて変わったことはありますか？

R ：黄疸がなくなって、痒みもなくなったので夜中熟睡できるようになって、楽になりました。それが一番の変化です。手術前は痒くて、家でも入院中でも夜中に眠れなかったんです。それと、今はむくみもないし、足のだるさもないし、楽ですね。

医師：息切れとかはどうですか？

R ：家の階段を上ったら多少は息切れしますが、手術直後ほどではないです。

医師：術前と手術直後と退院後の気持ちの面ではどうでしょう？　まず術前の気持ちからお聞かせください。

R ：術前はよく悩んではいましたけど、よい方向に向かうんだと思うようにしていました。

医師：悩んでいたというのは、移植をすることに対してですか？

R ：そうですね。子どももいるし、何かあったらどうしようという移植に対する不安がありましたけど、家族が肝臓を私に提供してくれると言ってくれたし、ありがたいと思って前向きに考えました。

医師：手術直後はどうでしたか？　手術が終わって目が覚めた時はどうでしたか？

R ：手術直後は、ご飯が待ち遠しかったですね。固形物というか、形のあるものが食べたかったです。

医師：手術後も前向きな気持ちは続いていた感じでしょうか？

R ：そうですね、でもドレーンの痛みがありました。創の痛みは当たり前と思っていたんですが、ベッドの角度と体勢とドレーンのあたり具合が痛くて、術後はそれが一番のストレスでした。鎮痛薬が待ち遠しいくらいでした。

医師：でもそれが段々よくなって、ドレーンが抜けて、食事も固形物が食べられるようになって、リハビリはどうでしたか？

R ：リハビリは、息切れはしましたけど、何とか。

医師：結構厳しくされていましたね。

　Ｒ　：はい、スクワットも。

医師：今はどうですか、何かされていますか？

　Ｒ　：今は日常生活に戻って、特にできないことはないのでリハビリはしていません。

医師：ご家族も喜ばれたでしょうね。お嬢さんがとても心配されていましたから。

　Ｒ　：主人が術後の私の顔を見て、むくんでいるし顔色が悪かったから、大丈夫かなと思ったとは言っていました。でも、結果的には（移植をして）よかったと言ってくれました。

医師：退院して自宅に帰ってから今までの間、ずっとよくなっている感じでしたけど、例えば最初にきつかったと感じることはありましたか？　それとも最初から日常生活に戻れたような感じだったんでしょうか？

　Ｒ　：退院するまでは声が出しにくかったんですけど、退院したら子どもについ大きな声をあげてしまって。翌日から声も出るようになりました（笑）。

医師：そうですか（笑）。では速やかに日常生活に戻れた感じですね？

　Ｒ　：そうですね。退院直後は座っているのがきつかったんですが、でもそんなに寝てばかりというわけにはいかなかったです。

医師：入院前にしていたことをすぐにできるようになって、術後体調がよくなり、順調に回復しているようですが、これからのことに対してはどうですか？　心配事や気になっていることはないですか？

注意しているのは熱を出さないこと

　Ｒ　：例えば体重が増えているので、食欲が出てきたからなのか、腹水が溜まっているからなのかどうかなという不安はあります。

医師：移植からそんなに長い月日が経っているわけではないので、何か変化があった時に、もしかしてお腹の中で何か起こっているんじゃないかとも思いますよね。自分自身で注意していることはありますか？

　Ｒ　：熱を出さないように気をつけるということです。

医師：薬もしっかり飲まれていますね。薬を飲むことには慣れましたか？

　Ｒ　：慣れました。

医師：免疫抑制薬はずっとこれからも飲まなければいけないですが、それも慣れてあまりきつくないということですね。受診のペースはどうですか？　今くらいの頻度で大丈夫ですか？

　Ｒ　：大丈夫です。

医師：こうして元気なお姿を拝見すると、私たちも本当によかったと思います。今日はいろいろとお話も聴くことができてよかったです。ありがとうございました。

　Ｒ　：ありがとうございました。

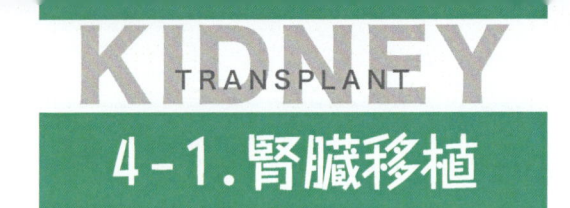

1 移植前における移植実施施設と非実施施設の連携

POINT!

① 腎臓移植には、生体腎移植と献腎移植という 2 つの方法がある。
② 献腎移植は待機期間が長いことから透析をしながら待機することが必要になる。
③ 生体腎移植は、各移植実施施設によって進め方や移植までの期間が異なる。

はじめに

　腎代替療法（renal replacement therapy；RRT）の選択は患者自身が行うものである。そのためには、患者に対して正しく 3 つの腎代替療法［腎臓移植、血液透析（hemodialysis；HD）、腹膜透析（peritoneal dialysis；PD）］について説明することが医療者に求められる。

　移植を実施していない施設であっても、患者へ移植の入り口に案内できる内容を示すことが重要である。

腎不全に対する治療法としての腎臓移植

　末期腎不全に対する腎代替療法には、腎臓移植、血液透析、腹膜透析の 3 つの選択肢がある。どの治療法を選択するかは患者自身が腎代替療法について説明を受け、どの治療法が自分に合って選択するかということを家族とも相談して決める。そして腎臓移植を希望するとなった場合、脳死、もしくは心停止されたドナーから腎臓提供を受ける献腎移植と、親族から腎臓提供を受ける生体腎移植の選択肢が説明される。生体腎移植の場合には、生体ドナーの存在が不可欠であることが説明される。

1. 献腎移植とは

　脳死もしくは心停止された方から腎臓提供を受けることを献腎移植という。献腎移植は日本臓器移植ネットワーク（JOT）に登録が必要である。献腎移植実施施設を受診し、登録可能かどうか診察を受け、登録可能と判断されて登録に必要な HLA 検査、血液型、感染症検査のほか、各献腎移植実施施設の判断で検査が追加される。診察、検査は基本的には保険診

療であるが、HLA検査は保険適応外となる。

　医師やレシピエントコーディネーターから献腎移植についての説明を聞き、検査を受けて登録するかどうかを決定する。検査が進み、登録が完了後はレシピエント候補として待機する。

2．生体腎移植とは

　健康な親族の方から腎臓を1つ提供していただく腎臓移植を生体腎移植という。生体ドナーは6親等以内の血族、3親等以内の姻族であること、自発的な意思で提供を申し出られたことに加え、その方が健康であることが求められる。各移植実施施設によって詳細な適応は異なることもあるが、大まかには日本移植学会ほかが定める生体ドナーのガイドライン[1]に沿って適応の有無が判断される。腎臓移植を受けるレシピエントと生体ドナー候補が移植実施施設を受診し、医師とRTCからの説明を聞き、検査に進んでいく。

┃移植実施施設への受診┃

1．受診のタイミング

　レシピエントは、慢性腎臓病（chronic kidney disease；CKD）のステージ5（eGFR 15 mL/分/1.73 m^2）（表1）[2]であり、既に透析（血液透析・腹膜透析）を導入しているか、もしくは

表1．慢性腎臓病（CKD）のステージ

原疾患	蛋白尿区分		A1	A2	A3
糖尿病関連腎臓病	尿アルブミン定量 （mg/日）		正常	微量 アルブミン尿	顕性 アルブミン尿
	尿アルブミン/Cr比 （mg/gCr）		30未満	30～299	300以上
高血圧性腎硬化症 腎炎 多発性嚢胞腎 腎移植 不明、その他	尿蛋白定量 （g/日）		正常	軽度蛋白尿	高度蛋白尿
	尿蛋白/Cr比 （g/gCr）		0.15未満	0.15～0.49	0.50以上
GFR区分 （mL/分/ 1.73m^2）	G1	正常または 高値　≧90			
	G2	正常または 軽度低下　60～89			
	G3a	軽度～ 中等度低下　45～59			
	G3b	中等度～ 高度低下　30～44			
	G4	高度低下　15～29			
	G5	高度低下～ 末期腎不全　＜15			

（日本腎臓学会（編）：CKD診療ガイド2024. 表1-4「CKD重症度分類」, p8, 東京医学社, 東京, 2024による）

採血データでeGFR 15 mL/分/1.73 m^{2}以下が適応になる。透析導入前の腎臓移植（先行的腎移植：preemptive kidney transplantation；PEKT）の場合は、少し早めの紹介がよい。腎臓移植後には、免疫抑制薬の内服、拒絶反応や薬の副反応が出現など、さまざまなことが起こりうる。腎臓移植は必要な時期に到達したら、かかりつけ医と移植実施施設を受診するタイミングについて相談する。

2．移植実施施設の決め方

通院中の病院が腎臓移植も実施している場合は、移植前の担当医と移植医との情報共有が容易であるため、その患者にとってメリットがある。また、レシピエントの自宅から比較的近い施設で移植をすることで移植後の通院（特に体調不良などの緊急時）が容易となり、移植実施施設に生体ドナーが通院しやすいという理由から、施設が決まることもある。ここで、生体ドナー候補が遠くに住んでいる時、腎臓移植前の検査を、生体ドナー候補の自宅近くの病院で行うことは可能か調べる必要がある。

そのほか、その施設が公表している移植数や成績などで決めたり、複数の移植実施施設の説明を聞いて選択する場合もある。なお、腎臓移植までの進め方や検査の進め方は各移植実施施設によって異なるため、患者と家族が十分納得して決めることが大切である。

手術に直接影響があるCT検査などは移植実施施設で行うことが多い。HLA検査[※1]は、検査可能施設が限られていること、クロスマッチ[※2]は移植を受けるレシピエントと一緒に受けることが必要である。生体ドナー候補は、移植実施施設の医師やレシピエントコーディネーター、看護師とコミュニケーションをとることで、安心して入院・手術ができる準備をすることができる。

3．非実施施設との連携

非実施施設で移植を実際に経験されていない場合、説明内容や質問に困ることがある。一般的な腎代替療法の中の腎臓移植についての説明で、患者は献腎移植か、生体腎移植か決めることができる。献腎移植と生体腎移植の違いなど、一般的な説明をすることは患者の意思決定の一助になる。非実施施設であっても、その説明ができることが求められる。

a. 移植実施施設への紹介前に必要な検査
移植実施施設を受診する際の診療情報提供書には、合併症や既往歴、健康診断やがん検診

[※1] HLA（組織適合性抗原）検査：Human Leukocyte Antigen（HLA、ヒト白血球抗原）は白血球の型として発見された抗原のことで、自分と自分ではないものを区別する役割がある。医学の進歩により、合っていなくても良好な機能を得ることができるようになってきている。

[※2] クロスマッチ（リンパ球交差試験/リンパ球クロスマッチ）：臓器移植の術前検査としてドナーのリンパ球に対する抗体がレシピエントの血液の中にないことを確認する試験。検査結果が陽性の場合、移植後早期に拒絶反応を発症する危険がある。

の結果があると大まかな適応の評価ができる。

　献腎移植の場合は、HLA検査についてはJOTが定める検査センターで実施したデータであること、登録時から遡って3ヵ月以内の感染症の結果であることなど細かい指示がある。

b.移植実施施設受診時の家族の同行

　生体腎移植を希望する時には、生体ドナー、例えば兄弟や配偶者の方にも同行を依頼することがある。ただし、感染症流行時には同席の人数を制限する施設もある。

　献腎移植希望の時は、患者1人の受診で登録作業は可能である。

▌移植待機▐

1. 献腎移植の待機中に注意すべきこと

　現在、献腎移植待機期間は約14〜15年といわれている。その間、血液透析か腹膜透析を受けながらの待機になるため、体重管理、水分管理、食事管理、内服管理など、いわゆる自己管理（アドヒアランス）をしっかり行うことが必要になる。献腎移植の長期待機中に移植後の生活をイメージすることは難しいかもしれないが、移植腎を守るために免疫抑制薬の内服や食事管理、生活管理が必要になる。

　BMI（body mass index）30以上の高度肥満の場合は、BMI 28以下を目指して減量し、食事ではカリウムやリンのコントロールを行う。

　喫煙者は、一刻も早い禁煙が必要である。必要があれば禁煙外来などを利用しながら、禁煙させる。虫歯や歯槽膿漏などの口腔内治療も移植前に完了しておくことが必要である。

　定期的ながん検診を受けることが必要である。がん治療中の場合には、免疫抑制薬を内服できないため、通院中の透析クリニックや自治体が行うがん検診を受けるよう指導する。

　献腎移植待機患者は、年に1回、登録更新のための手続きが必要であり、JOTから届く書類に明記された締め切りまでに返信しなければならない。登録更新料を支払う必要があるほか、献腎移植実施施設を年に1回、受診することも必要である。これは、患者が緊急手術として行われる献腎移植を、いつでも受けることができる全身状態であるかということを献腎移植実施施設が診察をして判断し、登録更新の手続きを行うためである。この時期には、家族や職場に献腎移植登録をしていること、移植後の希望など話す機会を設けると移植に向けての心構えになる。また、年に1回の受診の時に医師やレシピエントコーディネーターに不安に思っていることや悩みを話すこともよい。

2. 生体腎移植の待機中に注意すべきこと

　生体腎移植までに注意すべき事項は前述の献腎移植と同様である。

レシピエントが透析導入の場合は、腎機能の状況によっては透析を経ない腎臓移植（先行的腎移植）が可能となるが、準備中に腎機能が低下し、透析が必要と判断された場合は、透析を開始し全身状態を整える。また、透析未導入の場合は、非実施施設で保存期管理を行い、移植実施施設では移植についての準備を進めていくといった2施設で並行して進めていく場合と、移植実施施設ですべて対応する場合の二通りがある。

▎腎臓移植の費用▎

　献腎移植についての費用は付録2「費用と社会保障」288頁を参照。
　生体腎移植の場合は、レシピエントと生体ドナー候補（以下；ドナー候補）の2名分の医療費を考える必要がある。レシピエントは、慢性腎不全という自分の病気に対して行う検査・

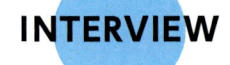

INTERVIEW

献腎移植登録後、20年以上待機

　Q　：献腎移植の待機中に透析クリニックで移植の話をすることはありましたか。
　A　：移植について話をすることはほとんどなく、たまに「腎臓、こないね」と会話をする程度でした。待機期間が20年を過ぎてからは、会話に移植のワードは出てきませんでした。
　Q　：待機していた間の気持ちを教えてください。
　A　：透析を始めたら3～4年くらいで寿命がくるのでは、と諦め半分でした。期待はしていましたが、本当にくるものなのかと思っていました。
　Q　：移植の連絡がきた時の気持ちはどうでしたか。
　A　：びっくりして、受話器をもつ手が震えました。本当に突然なんだ、どうしよう、心の準備ができていないと思いました。
　Q　：移植の連絡を受け、移植を受けたいと思いましたか。血液透析で安定している生活を続けていきたいと迷いませんでしたか。
　A　：すぐに受けたいと思い、無意識で返事をしていましたが、血液透析を小さい頃から受けていて、本当に安定していたので迷いました。移植にリスクがあることも知っていました。家族、職場、友人に相談して、みんなから応援されたことで移植を受けようと決めることができました。
　Q　：移植を受ける時に怖いと感じませんでしたか。

治療のため、基本的に保険適応である。ドナー候補は移植成立前の各種検査は保険適応外、自費診療になる。レシピエント、ドナー候補の両者がすべての検査に合格して生体腎移植が成立すると、HLA検査、クロスマッチなどの検査も含め、ドナーの検査、診療の費用は、レシピエントの保険で支払われる。レシピエントは腎臓移植後も身体障害者手帳をもち、自立支援医療などの助成金制度を利用することができる。生体腎移植が成立しなかった場合の費用請求については、各移植実施施設によって請求方法、請求額が異なる。

文献

1）日本移植学会，日本臨床腎移植学会：生体腎移植のドナーガイドライン（https://www.asas.or.jp/jst/pdf/manual/008.pdf）（最終アクセス2024年6月15日）.
2）東邦大学医療センター大森病院腎センター（https://www.lab.toho-u.ac.jp/med/omori/neph/patient/ckd/20150403.html）（最終アクセス2024年6月15日）.

A：電車で病院に向かう間、すごく怖いと思いました。手術がうまくいかなかったらどうしようということと、移植を受けた後に「受けなければよかった」と後悔の気持ちをもってしまったらどうしようと思いました。家族が運転する車の中で、怖いという感情よりもドナーになられた方とそのご家族の方に想いを馳せて、涙が止まりませんでした。

Q：移植手術を受けるにあたり、不安はありましたか。

A：家に帰れないかもしれないという不安がありましたが、すぐに頑張ろうという覚悟に変わりました。

Q：移植を受けた後、移植前に何か知っておけばよかったと思ったことはありますか。

A：実際に移植腎がお腹の前側に入ることを知りませんでした。移植後にも薬を飲むだろうと思っていましたが、免疫抑制薬に関連した注意事項を知らなかったので、好きだったグレープフルーツをもっと食べておけばよかったと思いました。移植後に起こる変化は、勉強しておくべきだったと思います。

Q：移植前に家族と移植の話や将来の話をすることはありましたか。

A：長い待機中に積極的に話をすることは、ほとんどありませんでした。移植の話をすると生体腎移植のプレッシャーをかけるような気持ちもありました。移植を受ける少し前は、血圧がとても高くなってしまうなど体調が悪いことがありましたので、家族に自分の死後のことを話すことがありました。

Q：移植を受けられて、今の気持ちを教えてください。

A：長く透析をしてきたので、透析がない生活が本当に夢のようです。これは臓器提供を決意してくださったドナーさんとドナーご家族の皆様のお陰と感謝しています。

2 移植後における非実施施設の役割

① 腎臓移植後に欠かせない、免疫抑制薬の必要性と重要性を知る。
② 腎臓移植後、日常生活で気をつけるべきことを知る。

はじめに

慢性腎臓病(CKD)の総合的な診療にかかわるスタッフは、腎臓移植が特別なものではなく、腎代替療法（RRT）を含め、患者を支援していく必要がある。患者は腎臓移植後に慢性腎臓病から解放されるのではなく、引き続き慢性腎不全管理をしながら生活しなければならないため、透析施設やかかりつけ医と連携して患者を管理していくことが求められる。

免疫抑制薬

投薬量などについては移植実施施設が指示し、非実施施設では維持管理が中心となることが多い。また透析再導入後も免疫抑制薬の内服を継続することは多い。非実施施設の管理下で飲み忘れがあったエピソードや、もの忘れや身体的変化などの患者の変化、薬剤管理者の変更などの家庭環境の変化などを移植実施施設と情報共有することは適切な内服管理につながる。移植実施施設が投薬量などの管理を変更した場合は、移植実施施設から非実施施設にフィードバックすることが大切である。情報提供と相談が必要な場合もある。迷ったらすぐに移植実施施設に相談する。そのような関係・体制づくりが重要である。

1. 必要性と注意点

免疫抑制薬は、移植腎を自分のものではないと攻撃してしまう拒絶反応を抑えるために必要な薬である。濃度が高過ぎると副作用が、低過ぎると拒絶反応が生じるため、決められた量をきちんと内服することが大切である。

ここで、さまざまな薬剤、食事内容で、免疫抑制薬の血中濃度が高くなるもの、低くなるものがあり、注意を要する。市販薬についてはもちろんのこと、他科から指示された薬剤名をその科に伝えることは重要である。忘れた場合には、薬剤師に尋ねるとよい。免疫抑制薬の血中濃度に影響する薬剤や食事を表2[1]に示す。

表2. 免疫抑制薬の血中濃度に影響する薬剤と食事

免疫抑制薬の血中濃度を高くするもの
抗菌薬・抗真菌薬・抗ウイルス薬
柑橘類：グレープフルーツジュース、ザボン(文旦)、スウィーティーなどのフラノクマリン類を多く含む飲食物、ミックスジュースや生果汁酒、サラダは摂取に注意が必要。

免疫抑制薬の濃度を低くするもの
サプリメント：ハーブのセイヨウオトギリソウは、成分表に記載がないこともあって確認できないことも多いため、勧められない。

その他
血中濃度や腎機能、治療時に注意を要する(担当医に尋ねるべき)薬剤：ホルモン製剤、胃薬、抗がん薬、抗凝固薬、脂質異常症治療薬、高尿酸血症治療薬、糖尿病治療薬、鎮痛薬、骨粗しょう症治療薬、抗てんかん薬、抗うつ薬など

(文献1) を参照して作成)

2. 適正量の判断指標と影響を与える因子

　内服後の腸の吸収や肝臓や腎臓での排泄などが個人によって違う。

　拒絶反応は、移植後の期間が長くなるほど頻度や程度は低くなるため、免疫抑制薬の量も移植後の時期によって変化する。そして、いくつかの免疫抑制薬を組み合わせて服用するが、多くの場合、維持免疫抑制薬は、①カルシニューリン阻害薬、②代謝拮抗薬、③ステロイド、④mTOL阻害薬、の組み合わせである。この中で、カルシニューリン阻害薬であるタクロリムス、シクロスポリン、代謝拮抗薬であるミコフェノール酸モフェチル、mTOL阻害薬のエベロリムスは、血液検査で血中濃度を測定して、服薬適正量を調整する[2]。

　免疫抑制薬の血中濃度測定には内服直前から次の内服までの間に複数回測定するものと内服直前(および内服2時間後)に測定するものとあり、前者の方がより正確であるが、12〜24時間にわたる検査となることもあり、通常は入院中に行われる。またミコフェノール酸モフェチルは採血値のばらつきが多く、通院中には測定しない施設もある。

　血中濃度以外に、拒絶反応の出現や移植腎生検の結果、副作用(例えば頻回の感染症など)から投与量を調整する。

a.内服量に影響を与えるもの

　移植からの時期によって調整する以外にも、以下の、さまざまな要因で血中濃度が変動して、服薬量を調整する必要がある。

・薬物相互作用：血中濃度に影響を与える薬物や食べ物がある(**表2**)。

・腎機能障害：シクロスポリン、タクロリムス、エベロリムスは影響を受けにくいが、ミコフェノール酸モフェチルは血中濃度が上昇する。

・肝機能障害：軽度ではシクロスポリン、タクロリムス、ミコフェノール酸モフェチルは影響を受けないが、エベロリムスは血中濃度を上昇させる。

- 食事：免疫抑制薬の消化管からの吸収は食事の影響を受けるため、食後・食前・空腹時のどれか同じ条件で服用するのがよい（血液検査も同じ条件でする必要がある）。
- 下痢：タクロリムスは血中濃度が上下することがある。

b.内服管理方法の工夫

どこまで自己管理が可能かを見極めることが大切である。例えば、薬剤シートを開けることができるか、見間違えないか、薬剤の形態が適しているか、細かい作業能力や視力、嚥下状態、認知機能や薬の内容の理解度などを年齢や身体状況に応じて見極める。

うまく実施できないと思われる時は、家族や介護サービスなどの力を借りて確実な管理ができるよう相談が必要である。飲み忘れ対策として薬の一包化、アラームをかけるなどの工夫も大切である。

なお、災害時などの備えとして、特に免疫抑制薬は、余裕をもった日数分を確保しておくことがよい。

c.飲み忘れた時、内服量を間違えた時の対処

飲み忘れに気づいた時から次の服用時までの中間以前であれば、その時点で予定量を服用する。中間以降であれば再度の服用はしない（例：1日1回の場合には、気づいた時が次回内服時までの12時間以前ならば再度服用する。12時間以降ならば服用しない）。数日以上の場合は移植実施施設に連絡して指示を仰ぐ。

d.内服量を間違えた時の対処

単回（1～2回）であれば、次の服用から正しい量を服用する。数日以上間違えていたことに気づいた場合は移植実施施設に連絡し受診も含めて相談する。

感染症

主に日常生活上での感染予防対策が中心となるため、これらの対策を遵守できるよう指導する。またワクチンに関して、まずは移植後管理を行っている医療機関で相談し、安易に患者判断でほかの医療機関などで接種することを避け、新しい感染症などの場合は移植実施施設に相談すべきである。感染症によっては家族が罹患した場合、隔離すべきウイルス感染症もあり、隔離下で移植後患者が生活できるかなど、生活方法を確認することも重要な役割である。患者自身が感染し、症状を発している場合は移植実施施設にできるだけ早く報告し、重症化を予防する。

移植後は免疫抑制薬により感染症への抵抗力が低下し、発症や重症化への注意が必要となる。発熱、全身倦怠感、下痢・嘔吐、呼吸困難、尿の混濁、腹痛、発疹などがあれば、かか

りつけ医に早めに相談する。感染症の原因として細菌が多いが、移植後には日和見感染症、特にウイルス感染と真菌感染に注意する。

ウイルス感染は無症候性(症状はなく検査のみ陽性)から症候性(発熱、倦怠感、発疹など)まであり、臓器・組織障害をきたすこともある。EBウイルスは移植後リンパ増殖性疾患(post-transplant lymphoproliferative disorder；PTLD)と関連[3]、サイトメガロウイルス、BKウイルス、アデノウイルスなどは腎機能障害を生じる可能性がある。真菌感染も進行すると肺炎や髄膜炎など重篤となる可能性がある。アスペルギルスは土壌や堆肥、落ち葉や動物の糞に、クリプトコッカスは鳥(特に鳩)の糞から感染するため注意が必要である。

1. 感染症のリスク

感染症罹患のリスクとなる行動として、①発熱や下痢の人と接触する、②感染症蔓延地域や衛生状態の悪い国や地域に滞在する、③生の貝類・肉類・卵や無殺菌の乳製品を摂取する、④動物に咬まれる・引っ掻かれる、⑤コンドームを使用せずに複数人と性交渉を行う、などがある。

2. 感染予防対策

1. 手洗い：帰宅時、排泄後、食事の準備前後、食事の摂取前、ペットや飼育環境に触れた後、ガーデニング後の丁寧な手洗いを励行する。
2. マスク着用：呼吸器感染症の流行時期、人混みに出かける際、清掃時、ガーデニング時に着用する。
3. 食事：移植後は免疫抑制薬を服用するため、感染症の重症化の危険性がある。生ものの摂取は細菌性腸炎を起こす可能性がある。免疫抑制下での腸炎は重症化・長期化して脱水で移植腎機能が悪化することもあるため、移植直後は加熱などで感染力を低下させた食品を摂取するよう指導する。腎臓移植後の免疫抑制薬は、拒絶反応がない場合は経時的に減量され、移植後3〜6ヵ月で維持量になるため、その時期から生ものの摂取を許可する施設も多い。但し、維持量でも腸炎を発症すると重症化するため、日頃から感染の危険性が高いものは避けるか加熱したり、また新鮮なものを食べることを心がける[4]。
4. ペット飼育：鳥はクラミジア・クリプトコッカス、爬虫類はサルモネラ菌の感染リスクが高く、ズーノーシス(人獣共通感染症)があり、ペットの排泄物処理をほかの人に依頼するなど飼育方法を相談する。
5. 温泉：温泉ではレジオネラ感染のリスクがあるが、許可日については全身状態からのかかりつけ医の判断になる。
6. 海外渡航：旅行先の選定や医療機関の確認、英文診断書・処方箋の準備を医師に相談し、感染予防・安全確保などの計画的な行動も大切である。旅行先によっては事前のワクチン接種(トラベルワクチン)が必要となることがある[5]。渡航先によっては、虫よけスプレー

を使用する。

3. ワクチン[5]

免疫抑制薬により感染症の危険性が高くなっている移植後は、予防のワクチンが推奨される。但し、免疫抑制状態であるため、ワクチン接種には注意点があり、ワクチン接種の際には必ず、腎臓移植をして免疫抑制薬を服用していることを医療者に伝える。

①ウイルスや細菌を弱毒化した生ワクチンは、接種するとウイルス感染症を発症する危険性があるため、免疫抑制薬服用中は接種してはいけない。麻疹・風疹混合ワクチン、おたふくかぜワクチン、ロタウイルスワクチン、BCG、黄熱ワクチン、水痘ワクチンは生ワクチンになる。したがって、生ワクチンは移植前しか投与できないため、罹患の有無または抗体価を確認し、抗体がない場合は移植前の接種が必要となる。また抗体獲得のために一定の期間が必要になる。

②ウイルスや細菌の感染力をなくした不活化ワクチンは移植後も接種が可能である。インフルエンザウイルス、B型肝炎ウイルス、ヒトパピローマウイルス、肺炎球菌に対する不活化ワクチンの接種は推奨されている。

③ウイルスベクターワクチンやDNAワクチン、mRNAワクチンも感染の危険性はなく、免疫抑制薬服用中も接種可能である。新型コロナウイルスワクチンの接種は腎臓移植患者に強く推奨され、その効果が確認されている。

④ワクチンは病原体に対する免疫力を獲得する目的で接種するが、免疫抑制状態では免疫力が得られにくい。特に免疫が低下している移植直後の接種は推奨されず、インフルエンザウイルスや新型コロナウイルスは腎移植後1ヵ月以降、その他の不活化ワクチンは移植後3〜6ヵ月以降の接種が推奨されている。また腎臓移植の際に血液型不適合や拒絶反応のためリツキシマブやサイモグロブリンが投与された場合には、新型コロナウイルスワクチンの接種は3〜6ヵ月程度延期するよう推奨されている。

⑤海外渡航の際は、行先によって感染の危険性を下げるため、ワクチン接種が必要となる場合がある。いわゆるトラベルワクチンには、A型肝炎ウイルス、狂犬病、腸炎チフスがある。接種に6ヵ月程度かかるものもあるため、渡航予定が決まったら早く医療機関に申し出る方がよい。

⑥同居家族が感染した場合、腎臓移植患者に移る危険性があるため、同居の家族も感染予防のワクチン接種が望ましい。ここで、同居家族が生ワクチンを接種した後には感染する可能性があるため、水痘生ワクチン接種後に発疹が出た場合は接触を避けるべきである。ロタウイルスは接種後1ヵ月ウイルスを排泄している可能性があるため、おむつ交換などの排泄処理は避ける。

⑦免疫が低下している腎臓移植患者ではワクチン接種による免疫能の獲得が一般の人に比べて低いため、ワクチン接種を受けても、引き続き感染予防対策を継続する必要がある。

新型コロナウイルス感染症では、免疫抑制薬を服用している移植後患者は一般の人に比べて死亡率が16倍と重症化の危険性が高く、当初よりワクチン接種が強く推奨されていたが、ワクチンを1回接種しても免疫能はほとんど獲得されなかった。しかしながら、2回、3回と接種を重ねることで免疫能獲得が確認されるようになっている[6]。

退院後の生活

　退院後の生活は患者の年齢、社会的役割、環境により異なる。それぞれの患者背景に合わせ、必要な部署の支援を受けており、適材適所への連携と情報交換、それらに対する管理上の注意点などの情報提供が必要になる場合もある。また活動範囲、生活範囲が拡大することに伴う注意点も患者にタイムリーに情報提供する必要がある。何よりも移植腎の長期生着を目指して、慢性腎臓病の管理と移植による発がんリスクを踏まえた健康管理をモチベーションを維持しながらできるようサポートしていくことが大切である。

　退院後の生活における注意点は、移植実施施設の方針に多少違うところもあるが、その意味するところは共通している。

1. 職場、学校復帰

　移植実施施設により多少異なるが、学校復帰は、経過が非常に良好な場合、感染予防対策をしながら退院後2週間程度で可能となることが多い。

　腎臓移植後退院してからの通院は、退院後1ヵ月は毎週、3ヵ月目までは2週間ごとに、また施設によっては3ヵ月目に短期入院で移植腎生検を施行し、その結果で、以降の職場復帰を勧めている。ただし、事務職など軽作業の仕事の場合は早期に就業が可能と思われ、経過が良好な場合は退院後1ヵ月以降で相談し職場復帰することもある。

2. 外来診察の留意点

　移植後は移植された腎臓だけでなく全身の管理になり、家族および周囲の変化や心配事・ストレスなどの情報を共有する場になる。医療者はその情報を得て患者の検査データや体重、その他の変化との関連性を考える。例えば、家庭で調理者である妻が入院したとなれば移植患者自身の食事内容に変化が出てくる可能性があり、問題があれば、そこで具体的な対策を患者と相談する。

　腎臓移植後の外来診療は何年も腎機能が安定し、合併症も起こらず安定しているとついつい自己管理を怠りがちになることがある。診察時に患者が報告する内容を表3に示す。同居の家族や患者が職場、学校で接触する人が感染症になった場合には、予防薬が必要となる場合もあるため、症状がなくてもなるべく早く伝えるように指導する。

表3. 診察時に患者が報告する内容

項目	具体的な内容
体調管理	体温・血圧(起床→排尿→15分安静後)・体重(朝食前)
	尿量(1日尿量・1回尿量・性状)・排便(回数・性状)
食事管理	食事・水分
運動	運動(内容・時間/日・日数/週)
薬剤関連	内服状況(飲み忘れの有無)
薬剤関連・合併症	他科・他院受診(薬剤内容)
薬剤関連	市販薬(服用した場合は申告)
感染症	周囲の感染などの状況(同居家人、職場・学校の人など)
ドナー	ドナーの状況(病気など)

3. 受診する診療科

　腎臓移植後は、機能的には1個の腎臓で生活することになるため、慢性腎臓病となる。そのため、拒絶反応や感染症などの移植特有の合併症の管理に加えて、慢性腎臓病の進行を抑える治療が必要となる。日本腎臓学会の診療ガイドライン[7]では、慢性腎臓病の進行を抑えるために、高血圧や心不全、糖尿病、脂質異常症(高コレステロール血症など)、高尿酸血症、貧血の管理が必要とされている。また、禁煙や睡眠などの生活習慣や栄養、肥満やメタボリック症候群の管理の重要性も示されている。腎臓移植後の定期受診では、移植腎の廃絶要因として、慢性拒絶反応が24.3%、原疾患の再発が4.9%と報告されており[8]、拒絶反応の早期発と原疾患・基礎疾患の状態観察が重要である。レシピエントの死因としては、悪性腫瘍以外に、感染症、心疾患、脳血管障害が多く、移植外科診療に加え、腎臓内科的な管理を行うことで、移植腎機能を保つことができる。

　また、腎臓移植後のさまざまな合併症に関しては、循環器内科、整形外科、皮膚科、歯科などの専門医に、移植コーディネーター、看護師、薬剤師、栄養士、運動療法士など多職種のチームが入って管理されることで、最良の治療が行われる。

　複数の病院を受診することは通院の時間や体力の負担が出てくるが、移植外来日と他科受診日の調整、近所のかかりつけ医やもとの透析クリニックを利用することで軽減を図り治療継続することは重要である。

4. 生活習慣病予防食

　移植後、味覚の回復、ステロイドによる食欲増進、厳しい制限からの解放に伴う摂取量の増加から、肥満やメタボリックシンドローム、脂質異常症、高血圧などの合併症を併発しやすく、心血管・脳血管障害のリスクにつながるため、生活習慣病に対する予防行動を推奨する。日本腎臓学会から、慢性腎臓病患者の腎機能別の食事療法の基準[9]が示されている。これに准じた食事療法が、栄養士より指導される。

表4．ウイルス感染に関連する悪性腫瘍

がん腫	関連ウイルス
ウイルス感染に関連した悪性腫瘍	
子宮頸部・外陰部・腟・肛門部	HPV-16・18
肝細胞がん	B型肝炎・C型肝炎ウイルス
移植後リンパ増殖性疾患	EBウイルス
白血病・リンパ腫	HTLV-1
カポシ肉腫	HHV-8
ウイルス感染に関連した関連が疑われる悪性腫瘍	
前立腺がん	BKウイルス
脳腫瘍	JCウイルス
脳腫瘍・骨腫瘍・中皮腫	SV-40

　腎臓移植後の脂質異常症(コレステロールや中性脂肪高値)や高尿酸血症は移植腎機能低下や動脈硬化、心血管系疾患の合併につながるため、運動療法とともに食事療法が大切となる。

5．健診の重要性

　腎臓移植後の死亡原因の上位3位は、感染症、心不全、そして悪性腫瘍である[8]。免疫はがん細胞を攻撃して身を守る働きも担っているため、免疫抑制薬によりこの免疫能が低下している腎臓移植後は、悪性腫瘍の危険性が高まる。またウイルス感染によって発症する癌もあり、免疫抑制薬により感染の危険性が高い腎臓移植後はウイルス感染を介した悪性腫瘍の危険性も高まる(**表4**)。

　しかしながら、悪性腫瘍のすべての発症率が高くなるわけではなく、一般の人より高頻度のがん腫もあれば、一般の人と発症率が変わらないがん腫もある[3]。早期発見・早期治療が重要であるため、血液検査や便潜血検査、胸部レントゲン撮影、腹部超音波検査、胸腹部CT、消化管内視鏡も必要に応じて実施する。市町村などの自治体や職場が実施する健診を活用すれば経済的負担を軽減することも可能である。なお、移植患者の死因は「移植ファクトブック」(http://www.asas.or.jp/pdf/factbook/)で毎年更新されている。

6．旅行

　免疫抑制薬が維持量となり、感染の危険性が少なくなる時期が望ましい。海外旅行については、渡航先によってはワクチン接種が必要になる[10]が、その場合、免疫能が獲得されやすい移植後1年以降のワクチン接種が望ましいと考えられ、抗体を獲得した後の日程とする[3]。国内外を問わず、旅行の際には、免疫抑制薬を含む薬剤や旅行先で緊急対応可能な施設の確認、診療情報提供書を準備する必要がある。

7. 妊娠

移植後1年以上経過し、腎機能が安定している状態が望ましい。胎児奇形の発生リスクを有する薬剤もあるため、その場合、種類や量を変更する必要性もあり、妊娠希望の際には医師との相談が必要である。

8. 社会資源の利用

移植後長期生着などからレシピエントの高齢化も避けられない。移植前の長期に及ぶ末期腎不全、透析など、もともとの腎不全状態による筋力低下や、骨粗鬆症から活動に支障がある場合、また動脈疾患による合併症や易感染性から入院することもあり、ADLの低下が生活や就業など経済的な面に影響することもある。

医療費の助成には、健康保険と自立支援医療(更生医療)、重度心身障害者医療費助成制度を利用することで、最大2万円/月の医療費となる。自立支援医療は身体障害者手帳が合う場合に適用される。歯科治療など直接関係のない治療に対しては適用されない。移植日からの適用になり、生体腎移植の場合などは事前に手続きが必要である(付録2「費用と社会保障」288頁参照)。

ADL低下による生活支援としては、介護保険を利用した移動や、家事(調理・清掃・洗濯など)、入浴介助などの介護サービスの利用が可能である。医療機関のソーシャルワーカーに相談したり、市町村の福祉課ホームページを参照していただきたい。

文献

1) 吉田一成, ほか(編):腎移植と薬. バリュープロモーション, 東京, 2022.
2) 日本TDM学会, 日本移植学会(編):免疫抑制薬TDM標準化ガイドライン2018[臓器移植編]. 金原出版, 東京, 2018.
3) William S, et al:Oncologic Issues and Kidney Transplantation;A Review of Frequency, Mortality, and Screening. Adv Chronic Kidney Dis 21(1):106-103, 2014.
4) 厚生労働省:食中毒の原因となる食品とその対応について. 食中毒(https://www.mhlw.go.jp/stf/seisakunitsuite/bunya/kenkou_iryou/shokuhin/syokuchu/index.html)(最終アクセス2024年6月15日).
5) 日本移植学会 成人臓器移植予防接種ガイドライン策定委員会(編):成人臓器移植予防接種ガイドライン2018年版. メディカルレビュー社, 東京, 2018.
6) 日本移植学会COVID-19関連情報(https://square.umin.ac.jp/jst-covid-19).
7) 日本腎臓学会(編):エビデンスに基づくCKD診療ガイドライン2023. 東京医学社, 東京, 2023.
8) 日本臨床腎移植学会, 日本移植学会:腎移植臨床登録集計報告(2023);2022年実施症例の集計報告と追跡調査結果. 移植58(3):189-208, 2023.
9) 日本腎臓学会(編):慢性腎臓病に対する食事療法基準2014年版. 日腎会誌56(5):553-599, 2014.
10) Jason A, et al:Travel vaccination recommendations and endemic infection risks in solid organ transplantation recipients. J Travel Med 23(6):taw058, 2016(doi: 10.1093/jtm/taw 058. Print 2016 Jun).

3 移植人生における患者と医療者の相互理解

POINT!

① 腎臓移植後にもさまざまな問題が生じる可能性がある。
② 移植した腎臓は永遠に機能するものではない。
③ 将来を見据えたライフプランニングを家族や医療者と話し合うことが重要である。

はじめに

移植腎の平均生着期間は15〜20年とされているが、いろいろな原因で移植腎機能が低下していく。その原因には、拒絶反応や原疾患の再発、生活習慣病、感染症、免疫抑制薬による腎障害、その他自己管理不良などさまざまな要因が影響していると考えられる。移植腎が廃絶し、再療法選択が必要になる際、段階を経て、医師、レシピエントコーディネーターから再療法選択について情報の提示が行われる。多次移植（献腎移植の登録含む）、血液透析（HD）（通常透析・長時間透析・在宅透析）、腹膜透析（PD）のすべてを説明し、患者の状況によっては、保存的腎臓療法（conservative kidney management；CKM）について患者と話し合うこともある。再移植を選択し生体腎移植をする場合もあるが、ドナーの問題があり、ほとんどの患者が血液透析や腹膜透析を選択する。

腎臓移植から透析再導入を前にした時の心理は、抑うつ・怒り・負債感・今後の不安・深刻な合併症に伴う喪失感を体験する[1]。そのような患者状況の中で、腎機能の状況や再療法選択の説明を行わなければならない。本来このような説明は必ず移植前から行われなければならないが、移植を希望して移植実施施設を訪れる患者にとっては、移植前からこれらのマイナスの情報は受け入れ難く、聞いても忘れてしまうことも多い。このため移植腎機能の廃絶が近づいた際に、患者と医療者の間に移植腎機能や将来の腎代替療法（RRT）の認識に差が生じていることがある。

再発腎炎や移植腎廃絶から透析再導入の時期における相互理解推進のため、以下に懸念事項を挙げる。

移植腎機能低下への心配

移植した腎臓の機能が悪くなるにはさまざまな要因が影響している。移植された腎臓1つでその後の自分のからだを支えていくため、腎臓移植の準備段階から腎臓に負担をかけない生活習慣が大事であることを知り、必要な改善点は何かについて患者と医療者が移植前から

共有する。腎臓移植の手術はあくまでもスタートであって、移植した後の療養生活が非常に重要である。しかしながら、移植をいう大きな手術の前にそこまでの想いに至らない場合もあるため、移植前にどれだけ移植後の腎機能維持への覚悟ができるのか、患者がそこまで想いをもっていけるのかについて、医療チーム内で多方面からの情報共有が重要である。

　移植後、腎機能が安定している時期に、免疫抑制薬の飲み忘れが繰り返されたりすることで長期的に腎機能が低下していくことを患者は当初は想像できない。安定している時から自己管理を行うことが重要であり、その積み重ねが将来の腎機能維持につながるということを患者に理解してもらうために受診時には必ず自己管理状況を確認する。ここで、飲み忘れがある時、体重が増えた時などに医療者が患者の変化を逃さず、話を聞き、管理栄養士を含む多職種と連携して改善策を共に検討していくことが重要である。

　ここでの注意点は、腎機能がよい時期では患者にとって現実味がない話として伝わってしまうことが少なくなく、この腎機能がまだ保たれている時期にいかに自身の状態に向き合う必要があるのかを伝えていくことが、認識のずれを起こさないために重要である。

再発腎炎への心配

　もともと自分の腎臓が悪くなったのには原因があり、移植した腎臓にも同じ病気が影響する可能性がある。以前は慢性糸球体腎炎を原因とした末期腎不全が多くみられたが、腎炎は移植した腎臓にも一定の割合で再発する。免疫抑制薬や血漿交換など、さまざまな対策をすることで腎炎の再発を抑えることが可能になっているが、一方で、特殊な腎臓の慢性の炎症性疾患であるIgA腎症や巣状糸球体硬化症などは、移植後に再発し移植腎機能が悪化する症例が現在でも認められる。近年は糖尿病を原因とした末期腎不全が多く、それに伴い糖尿病腎症に対する腎臓移植も行われている。免疫抑制薬は糖尿病を悪化させることもあり、それは移植した腎臓の機能悪化にもつながる。高血圧、脂質異常症なども同様に末期腎不全の原因であり移植後もこのような生活習慣病によって腎機能が悪化するため、移植後の生活習慣病の予防は腎機能の温存に重要である。

　患者が腎臓移植を選択した際は、原疾患が再発する可能性についても移植医、腎臓内科医詳しく説明する。しかし、患者は「自分はそうはならない。なりたくない」という想いもあり、再発するとどのような状況になるかは想像できないことが多い。移植された腎臓は永遠ではなく、再発腎炎も関連して長期生着が見込めない場合もある。再発後の腎機能の悪化や腎機能低下に伴う薬物療法、食事療法の強化など、変化する療養生活も併せてレシピエントコーディネーターは補足説明する必要がある。再発率が高いIgA腎症や巣状糸球体硬化症などである場合は、移植前より原疾患の理解を深めておくことを、レシピエントだけではなく、提供する生体ドナーへも十分に説明し、それを踏まえた腎臓移植への意思決定が必要となる。

┃移植腎機能廃絶の時間経過┃

　移植後早期は免疫抑制薬による拒絶反応はコントロールされるが、移植後の経過が長くなると慢性拒絶反応で移植腎が廃絶していく。拒絶反応に関連する抗体の産生は腎機能（血清クレアチニンなど）が悪化するずっと前の段階で始まると言われており、腎臓組織の障害も腎機能悪化前に既に生じている。この拒絶反応に関連する抗体の産生は、免疫抑制薬の飲み忘れなどで血中濃度が低下した時に生じると言われており、またウイルス感染なども抗体産生にかかわっていると考えられる[2]。腎機能が悪化してから慌てるのではなく、腎機能が良好な状態の時から今後のことを考えて免疫抑制薬の内服時間を遵守することや感染症の対策をすることが重要である。それでも移植した腎臓は徐々に悪化していくこともあり、敢えて腎臓の状態のよい時に医療者は家族とよく話しておくことも大切である。

　移植腎機能が悪化するもっと前の段階からの、抗体を産生しないための免疫抑制薬の確実な内服管理が重要である。また、組織の障害も腎機能が悪化する前に既に起こり始めるため、腎機能が悪化していなくても定期的な移植腎生検は重要であり、治療方針の決定と腎生検検査の意味、移植腎機能障害の機序については理解が必要である。どのようにからだの中で移植腎は変化をしているのか、組織が障害を起こし、蛋白尿が出現、そして、血清クレアチニン値が上昇する経過など、患者に丁寧に理解できるように説明を行い、安定している今が重要であることを知ることで自己管理行動の意味づけをしていく。そこから内服や食事・運動など自己管理を行うことの再確認を腎機能がよい時期から行うことが重要である。

┃腎臓移植後の透析の可能性┃

　移植した腎臓は、長期にわたり一生永遠に機能してくれるものではない。移植する前にも医療者から説明されるが、移植する腎臓はあくまでも自分の腎臓ではないためさまざまな要因で機能が悪くなってくる。移植した腎臓は1つであり、免疫抑制薬を内服して拒絶反応をコントロールしているが、免疫抑制薬自体が腎臓に負担をかけ、長期間では慢性拒絶反応を起こしている場合もある。そのほか、高血圧や糖尿病、脂質異常症などの生活習慣病も腎臓が徐々に悪化する原因にもなる。移植した腎臓の大きさやドナーの年齢も腎臓の生着期間には大きく影響するが、移植した腎臓がずっと元気ではないことを自覚しなければならない。

　患者が治療選択を行う保存期eGFR30以下になると、将来必要とされる腎代替療法について説明が始まる[3]。そのうちの腎臓移植については、移植した腎臓の機能は徐々に悪くなることが多く、平均生着期間は約15年であることなどを話す必要がある。ここで、医療者によってもこの説明は異なり、それが患者との認識のずれを生じる要因になりうる。

　患者は「移植すればすべて解決する、治る、生涯問題ない」と認識していることがしばしばあり、医療者は患者の認識のずれが起こらないように情報提供していかなければならない。

患者は「喪失感」の心理状態[1]で、再び慢性腎臓病（CKD）であることを認識しなければならない。ここで、先行的腎移植の人にとっては初めての血液透析や腹膜透析であり、シャント造設の手術も未経験である。この先、生涯、慢性腎臓病とつきあい、その療養生活や将来について向き合えるように、患者とレシピエントコーディネーターや多職種と協働して意思決定を行う共同意思決定（Shared Decision Making；SDM）支援を行いながら腎代替療法選択や療養の支援が重要である。

移植腎機能が悪化した次の治療法

次の腎代替療法が必要といわれる段階では、移植された腎臓はかなりよくないという状態である。急激に腎機能が悪化する急性拒絶反応や脱水などで腎機能が悪化した場合は、治療によって腎機能が改善することはあるが、慢性的に腎臓が悪化した時は改善することは難しい。

本来2つある腎臓だが、通常移植した腎臓は1つであるため、腎機能の悪化のスピードも、2つある時と比べて早いため、腎機能がある程度維持されている段階から、医療者とよく相談しておくことが必要である。

医療者は次の治療について段階を追って話をするが、まずは再移植の意思があるかどうか、生体腎移植をするドナーがいるのかどうか、献腎移植登録を進めていくのかどうか、そして、その時は移植した後のことまで、よく考えてから手術を決定することが重要である。透析療法を選択するとすれば腹膜透析か血液透析か、血液透析ならば、長時間透析や在宅透析の可能性など、実際の治療法の詳細や、その療養生活まで情報提供を行い、再療法選択であってもすべての可能性について患者と話し合っていく。

この説明に加えて、共同意思決定（SDM）を行いながら時には透析は行わず対症療法と緩和ケアを軸とする保存的腎臓療法の話をしていくことも、移植医療の現場で今後は必要となると思われる。

移植した腎臓が末期腎不全に至る時期でも患者によっては尿毒症症状を自覚しないため、医師の説明があっても受け入れが難しく、自分のこととは考えられず透析導入はもう少し先に延ばしたいと思うことが多い。時には、大事な家族からいただいた腎臓をできる限り維持したいと思う患者も多いため、医療者が説明を行っても医療者と患者の相互理解が難しい場合がある。次の治療を先延ばしにすることで起こりうる生命の危機、その他の合併症の危険、社会復帰の遅延など、苦しくつらい入院が長く続くことや、命にかかわってくることなど、具体的に伝え、患者が自身の生活の中で全身状態や入院生活などが想像できるよう説明する。

移植腎廃絶後の問題点

移植した腎臓の機能が低下し透析など腎代替療法を必要とした場合、「移植腎が廃絶した」と表現される。ただ、廃絶後も一定期間は腎臓の血流もあり、尿も産生されていることが多い。移植した腎臓が廃絶しても腎臓の血流は保たれているため、免疫抑制薬を中止してしまうと拒絶反応を起こして痛みや発熱などの症状が出ることがある。したがって、免疫抑制薬の減量、中止は医師の指示の下で行うようにしなければならず勝手に中止してはならない。

廃絶した移植腎は血流の低下とともに徐々に萎縮することが多いが、痛みなどの症状がある場合や二次移植へ向けて摘出する場合もある。また、移植した腎臓に悪性腫瘍などが発生することもあり、定期的な経過観察も必要である。

患者は、移植腎が廃絶すると「以前の透析に戻ればよい。透析をまた始めるだけ」と認識することが多いが、透析再導入という事実を前に、患者の落胆と失意は大きい。初回の透析導入の際よりも落胆と失意は大きいとも言われている。移植医、透析スタッフ、精神科医が連携しての精神的支援・心理療法を早めに考慮することが大切である。

また、透析を導入しても免疫抑制薬の内服は必要であり、拒絶反応を防ぐために内服を行いながら透析を行うということになる。さらに長期にわたる免疫抑制薬の内服により出血や感染症が生じる可能性が高く、特に透析再導入 3 ヵ月は十分に注意が必要である。透析施設のスタッフへも移植後再導入の危険性や注意事項を伝えることが重要である。

廃絶後も定期的に移植実施施設を受診し、適切に免疫抑制薬を減量・中止していくことが重要で、自己判断で内服を中止しないよう説明して理解してもらう。また、移植実施施設では、透析再導入後の経過観察を行い、透析施設と連携を維持していくことも重要である。

ドナーに移植腎機能の悪化を言えない

提供された腎臓が悪くなっていることを提供したドナーに知らせることは非常に心苦しいことと思われる。なぜドナーに腎機能が悪くなっていることを言えないのかについては、ドナーとの関係性や家族状況の変化などのため個別の対応が求められるが、必要であればドナーと一緒に受診してもらい医療者から説明することもできることを伝える。レシピエントの自責の念なども考慮して、移植腎は永遠ではないことを再度伝え、これまでの自分を責めることなく次へ進めるようドナーへ想いを伝えられるような支援も必要である。そして、移植腎機能が廃絶する時には、ドナーが家族である場合にはその配慮も必要である。

具体的には、生体移植の場合、ドナーの一部が自分の中で機能していることに日々感謝の心を忘れずに、自分の状態をドナーに定期的に伝えていくこともよいのかもしれない。ドナーが近くにいる場合と離れて暮らしている場合など、いろいろなパターンがあるかと思われるが、ドナーが遠方で居住している場合は、そのドナーの腎臓提供後の情報が移植実施施設に

伝達されるような仕組みを関係学会等でつくられていくとよいと思われる。生体腎移植は、ドナーとともに歩むことを忘れてはならない。

文献

1）春木繁一：透析患者の心とケア-サイコネフロロジの経験から（続編）. pp197-201, メディカ出版, 大阪, 1999.

2）Hod-Dvorai R, Lee R, Muluhngwi P, et al：Development of de novo donor-specific antibodies in renal transplant recipients with BK viremia managed with immunosuppression reduction. Transpl Infect Dis 25(1):e13993, 2023. doi: 10.1111/tid.13993. Epub 2022 Nov 28. PMID: 36413505.

3）日本腎臓学会, 日本透析医学会, 日本腹膜透析医学会, ほか(編)：腎代替療法選択ガイド2020. ライフサイエンス出版, 東京, 2020.

1 生体腎移植における ドナーと医療者の相互理解

POINT!

① 生体ドナー候補者は医療者から適切な情報提供を受け、最終的に本人の自発的意思で決定することが重要である。
② 生体ドナーは適切な医学的評価のうえで、提供の適・不適が決定される。
③ 生体ドナーは提供後も継続的な診療が必要である。

はじめに

　生体ドナーの自発的意思で行われる生体腎移植は、術前評価、術中の管理、そして術後の外来経過観察を含め、提供を判断する前に、ドナーとレシピエントそれぞれに対し医療者の丁寧な説明と患者自身の理解が重要である。また、ドナーになるか迷う時、一方でドナー不適格と判断された時、提供後に不安を感じた時などさまざまな場面で、医療者はドナーに対し継続的な寄り添いが求められる。本章では、生体ドナーと医療者が互いに理解すべき内容について概説する。

生体ドナーの要件

　生体ドナーは基本的には6親等以内の血族、3親等以内の姻族であること、そして自発的な意思で提供を申し出られたことに加え、その方が健康であることが求められる。各移植実施施設によって詳細な適応は異なることもあるが、大まかには日本移植学会他が定める生体ドナーのガイドラインに沿って適応の有無が判断される。腎臓移植を受けるレシピエントと生体ドナー候補が移植実施施設を受診し、医師とレシピエントコーディネーターからの説明を聞き、検査に進んでいく。

生体ドナーになるか迷っている時の相談相手

　腎不全患者とその家族は移植についての情報を得るために来院するが、その時に、無意識

のうちにドナーとなることが前提で、医療者からの治療やスケジュールに関する説明を受けることもある。その結果、その時点での自らの迷いや不安を抑えなければならない状況に追い込まれることがある。ここで、医療者は、家族の臓器提供を促進する立場にあるわけでは決してなく、腎代替療法（RRT）の情報について、レシピエントだけでなく家族にも提供し、ドナーの腎提供後の将来についての情報提供も行うことで、ドナーについての十分な質問の機会が失われないようにすることが重要である。

ドナー候補となった多くの家族は助けたいという使命感に駆られ、それが過度であると気持ちだけが先行し、冷静な判断を欠いてしまう危険があり、腎臓提供に伴う不安や提供後の生活について話しにくいこともある。腎提供は誰にとっても初めての経験であり、腎不全の家族がいる状況では、感情移入や使命感、周囲からのプレッシャーにより自己の感情を表出することが困難になることもある。レシピエントコーディネーターは生体ドナー候補者に対して、初対面の時点から、移植までのさまざまな過程で、レシピエントとは別の面談をセッティングし、リラックスした雰囲気で話し合うことが望ましい。ドナーが遠方で、仕事などで面談の時間が困難な場合は電話やオンラインなどで工夫する。ドナーとの連絡を、レシピエントを介してのみで行うことを避け、ドナー自身が医療者と相談しやすい環境づくりが大切である。

ここで、先行的腎移植の場合には、意思決定のタイムリミットに迫られることもあり、気持ちが追い詰められていることが多い。医療者は現在の気持ちや将来への不安に傾聴し、適切な情報提供を行うことを第一に、意思決定を決して急いてはいけない。

生体ドナーになれるかどうかの検査

生体腎移植ドナー評価の最初のステップは、絶対的禁忌の確認である。未成年（18歳未満）、判断能力の欠如、未治療の精神障害、悪性腫瘍、全身性活動性感染症、未治療の高血圧や糖尿病、重度の肥満は、ドナー自身の安全性と、腎提供後の腎機能維持に重大な影響を与える可能性があるため、除外される。

まず、ドナーから健康診断の結果やかかりつけ医による血液・尿検査の結果を提出してもらい、基本的な腎機能の評価と、心血管疾患、肝疾患、感染症など、ほかの疾患の有無をスクリーニングする。特に腎機能の評価は、提供後の腎機能維持の可能性を評価するうえで重要である。その後は免疫学的な拒絶反応のリスクを評価するため、生体適合性検査[※1]を実施し、ドナーとレシピエントのHLAのマッチング[※2]と抗体スクリーニング[※3]を行う。同

[※1] **生体適合性検査**：臓器移植の際に、ドナーとレシピエントの間で、拒絶反応を起こすリスクを評価する検査。
[※2] **HLAのマッチング**：HLA（ヒト白血球抗原）は体の免疫システムが（自分ではない）他者を認識するための目印で、どの程度適合しているか確認すること。

時に、悪性腫瘍スクリーニングとして消化管内視鏡、胸部および腹部の放射線検査、女性の場合は乳がん・婦人科検診を行う。ドナーの腎機能に対する特異的な追加検査として24時間畜尿検査、造影CT、レノグラム※4)を実施する。これらの検査は、ドナーの腎臓の解剖学的、機能的評価を詳細に行い、提供可能な腎臓であることを確認するために不可欠である。最終的に、医師、移植コーディネーターなど多職種により、ドナーとレシピエントの利益を最大限に考慮した総合的な判断が行われる。

　生体ドナー候補が遠くに住んでいる時、腎臓移植前の検査は、手術に直接影響があるCT検査などは移植実施施設で行うことが多い。HLA検査は、検査可能施設が限られていること、クロスマッチはレシピエントと一緒に受けることが必要である。生体ドナー候補は、移植実施施設の医師やレシピエントコーディネーター、看護師とコミュニケーションをとり、検査するところも含めて、安心して準備を進められることが必要である。

待機中の管理

　生体腎移植までの検査の進め方や準備期間は、事前に自治体のがん検診を利用して検査を受けておくことがよい。禁煙も同様で、レシピエントも生体ドナーも完全な禁煙が求められる。

　レシピエントが透析を導入していない場合は、腎機能の状況によっては透析を経ない腎臓移植（先行的腎移植）が可能となるが、準備中に腎機能が低下し、透析が必要と判断された場合は、透析を開始し全身状態を整える。

　生体ドナーは入院して手術を受けることになるため、職場の理解が必要となる。レシピエントとは別世帯の場合は、配偶者や家族の理解と協力も必要である。

　生体腎移植を受ける患者が透析中の場合は、移植が安全に行えるよう、透析管理をする。

　透析未導入の方の場合は、非実施施設で保存期管理を行い、移植実施施設では移植についての準備を進めていく2施設で並行して進めていく場合と、移植実施施設ですべて対応する場合の二通りがある。

生体ドナー不適格の際の対応

　理由はさまざまだが、ドナー候補者自身の病気などの原因で提供できないことがある。特に、未治療の高血圧や糖尿病については、日本のマージナルドナー※5)基準に従い、内服治療でコントロールできる状態であることが必要とされる。高度肥満が移植の障壁となる場合もみられるが、生活習慣病が適切に管理されていれば、肥満でも減量を通じて腎臓提供が可

※3) 抗体スクリーニング：グラフトに対する免疫応答を起こす抗体を調べること。
※4) レノグラム：放射性物質を用いて左右の腎機能を調べること。
※5) マージナルドナー：提供する腎の条件が必ずしも良好ではなく境界領域であるが、移植可能なドナー。

能となる場合もある。管理栄養士からの食事指導とともに、運動や生活スタイルの改善を提案しながら、医療チームで減量をサポートしていくが、ドナー候補が無理なダイエットを行って心身に負担をかけていないかについても注視していく。

なお、治療中の悪性腫瘍や治療直後、活動性感染症を有する者は、ドナー候補者自身の治療を優先する必要があるため腎提供は不可であり、レシピエントへの悪性腫瘍転移や感染のリスクへの懸念からも困難である。ここで、悪性腫瘍の既往に関しては、根治できている状況であれば提供可能だが、ある程度再発していないことを確認する期間は必要である。

腎機能に関しては、糸球体濾過量（GFR）[6] 80 mL/min/1.73m² 以上が望ましいが、70 mL/min/1.73m² までは許容される。GFRがこれ以下の場合、片腎状態での残存腎機能が不十分で、生体ドナー候補者自身が将来腎不全になるリスクが高まるため、腎臓提供はできない。

減量や術前検査で治療が必要な事象が発生した場合、生体ドナー候補者の治療を優先し、悪性腫瘍、感染症、腎機能障害を認めている場合は、ドナー不適格をきちんと説明し、ほかのドナー候補の検討やほかの腎代替療法を速やかに提案することが医療者に求められる。レシピエントには移植までの透析導入による安全な待機を勧める。

生体ドナーとして不適格と判断された場合の、生体ドナー候補の落胆は深刻である場合も多い。レシピエントや、ほかの家族への責任を果たせなかったと自己を責めることがないよう配慮が必要である。

｜腎臓提供後の腎機能｜

生体腎移植ドナーの腎機能は、腎臓提供後、残存腎の血流量増加と腎肥大により、最終的には提供前の約60〜70％に回復し、その後は比較的安定して経過する。生体ドナーの腎機能低下、末期腎不全と関連する因子には、加齢のほかに腎臓提供後の糖尿病、高血圧、蛋白尿が挙げられる。高血圧は最も一般的な併存疾患であり、治療には慢性腎臓病（CKD）ガイドライン[3]に準拠し、降圧薬を選択する。糖尿病や蛋白尿がある場合、レニン・アンジオテンシン系阻害薬（RAS阻害薬）[7]を第一選択薬とすることが多い。

慢性腎不全へのリスクは、腎臓提供後10年や20年を超える頃に増加するため、腎障害のリスクについては提供前から十分に説明し、両腎の状態に比べて腎提供後は片腎であるため慢性腎臓病となるリスクが高いことについて理解され、緊張感を忘れないような生活を送るように生活指導を行い続ける必要がある。

---

[6] 糸球体濾過量：腎臓が血液をどの程度効率的に濾過するかを示す指標で、単位時間(通常は1分間)あたりに糸球体で濾過される血液の量を推測値。
[7] レニン・アンジオテンシン系阻害薬：血圧上昇に関わるホルモンであるレニン・アンジオテンシン系の体内での作用を阻害し血圧を下げる薬剤。

腎臓提供後の管理

　生体ドナーには生涯にわたる経過管理が求められ、ドナーの重要性を最も理解している移植実施施設での最低年1回の観察は大切である。

　具体的な経過管理の方法や治療介入のポイントについては明確な基準はなく、各施設に委ねられている現状であるが、生体腎移植ドナーは、慢性腎臓病と同様の管理目標に準じた治療や指導が行われる。高齢化に伴うマージナルドナーの増加により、腎臓提供前より高血圧・糖尿病などの慢性腎臓病進展のリスク因子のあるドナーは、よりこまめに観察を継続することが望ましく、術前に慢性腎臓病進展のリスク因子を有しないドナーにおいても、自宅血圧や体重コントロール、禁煙など生活習慣の管理は大切である。

　医療者は、慢性腎臓病進展のリスク因子を積極的に探索し、移植実施施設での定期的な検査を実施、もしくは移植実施施設から腎臓内科医を中心とした内科医へ紹介し治療介入するのがよい。少なくともeGFRが$30\,\mathrm{mL/min/1.73\,m^2}$以下となった場合はすべてのドナーが腎臓内科医の診療を受けることが望ましい。

　ここで、レシピエントが移植腎機能を失っても生体ドナーの通院の継続は必要であり、遠方に在住していて実地医家の一般外来に受診する場合でも、継続的に行うべき検査項目を渡して検査していくなどの対策も必要である。

　残念ながらドナーの長期の腎機能や予後に関するエビデンスはまだ十分ではない。海外の報告であったり、観察期間が短かったり、20年以上などの長期といえる報告が少ないのが現状である。日本では生体腎移植が多い現状の中で、日本人ドナーのデータは非常に重要となる。もちろん献腎移植への国民への理解が最も大切ではあるが、日本での生体腎移植ドナーのデータを明らかにすることは、今後の移植医療を支えていくうえで大切な課題であり、移植実施施設が連携してデータの蓄積を行うことが重要である。

腎臓提供後の心の問題

　生体ドナーが腎臓提供を達成した後、燃え尽き症候群（バーンアウト）のような症状に陥ることがある。また、腹部の違和感などの身体的変化や不安などをなかなか医師へ打ち明けられない場合もある。腎臓提供は人生における大きな決断であり、その後の身体的および精神的な変化に対処するためには、周囲からの適切なサポートが不可欠である。ドナーは1人で悩みを抱え込まずに、医師、移植コーディネーター、精神科医や心理カウンセラーへの相談を遠慮せずにしてよい。

生体ドナー手術の実際

　腎臓提供の術式で、現在、多くの施設で実施されているのは鏡視下腎採取術であり、従来の開腹手術に比べて負担の少ない手術であるが、手技上の問題や予期せぬリスクが発生した場合、開腹手術に切り替える必要がある。周術期合併症としては、術直後としては、比較的頻度は少ないが、出血や創部離開、感染などがある。長期的に起こりうる合併症としては、腹壁瘢痕ヘルニアがあり、術後しばらくは腹圧をかけ過ぎないことが重要である。術直後の疼痛に関しては、開腹手術と比較し、疼痛を軽減できるが、完全に無痛ではないため、術後早期にはオピオイドを含む疼痛管理が行われる。入院期間は施設によって異なるが、一般的には約1週間程度で、この期間中に疼痛は徐々に軽減されることが多い。疼痛管理が適切に行われれば、退院後の日常生活や仕事に戻ることは可能である。

　生体ドナーの術前診察、検査、手術費用についてはレシピエントの保険から支払われるため費用負担はない。ただし、生体ドナーに発生した合併症に対する費用は、レシピエントの治療費に含まれず、生体ドナー自身の治療費となることがあり、そして、退院後の外来は、生体ドナー自身に医療費は請求される形で定期的な経過観察検査や合併症に対する治療が行われる（付録2「費用と社会保障」288頁参照）。

文献

1）CKD委員会腎移植ケアガイドワーキング・グループ（編），日本腎不全看護学会（監）：腎移植ケアガイド. 医学書院，東京，2022.
2）腎臓病SDM推進協会（編）：慢性心臓病患者とともにすすめるSDM実践テキスト. 医学書院，東京，2020.
3）日本腎臓学会（編）：エビデンスに基づくCKD診療ガイドライン2023. 東京医学社，東京，2023.
4）岡田剛史：生体臓器ドナーに対する心理的介入. 移植54（1）：29-35，2019.
5）Eguchi S, Soyama A, Nagai K, et al：The donor advocacy team: a risk management program for living organ, tissue, and cell transplant donors. Surg Today 47（8）:980-985, 2017. doi: 10.1007/s00595-017-1468-z.

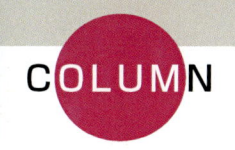

レシピエントの私
—生体ドナーになった夫への想い—

夫は12年前に腎不全となった私へ腎臓を提供してくれました。夫は60歳まで特に病気もなく、毎年行っていた会社の健診でも問題ありませんでした。移植手術前にはドナーになれるのか、たくさんの検査をしてすべて合格でした。移植手術は無事に終わり経過も順調でした。夫婦で美味しいものを食べたり、カラオケに行ったりしたり、お酒も飲んで楽しく過ごしました。私は月に一度、夫が車で送迎してくれて移植の先生に受診していました。夫も1年に一度は移植の先生の診察を受けていました。

私の移植の診察に付き添ってきた日に、診察室で夫が「最近胃が重い感じがします」というので、移植の先生は「住んでいる町でがん検診はいつ受けましたか？」と尋ねられました。夫も私も移植の診察を受けているので、健診の必要はないものだと思っていました。すると先生からドナーの移植後の診察には、がんの検診は入っていないので自分で行ってくださいと説明されました。そういえば、以前にも先生からそんな話を聞いたような気がしますが、聞き流していました。

嫌がる夫に移植の先生が胃カメラの検査をしてくれました。その結果、進行した胃がんが発見されて手術となりましたが、その後の経過は順調で安心しました。しかし、半年くらい経った頃に夫があまりに腰痛を訴えるので受診して検査を受けると、腰の骨への転移が見つかってしまいました。それからは痛みとの闘いで自宅療養をしてきましたが、2週間前に夫は逝ってしまいました。

私が骨折した時には、お風呂に入れてくれたり洗髪してくれたりする優しい夫でした。ずっと2人だったのに、今は1人で生きていく気力がなくなり、死んでしまいたい気持ちです。夫からのプレゼントの腎臓は私のからだの中にいてくれるのに。頑張らないといけませんね。

術前の評価で問題なしと言われ、高齢化していく中でのからだの変化に過信してしまうこと、ドナーの健診を行っていることと、がんの検診を混合してしまう患者は多いのではないでしょうか。免疫抑制薬使用による発がんリスクについては説明を受けているため、今はレシピエントの私にがんの発生がないか神経をとがらせています。レシピエントも自分の診察ではがんのリスクを前提にした検査が組まれているため、ドナーの健診も行われていると思いんでいる場合があります。移植に携わる医療者はドナーの診察にはがん検診は含まれていないこと、がん検診は自己で行っていただくことを繰り返し伝える必要もあると思います。

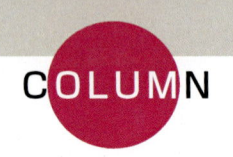

生体腎移植ドナーの立場から

提供前の生体ドナー候補者の心理

　私は9年前の65歳の時に、左側の腎臓を娘に提供しました。元来、移植には消極的だった娘に対し移植を提案したのは妻でしたが、最終的に父である私がドナーとなることになりました。

　移植前のすべての検査を完了するためのタイトなスケジュールを、事前に細かく指示された移植コーディネーターの方には、今でも深く感謝しております。ただ1つ、当初、移植前に体験された方との面談を設定していただいたのですが、先方の都合で実現できなかったことがとても残念でした。

提供手術直後の体験

　術前術後のことも先生や看護師さんからお聞きしていましたが、実際体験してみると自分の予想していたイメージとは大違いでした。私自身は手術直後、今までに体験したことのない心底、からだが凍えるような悪寒、ベッド上で寝返りどころか些細な移動もできない、とても1人では動けない状態でした。からだを起こして廊下をすり足で歩けるようになったのは確か1週間後だったと思います。

　痛みで腹圧をかけられず、排便には苦労しました。患者側の精神的不安やストレスの度合いを少しでも軽減するためには、事前に体験者の話を伺えることがとても重要かと思います。

　1対1での面談はなかなか難しいことですので、例えば事前に動画を撮っていただき見せてもらうのもよいと思っています。職場復帰までトータル1ヵ月の休みをとりましたが、復帰後1ヵ月はかなりしんどい思いをしました。個人事業主の方であれば、こんなことは言ってはいられないと思います。これから移植を考えておられる方は、移植をする施設に患者会など

があれば、連絡をとってみてはどうかと思います。

提供後の健康管理

　提供後の今のからだの状態は、手術前とまったく変わりはありません。移植前と後で変わったことは、私自身の健康管理への意識です。移植直後の定期健診は、当初1ヵ月ごと、その後は3ヵ月ごとで、移植後丸9年になる現在も定期的に健診に出かけております。まず私自身の生活習慣を見直すこと、そこから具体的改善策を決め、だいじょうぶと判定できたものは、新たな目標を設定、それも欲張らずに4つほどに絞っています。主治医の先生、移植コーディネーター、栄養士さんとの定期的な面談が、私自身のモチベーションを維持するのに大変役立っております。感謝の意を表したいと思います。

＜医療者からのひとこと＞

　提供前の「生体ドナー候補の心理」に対しては、私たち医療者は移植することを中心に考えがちであり、生体ドナー候補者が変更になった場合の、新たな候補者への心理的配慮は非常に重要であることを改めて感じました。また、適応検査のスケジュール立てにも、適応の可否だけでなく、特に先行的腎移植だった場合などはドナー候補者が置き去りにならないように注意が必要です。また、個人情報やそれぞれの捉え方の違いを過度に考えず、術後の状態をいくら医療者が説明していても想像は及ばないことを考えれば、体験者から話を聞いていただき、イメージをつかんでいただくことが不安を回避する1つの手段になると思いました。

　術後は、身体的にも社会的にも復帰を果たす方がほとんどですが、中には「提供後のせいで○○かもしれない」「腎臓が1つになったから○○だ」と感じられる方もおられます。この方のように「生体ドナーの健康管理」として前向きに考えて生活している方もおられる一方で、提供後に不調を訴える生体ドナーの方への対応、その心理的配慮も忘れてはいけないと思います。

生体腎移植レシピエントの立場から

　腎臓移植を受けるまでに一番気になっていたことはドナー、レシピエントが共に移植術後の経過が順調で、移植腎が長期にわたり生着するのかどうかということでした。

　移植外来で、医師から腎臓移植についての説明について時間をかけてスライドで説明され、よく理解できました。私は献腎登録時や移植関連のセミナーなどで、同様の説明を聞いたことがありましたので、復習のような感覚で聞いていました。同時に、透析離脱後の医療費負担がどうなるか心配で、患者会の腎移植セミナーで、医療費助成についての情報を収集しました。

　術前1週間前に最終の組織適合検査であるクロスマッチ検査で1つ陽性でしたが、「問題ないだろう」と説明を受けました。「医師が問題ないというから大丈夫だろう」と思いましたが、詳細な内容はよくわからなかったというのが正直なところです。

　また、術前の検査入院後に、透析ドクターから「血漿交換※1)」をしないの?」と尋ねられたことを記憶していますが、それについて移植医に質問はできませんでした。その頃、友人がBKウイルス※2)で移植腎が廃絶しておりましたので、検査方法があるのかどうかなどとても気になっていました。

　その後、実際に腎臓移植を受け、私の場合は、術後数日間はつら過ぎて、「こんなにつらいなら透析のままでよかった」と本気で後悔しました。胸の圧迫感や強烈な倦怠感、身の置きどころのなさに耐えて、1日1日が長く感じられ、個室だったことも孤独で、永遠によくならないような絶望感がその時ありました。術後にたくさんの管につながれた状態になることは、事前に説明を受けていましたが、その時はイラストを見て「そうなんだ」と思っていた程度でした。術後2〜3日目ぐらいから、管で身動きが取れない鬱陶しさを感じ、特に首のカテーテルが大きなテープで固定されていて、とにかく早く管を外してほしかったです。「術後3日間頑張れば大丈夫」と術前に聞いていましたが、以前、腹膜透析の術後にひどい痛みで大変な思いを経験しておりましたので、今回も大丈夫だろうと高を括っていました。

※1) 血漿交換：血液中の抗体などを取り除くための治療方法。
※2) BKウイルス：尿細管細胞などに潜伏感染しているウィルスで免疫能が低下すると発症する日和見感染が知られている。

入院中は、先生方は毎朝早くから私の様子を診に来て声をかけていただき、その点はとても安心感がありました。

　術後については、移植患者さんに術後の話を聞きたいと思い、移植後数週間経過した患者さんとお話をさせていただき、術後に落ちた体力が戻るのに時間がかかることを理解しました。

　移植1年目については レシピエントコーディネーター、栄養士、薬剤師の方と面談をさせていただいたおかげで、日常生活で注意すべきことを、身に着けることができたと思います。レシピエントコーディネーターのお2人には、参考になる話をたくさんしていただき、医師の話の補足説明もわかりやすく、とても心強い存在でした。

　精神科医の診察は、術前に心理テストなど、術後は精神的に不安定になった時に来て、薬を処方していただき、精神科医の存在が心からありがたいと思いました。

　生体腎移植には生体ドナーが必要ですが、私の場合、当初ドナー候補の一番だった母が、適合検査の後に、BMIや糖尿病のリスクからドナー候補から外れました。はじめは減量すれば大丈夫だという説明に、母は前向きでしたが、候補から外れたことに落胆していました。生体ドナーの適応有無については、早めに確認し説明してほしかったとその時は思いました。

　これから腎臓移植を受けようとする患者さんに伝えたいことは、個人差があると思いますが、術後はとてもつらいです。しかし、つらい術後を乗り越えて移植腎が生着し、普通の生活ができることは本当にありがたく、腎臓移植を選択してよかったと思っています。

　腎臓移植前も仕事と透析の両立を頑張っていましたが、透析があるために諦めることもあり水分制限、透析日までの体重増加などに気を遣い、小さなストレスも多かったです。今は健康な人生を味わっているような気分です。私だけでなく、夫も塩分を意識するようになり、私の透析日はコンビニ弁当生活で太ってしまった夫が、私に合わせた食事で減量できました。ドナーの方も定期的に栄養指導を受けて、家族も健康を意識するようになったという話も聞いています。

　これから腎臓移植を受ける方は、可能であれば腎臓移植者にリアルな体験談を聞くチャンスがあるとよいと思います。献腎移植も生体腎移植もドナーへの感謝と覚悟と、希望をもって臨んでいただきたいです。

　それでも、現時点で不安な点があるとするならば、ドナーの腎機能と私の中の移植腎がこの先、何年元気でいられるかです。心配しても仕方ないので深くは考えません。また、今は腎臓移植も透析も費用面はほぼ自己負担なく、安心して治療を受けられていますが、医療費が逼迫して、将来どうなっていくかも気がかりです。

1 膵臓移植と膵島移植

POINT!

① 1型糖尿病・慢性腎不全合併患者では膵臓移植が、腎不全を伴わない1型糖尿病患者には膵島移植がよい適応である。
② 膵臓移植と膵島移植の両方を登録し待機することは可能である。
③ 2020年4月に膵島移植が保険診療化した。

はじめに

　1型糖尿病患者に対する移植医療として、臓器移植である膵臓移植と、組織移植である膵島移植がある。どちらの移植においてもメリット、デメリットがあり、それぞれの移植の特徴を理解し、治療選択することが勧められる。

膵臓移植と膵島移植の違い

　2020年4月に膵島移植が保険診療化されたことにより、膵臓移植も膵島移植も保険診療で行われる移植医療となったが、膵臓移植は「臓器の移植に関する法律」、膵島移植は「再生医療等安全性確保法」（第1種）の規制のもとで実施されている。

　膵臓移植と膵島移植の違いについて**表1**に示す。膵臓移植は全身麻酔を要する開腹手術となり、比較的合併症も多く高侵襲な治療方法であるが、そのうち約85％以上が膵腎同時移植で、移植後の生命予後は飛躍的な改善が期待される。一方、膵島移植は分離した膵島組織を経門脈的に肝内へ注入する組織移植で、局所麻酔のみで行うことが可能であるため低侵襲であるが、インスリン離脱が得られるまでに2〜3回の膵島移植を要する可能性がある。

　脳死下臓器提供の増加から、本邦の膵臓移植数は増加した。しかしながら、依然として待機期間は長く、さらなる膵臓移植数の増加が望まれる。一方、以前と比べると高齢などのマージナルドナーからの膵臓移植は回避される傾向があり、それらの膵臓が膵島移植に用いられるようになってきた。

　前述のとおり、膵臓移植の約85％は膵腎同時移植であり、待機患者の生命予後改善の観

表1. 膵臓移植と膵島移植の違い

	膵臓移植	膵島移植
適応	インスリン涸渇 and/or 腎不全合併	血糖コントロールの著しい不良
治療効果	インスリン離脱と血糖値の正常化	血糖変動の安定化
区分	臓器移植	組織移植
麻酔	全身麻酔	局所麻酔
移植方法	開腹下手術	経門脈的注入
侵襲性	比較的高い	低い
合併症	比較的多い	ほとんどない
費用	保険診療の適用であり、膵腎同時移植、腎移植後膵移植では、公費助成制度が適用され自己負担額を軽減できる。	保険診療の適用であり、高額療養費制度の限度額適用認定証により自己負担額を軽減できる。
法整備	臓器の移植に関する法律	再生医療等安全性確保法

点から、1型糖尿病・慢性腎不全合併患者では膵臓移植が優先されるべきである。一方、膵島移植は保険診療化され、低侵襲であることから、腎不全を伴わない1型糖尿病患者にはよい適応である。

膵臓移植と膵島移植の両方の登録

膵臓移植と膵島移植の両方を登録し待機することは可能である。しかしながら、それぞれの適応判定は別々の委員会で行われており、それぞれの適応判定委員会に申請を上げる必要がある。適応判定検査の大部分は同じ内容であるため、両者をこれから希望する場合は、その旨を検査施設で申告して検査を受けることで、再度同様の検査を実施することを避けることができる。ただし、腎機能障害がある程度進行してしまっている場合は、膵島移植の適応とはならないため、膵臓移植（膵腎同時移植）の登録待機が勧められる。

2 膵臓移植前における移植実施施設と非実施施設の役割

POINT!

① 膵臓移植待機中の合併症管理と予防が重要である。
② 近年の医療技術の進歩により血糖管理の安全性と有効性は高まっている。
③ 移植登録には、定められた合併症の評価と悪性腫瘍のスクリーニングが必要である。

はじめに

　膵臓移植を要する1型糖尿病患者、特に腎不全を伴う患者では、膵腎同時移植によるメリットが大きく、優れた治療選択肢の1つである。しかしながら、手術の侵襲も大きいため、移植前の状態をいかによい状態に保つかが重要である。また、その適応に関しては、全国で統一した客観的なデータの提出が求められる。

適応

　膵臓移植は、膵臓からのインスリン分泌が消失した糖尿病患者（主に1型糖尿病患者）を対象に提供者（ドナー）由来の膵臓を移植する臓器移植である。血糖値に応じたインスリン分泌が回復することにより、血糖値の安定化が得られ、新たな血管病変の増悪を阻止することを目的とする。また、インスリン療法からの離脱や、移植前より制限の少ない生活を送るためにも行われる。末期腎不全を有する患者では、膵臓と腎臓の同時移植を受けることができる。

1. 適応基準

　膵臓移植の対象は、以下の1.もしくは2.に該当する患者であり、かつ、該当者が居住する地域の適応検討委員会において、長期間にわたる臨床データおよび臨床検査をもとに、適応ありと判定された患者である。ここで、レシピエントを評価する際には、心血管機能と腎機能、および動脈硬化性変化（特に移植部位である腸骨動脈領域）の範囲に、十分配慮する必要がある。年齢は原則として60歳以下が望ましいとされている。そして申請から適応判定、実際の移植までに十分な時間的余裕があることが望ましい。

1. 膵腎同時移植・腎移植後膵臓移植の対象患者
  ・腎不全に陥った糖尿病患者である。
  ・臨床的に腎臓移植の適応があり、かつ内因性インスリン分泌の著しく低下のため、移植医療の十分な効能を得るうえでは膵腎両臓器の移植が望ましい場合。

・既に腎臓移植を受けていてもよく、腎臓移植と同時に膵臓移植を受ける場合でもよい。

2. 膵臓単独移植の対象患者
・1型糖尿病患者で、日本糖尿病学会専門医によるインスリンを用いたあらゆる治療手段によっても血糖値が不安定であり、代謝コントロールの極めて困難な状態が長期にわたり持続しているもの。

2．合併症（併存症）による適応制限

1. 糖尿病性網膜症で進行が予測される場合は、眼科的対策を優先する。
2. 活動性の感染症、活動性の肝機能障害、活動性の消化性潰瘍を有する場合。
3. 悪性腫瘍について：原則として、悪性腫瘍の治療終了後少なくとも5年を経過し、この間に再発の兆候がなく、根治していると判断される場合は禁忌としない。しかし、その予後については腫瘍の種類・病理組織型・病期によって異なるため、治療終了後5年未満の場合には、腫瘍担当医の意見より、移植の適応が検討される。
4. その他：進行中の壊疽、重度虚血性心疾患、重度心不全、重度脳血管障害、高度の神経障害、活動性の（前）増殖性網膜症の有無について確認し、膵臓移植地域適応検討委員会が移植治療に不適当と判断したものも対象としない。

登録までの流れ

　膵臓移植を希望する場合は、移植実施施設を受診し、移植についての説明を受けた後、各施設の担当医が移植適応を評価する。必要な検査を行った後、「膵臓移植適応判定申請書」を作成し、「膵臓移植適応判定に関する承諾書」とともに、膵臓移植中央調整委員会に送付し、各地域の地域適応検討委員会で移植適応判定を行う。判定の結果は移植実施施設に通知され、「移植適応あり」とされた場合は、移植実施施設にて改めて患者本人・家族に移植手術について説明し、移植手術承諾書に署名捺印後、膵臓移植中央調整委員会に承諾書を送付。膵臓移植中央調整委員会の指示のもと、日本臓器移植ネットワーク（JOT）に登録して移植手術を待機する。なお、膵腎同時移植の場合は、腎臓移植登録も並行して行う。登録の流れを**図1**（https://plaza.umin.ac.jp/~jpita/pancreas/05.html）に示す。

登録時の検査

　膵臓移植登録のためには、膵臓移植の対象であることと、移植にあたり禁忌事項がないことを確認する必要がある。登録時の検査を**表2**に示す。また、検査項目については、膵臓移植中央調整委員会　膵臓移植適応判定申請書（http://www.ptccc.jp/appform.php）を参照のこと。

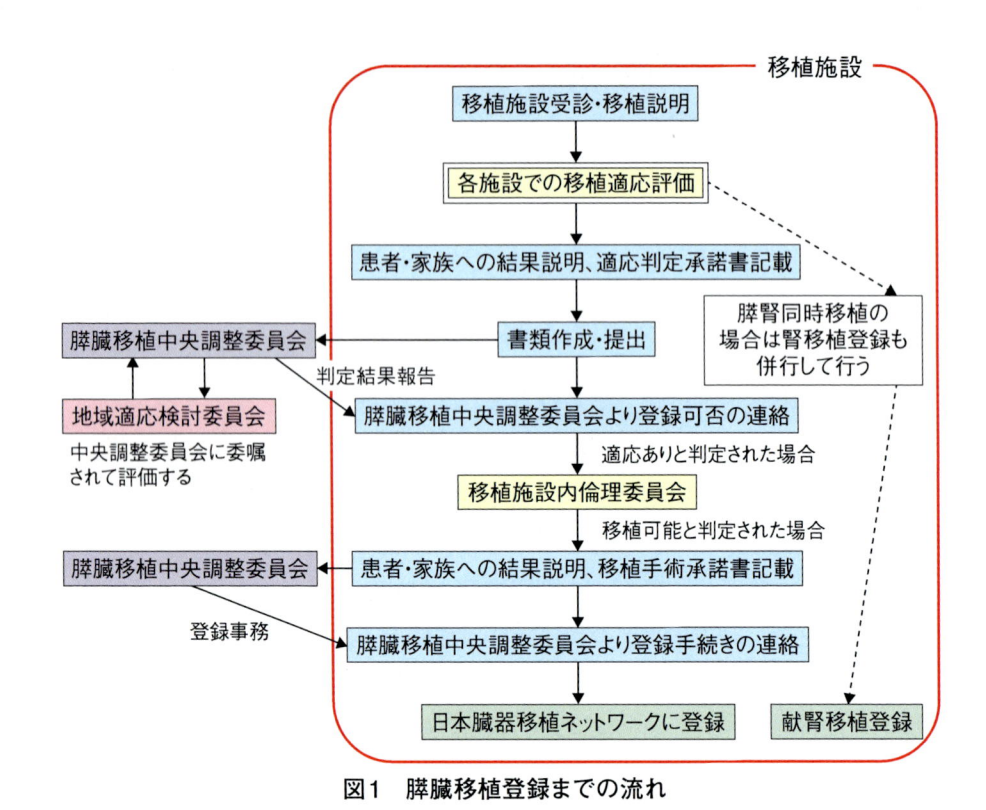

図1　膵臓移植登録までの流れ

表2. 登録時の検査

血液・尿生化学	一般項目（血算、血液生化学、尿検査など） 腫瘍マーカー［CEA、CA19-9、AFP、PSA（男性）、CA125（女性）］ 感染症（B型肝炎、C型肝炎、HIV、HTLV-1、梅毒、サイトメガロウイルスなど）
インスリン分泌能	尿中Cペプチド定量、血清インスリンCペプチド値を中心に、可能であればグルカゴン負荷試験によるCペプチド値の変化を検討する
血液検査	膵島関連自己抗体（GAD抗体、IA-2抗体）、ほか
膵臓単独移植の場合	血糖管理困難である所見として、原則2週間以上の持続皮下ブドウ糖濃度測定（continuous glucose monitoring；CGM）記録と関連指標（TIR、AR、TBR、MBG、SD、ほか）
糖尿病合併症検査	眼科医による網膜症評価と視力検査、末梢神経障害（腱反射、振動覚検査や神経伝導速度検査） 自律神経障害（心電図R-R間隔の心拍変動係数、起立性低血圧検査） 虚血性心疾患（心電図、必要時に心臓超音波、冠動脈CT, 負荷心筋シンチグラムや冠動脈造影） 脳血管障害（必要時に頭部CT・MRI） 末梢神経障害［（足首上腕血圧比、Ankle brachial Pressure Index（API）］ 胸部疾患評価（胸部レントゲン）
悪性腫瘍スクリーニング	胸腹部CT 上部消化管内視鏡検査 便潜血検査 女性（40歳以上）：子宮がんと乳がん検診

登録から移植まで

　ドナーが出現した際には血液型や待機日数、地域性などの情報からレシピエントが選ばれる。移植実施施設からの連絡により、その移植について希望されるかどうかの意思確認が行われる。患者と家族に膵臓移植への希望があり、適応基準に該当するようであれば、希望する膵臓移植実施施設へ紹介する。具体的な移植の説明を受けた結果、適応判定申請の意思があれば、同意書作成と、申請に必要な追加検査を治療施設や移植実施施設でスケジュールを相談することになる。

1．待機中の注意点

　移植対期間中、原疾患である1型糖尿病の治療を確実に行い、合併症の発生をできる限り回避することが重要である。特に活動性の増殖性網膜症が生じると、安定するまで移植手術ができなくなるため、定期的な眼科通院により、早期診断早期治療を行うべきである。

　ドナーの出現時期は予測がつかないため、待機患者は移植実施施設に固定・携帯電話番号を含め可能な連絡先を複数知らせておき、転居や連絡先の変更があった場合には早めに通知する。移植医療機関側も待機患者からの連絡が常に可能であるように、連絡体制を整えておく必要がある。

　併存症や合併症により療養や入院が必要となった場合、また、仕事や旅行など個人的な都合によって移植を受けられないことが想定される場合には、前もって移植実施施設へ通知しておく。

2．待機中の治療法

　膵臓移植以外に1型糖尿病の基本的な治療法として、薬物療法、食事療法と運動療法とがある。薬物療法では皮下注射によるインスリン投与が多くの場合必要となり、生理的なインスリン分泌には、食事と関係なく必要なインスリンを投与する（基礎インスリン）ものと、食事の摂取に応じたインスリンを投与する（追加インスリン）ものがあり、両者を組み合わせて頻回にインスリン注射する方法を、一般にインスリン強化療法と呼ぶ。

　食事で摂取するエネルギー量（主として糖質量）によって、追加すべきインスリン量は変化する。そのため食前の血糖値と摂取する糖質量に応じて、投与するインスリン量を調節する方法をカーボカウント法と呼ぶ。基礎インスリンは、通常1日1回の注射で一定の血中インスリン濃度を保つが、厳密には1日の中で必要基礎インスリン量は変化していくので、時間毎に必要インスリン量を変更できるインスリンポンプを用いた、持続皮下インスリン注入療法CSII（Continuous Subcutaneous Insulin Injection）を行う方が、より一層精密に血糖コントロールが可能となる。

　近年、24時間皮下持続血糖モニタリングとCSIIとを組み合わせた、センサー付きポンプ

療法(Sensor Augmented Pump；SAP)が導入可能となった。低血糖や高血糖を予測してアラームを鳴らしたり、基礎インスリン注入量を自動的に調節させたりする機能(オートモード)も利用可能である。これらの技術の進歩により、より一層安全にインスリン投与が行えるようになってきた。ただし、オートモード付きSAPにも限界はあり、SAPを利用しても不安定な血糖変動を完璧にコントロールすることは依然として困難である。インスリンと併用する形での経口血糖降下薬としては、αグルコシダーゼ阻害薬やナトリウム・グルコース共役輸送体(SGLT)２阻害薬などを利用できる。特に後者は、心臓・腎臓などへの臓器保護効果が報告されているが、その一方、ケトアシドーシス合併の危険もあるため、使用にあたり十分な患者教育が必要である。

　膵腎同時移植の対象となる末期腎不全患者では、血液透析(HD)による腎代替療法(RRT)や保存期を含め腎臓移植を先行させ、腎臓移植後の膵臓移植を予定することも選択肢として考えられる。言うまでもなく、腎臓移植後の膵臓移植に対しては膵島移植を選択することも考えられる。

　なお、移植希望がなくなった場合には、速やかに移植実施施設に連絡をすることが望ましい。

文献

1）日本膵・膵島移植学会ホームページ(https://plaza.umin.ac.jp/~jpita/index.html)(最終アクセス2024年6月30日).

3 膵臓移植後における移植実施施設と非実施施設の役割

POINT!

① 膵臓移植の平均待機期間は約3年3ヵ月である。いつでも移植候補に選定される可能性があるので準備をしておく必要がある。
② 膵臓移植後は免疫抑制薬の継続した内服が必要である。
③ 糖尿病合併症のフォローアップや悪性腫瘍のスクリーニングなどは移植後も必要であり、非実施施設と連携して診療に当たることが望ましい。

はじめに

　現在では多くの患者に膵臓移植の機会が与えられている。膵臓移植により血糖の安定化が期待でき、生活には劇的な変化が生じる可能性がある。移植の機会は突然訪れるため、膵臓移植のこと、周術期のこと、術後のことなどを十分に理解しておくことが大切である。また、移植後も合併症などの管理は継続して行う必要があり、移植実施施設、非実施施設と患者自身が共通の認識をもち移植に臨むことが大切である。

膵臓移植希望の患者数と移植順

　本邦の膵臓移植希望登録者は2023年12月現在、155名であり、このうち131名が腎臓との同時移植を希望している。選定は膵臓移植希望者（レシピエント）選択基準に基づいて希望者より行われる。現在の基準（2020年2月3日改正施行）では次の順に優先順位を決定する。①ドナーに親族優先提供の意思がある場合は当該親族、②ドナー年齢が20歳未満の場合は20歳未満を優先する、③ABO式血液型の一致、④HLAの適合度、⑤術式、⑥待機期間、⑦搬送時間、をもとに順位決定する[1]。

待機期間

　膵臓移植の平均待機期間は、1,206.3日（約3年3ヵ月）である。患者・家族は待機期間中に、移植への期待がある一方で、移植への迷いや葛藤、また、日々の体調への不安などさまざまな想いを抱えながらの待機となる。医療者は、患者・家族からの訴えに寄り添い、さまざまな想いを語れるよう環境を整え、患者と医療者の相互関係を良好に保つ必要がある。患者が移植候補となった際に後悔のない意思決定が行えるように、待機期間中に繰り返し移植

説明を実施し、患者が移植へのイメージをもつことが必要である。

入院のタイミングと入院期間

提供者（ドナー）の状態や摘出の日程により、入院するタイミングは異なる。

体調不良など医学的に移植が困難な場合以外に、自己の都合により移植を受けられない状態があらかじめわかっていれば、移植医、レシピエントコーディネーターへ早めに伝えることが必要である。患者が後悔のない意思決定が行えるよう、医療者は、患者の意思を尊重することが必要である。

膵臓移植後の入院期間は、1ヵ月程度である。移植手術後に術後の合併症（血栓症、術後出血、腸閉塞、移植膵炎など）や、拒絶反応、感染症などが生じれば、入院期間は延長となる。

治療成績

2022年末までに本邦では491例の脳死下・心停止後の膵臓移植が実施された。これらの膵臓移植後の患者生存率は1年95.5%、3年94.2%、5年92.2%[2]である。また、膵臓移植は膵腎同時移植、腎移植後膵移植、膵臓単独移植の3つの術式に分けることができる。グラフト生着率は術式により異なっており、術式ごとのグラフト生着率は**表3**のとおりである。

膵臓移植の合併症としてグラフト静脈血栓症、移植十二指腸穿孔などがある。グラフト静脈血栓症は約5%に発症し、移植早期のグラフト廃絶の主要な要因である。移植十二指腸穿孔は5%弱に発症する。その他、出血やイレウスをきたすこともある。

免疫抑制療法と注意点

膵臓移植後に使用されている免疫抑制薬は、カルシニューリン阻害薬（タクロリムス、シクロスポリン）、代謝拮抗薬（ミコフェノール酸モフェチル、アザチオプリン、ミゾリビン）、mTOR阻害薬（エベロリムス）、ステロイド（プレドニゾロンなど）である。また、周術期に

表3　術式ごとのグラフト生着率

術式	グラフト生着率		
	1年	3年	5年
膵腎同時移植	87.9%	84.6%	82.9%
腎移植後膵移植	82.3%	70.7%	59.6%
膵単独移植	67.7%	33.9%	20.3%

（文献2）による）

はバシリキシマブや抗ヒト胸腺細胞ウサギ免疫グロブリンなどの抗体製剤の投与も行われる。現在では、複数の免疫抑制薬を組み合わせて使用することが一般的であり、最も使用されている組み合わせはタクロリムス、ミコフェノール酸モフェチル、ステロイドの3薬と抗体製剤を組み合わせた方法である[2)3)]。

免疫抑制薬は至適投与域がある。そのため、定期的な採血により血中濃度モニタリングが必要である。また、血中濃度の安定のためには、定められた量を定められた時間に内服することが必要である。食事内容が影響を及ぼすこともあり、特にカルシニューリン阻害薬はグレープフルーツジュースなどの柑橘類の一部やセント・ジョーンズ・ワートなどの摂取により血中濃度が変化することが知られており、主治医の許可なく摂取しないことが大切である。また、薬物相互作用にも注意が必要であり、他院で投薬を受ける場合には免疫抑制薬を内服していることを必ず申し出ることや、体調不良や検査、治療などで内服ができない場合にも主治医の指示を仰ぐ必要がある。

また、移植患者は、免疫抑制療法により健常者の2〜3倍悪性腫瘍の発生リスクが上昇するため、移植後は定期的な悪性腫瘍スクリーニングが必須である。また、免疫抑制薬の調整を行うことがあるため、悪性腫瘍と診断された場合は主治医と相談することが必要である[3)4)]。

拒絶反応

通常は症状を伴うことなく、血液検査ではアミラーゼやリパーゼの上昇で拒絶が診断されることがあるが、比較的重篤な拒絶反応の場合には、移植膵の違和感や腫大、圧痛などの症状が出現する。血糖は移植膵機能を反映するが、拒絶反応の末期まで上昇しないこともあるため注意する。膵臓移植の85%は腎臓移植を伴うが、両臓器が同時に拒絶反応となることもならないこともある。拒絶反応が疑われた場合、病状に応じてステロイドパルスなどの薬物療法や血漿交換療法が行われる。治療に反応しない場合、機能廃絶となることもある[5)]。

感染症予防と治療

感染症の発症や重症化を抑制するために計画的なワクチン接種が必要である。免疫抑制療法下での生ワクチン接種は原則禁忌であるため、麻疹や風疹、おたふくかぜ、水痘などの生ワクチンの接種は移植前に行っておく必要がある[3)6)]。

自宅はこまめに清掃を行い、感染症に罹患しないように気をつける。帰宅時、排泄後、食事の準備や摂取前、ペットなどの動物や飼育箱、ペットの排泄物に触れた後、ガーデニングなど土や肥料に触れた後、傷口や粘膜に触れる前後は手を洗い、帰宅時にはうがいを行う。

鳥は、クラミジアやクリプトコッカスなどの感染リスクがあり、爬虫類はサルモネラ感染の危険があるため、飼育は禁忌である。犬や猫の飼育は一応可能であるが、飼育する際は感

染予防を徹底する。排泄物の処理や飼育箱の清掃は手袋を着用し、ペットの便器は毎日掃除を行い、可能な限りほかの人へ依頼することが望ましい。口移しで餌を与えることや添い寝をするなどの濃厚接触は避ける。

　常にマスクを着用する必要はないが、飛沫感染を防ぐために、感染症の流行時、人混みに出かける時、清掃をする時、動物との接触や排泄物などを含む飼育箱に触れる時などはマスクを着用する。ガーデニングなど土や肥料に触れる際には手袋を着用し、怪我をしないように気をつける。

　また、感染症発症後は免疫抑制薬の調整を含む適切な治療が必要である。そのため感染症を発症した場合は速やかに移植実施施設に連絡し指示を仰ぐことが望ましい[6]。

通院、血糖測定、インスリン注射など

　膵臓移植後は、免疫抑制療法の継続と膵グラフトの機能評価のために定期通院が必要である。グラフト機能が良好である場合、血糖値は安定しインスリン注射は不要となる。インスリン離脱した場合は、定期的な血糖測定も不要である。なお、保険診療を使った家庭内血糖測定もできなくなる。グラフト機能が不十分である場合、病状に合わせて経口糖尿病薬やインスリン療法を行う場合がある。

　血糖が安定している場合、低血糖発作のリスクはほとんどなく、高血糖に伴う合併症（網膜症、神経障害など）は改善すると報告されている[7][8]。ただし、生じている障害が直ちに改善するわけではないため、定期的な評価と病状に応じた治療は必要である。

文献

1 ）日本臓器移植ネットワーク(https://www.jotnw.or.jp/medical/manual/)(最終アクセス2024年6月30日).

2 ）日本膵・膵島移植学会膵臓移植班：本邦膵移植症例登録報告(2023). 移植58(3)：227-233, 2023.

3 ）日本移植学会Transplant Physician委員会(編)：必携 内科医のための臓器移植診療ハンドブック, ぱーそん書房, 東京, 2023.

4 ）Al-Adra D, Al-Qaoud T, Fowler K, et al：*De Novo* Malignancies after Kidney Transplantation. Clin J Am Soc Nephrol 17(3)：434-443, 2022.

5 ）出月康夫, 野澤眞澄(監)：膵臓移植. 伊藤壽記, 寺岡　慧(編), 丸善出版, 東京, 2012.

6 ）日本移植学会 成人臓器移植予防接種ガイドライン策定委員会：成人臓器移植予防接種ガイドライン2018年版. メジカルレビュー社, 東京, 2018.

7 ）Dadlani V, Kaur RJ, Stegall M, et al：Continuous glucose monitoring to assess glycemic control in the first 6 weeks after pancreas transplantation. Clin Transplant 33(10)：e13719, 2019.

8 ）Boggi U, Vistoli F, Andres A, et al：First World Consensus Conference on pancreas transplantation；Part II- recommendations. Am J Transplant 21(Suppl 3)：17-59, 2021.

4 移植人生における日常生活

POINT!

① 移植後の日常生活においては、移植実施施設の医療者と相談しながら適切に管理を行うことが必要である。
② 個々の患者・家族に合わせた日常生活への指導が必要である。

はじめに

移植後の日常生活において、注意を必要とするさまざまな事柄があるが、臓器を提供されたドナーへの感謝の想いを忘れずに日々を過ごしていくことが必要である。

食事、運動、性生活などの制限

膵臓移植退院後の通院は、免疫抑制薬の調整や全身状態の確認を行うため、退院後3ヵ月までは、2～3週ごととなる。3ヵ月を過ぎて状態が安定すれば、3～4週ごとの通院となる。

1. 食 事

暴飲暴食をしないように、また、適量のバランスのとれた食事をするように心がける。膵臓移植後で血糖値が安定している場合は、食事について特段な調整の必要はないが、急激な血糖上昇により過剰なインスリン分泌が誘発され、反応性に一過性低血糖をきたすこともあり、食べる順番の工夫やゆっくり食べることに心がける必要がある。移植後はステロイドを内服するため、骨からのカルシウム不足をきたすことがある。そのため、多めにカルシウムを摂取することが必要となる場合がある。

免疫抑制薬の血中濃度に影響を及ぼすもの摂取すべきではなく、特に移植早期には食中毒にも注意する。

2. 感染症への注意

食品を介して感染性腸炎を起こさないように移植後は、生もの(生肉・生卵・刺身・貝類など)は、十分加熱してから摂取することを推奨する。牡蠣などの二枚貝はビブリオ感染のリスクとなるため、十分加熱してから摂取をすることが望ましい。生ものを控える期間に関しては、移植実施施設の医療者と相談することが必要である。

3．運動

制限はない。ただし術後の回復の程度に合わせ無理のない範囲で行うことがよい。また、運動後は十分な休養が必要である。肥満と免疫抑制薬の影響から、膵臓移植後に2型糖尿病を発症する例もあるため、肥満とならない程度の運動が励行される。

4．職場・学校への復帰

退院後は、職場や学校など社会復帰は可能である。基本的に退院後は復帰可能であるが、具体的な復帰時期については、年齢や術後の経過、合併症の有無、復帰する職種によって異なる。そのため、主治医、レシピエントコーディネーター、職場、学校の先生と相談しながら復帰時期を決定する。

5．妊娠・出産

一定の条件を満たせば膵臓移植後の妊娠・出産は可能である。移植後1年を経過して、移植膵、腎機能がよく、拒絶反応など合併症がない場合に計画的に妊娠をすることが必要である。妊娠を希望される場合は、免疫抑制薬や降圧薬を胎児への危険性が低い種類へ変更し、2〜3ヵ月後に計画的に妊娠をすることが必須である。そのため、内服薬を変更する前の妊娠は絶対に避けなければならない。万が一、内服薬を変更する前に妊娠が発覚した場合は、すぐに主治医へ相談することが必要である。

また、性感染症予防のため適切な対策が必要である。

6．その他の注意点

免疫抑制薬の飲み忘れがないよう、注意が必要である。外出時には、日傘やサングラスの使用、長袖シャツの着用、日焼け止めクリームの塗布など日焼け対策は重要である。日光への曝露は、皮膚がんや白内障への危険が高まるため、長時間日光にあたることは避けるべきである。

温泉の入浴は可能である。しかし、衛生管理が不十分な温泉施設ではレジオネラ感染の危険性があるため、衛生管理がされている源泉かけ流しの施設が望ましい。

海外旅行は可能であるが、感染予防対策を徹底し、また、免疫抑制薬も忘れずに内服することが必要となる。海外への渡航可能時期と、渡航中の免疫抑制薬の内服時間については、移植実施施設の医療者と相談することが必要である。

費用と社会保障

脳死下・心停止後膵臓移植時にかかる医療費は健康保険が適用される。「高額療養費制度」

が利用可能であり、病院の窓口で支払う医療費が1ヵ月で上限額（所得や年齢により上限額が設定される）を超えた場合、その超えた分の金額が申請をすることにより払い戻される。あらかじめ、「限度額適用認定証」を加入している保険者から取得し病院窓口で提示すれば、窓口での支払いが限度額（上限額）までとなり、限度額以上のいったん支払いは不要となる。膵腎同時移植、もしくは腎移植後膵移植の場合で、障害者手帳、障害者医療費助成制度、自立支援医療（更生医療）の対象者は、継続して利用が可能である。医療費のほかには、入院費用、臓器搬送費・摘出医師派遣費、コーディネート経費（住民税の非課税世帯や生活保護を受給している場合は、JOTへ免除申請を行うことで支払いが免除）が必要な費用である（付録2「費用と社会保障」288頁参照）。

参考文献

1）日本臓器移植ネットワーク（jotnw.or.jp）（最終アクセス2024年6月30日）.
2）日本腎不全看護学会：腎移植ケアガイド. 第1版, CKD委員会腎移植ケアガイドワーキンググループ, pp58-60, 医学書院, 東京, 2022.
3）日本移植学会 臓器移植後妊娠・出産ガイドライン策定委員会（編）：臓器移植後妊娠・出産ガイドライン2021. pp75-82, 星雲社, 東京, 2021.

1 膵島移植前における移植実施施設と非実施施設の役割

POINT!

① 低血糖リスクの高い1型糖尿病に対して、膵島移植は保険適用となっている。

② 対象に合致する患者については、各地の移植実施施設へ紹介し、面談のうえで希望があれば適応申請に必要な検査を実施し、適応判定申請を行う。

③ 移植待機中にも安全な糖尿病管理と体調維持に努める必要がある。

はじめに

インスリン分泌が廃絶した1型糖尿病では、血糖変動が大きくなり、低血糖の危険から良好な血糖値を維持することが困難となる。糖尿病専門医による診療によっても管理困難な場合、膵島移植が保険適用の治療として認められている。

膵島移植について

膵臓は、消化酵素を十二指腸へ分泌して食物の消化吸収を助ける外分泌細胞と、インスリンなどのホルモンを血液へ分泌して代謝調節を行う内分泌細胞から構成されている。膵臓の9割以上は外分泌細胞であり、内分泌細胞は直径が約0.1〜0.3mmの球状の細胞集塊である膵島を形成し成人1人あたり約100万個の膵島が存在する。

膵島のβ細胞から血中へ分泌されるインスリンは、血液中のブドウ糖を全身の細胞内へ取り込ませて栄養としての利用を促し、血糖値を低下させる。

糖尿病は、インスリン作用不足により慢性の高血糖をきたす疾患である。自己免疫などの機序によりインスリンを分泌する膵β細胞が破壊されて、インスリン分泌が枯渇してしまうとインスリン作用不足により高血糖が生じる。主に、インスリン分泌がほとんど認められない1型糖尿病患者を主な対象として、ドナー由来の膵臓から単離した膵島を移植する組織移植が膵島移植である。血糖値に応じたインスリン分泌が回復することにより、血糖値の安定化が得られ、低血糖を避けながら高血糖を抑制してHbA1cなどの血糖コントロール指標の改善が得られる。

　移植そのものは比較的安全な治療であるが、問題点としては、ドナー数が少ないことから移植機会が限られていること、また拒絶反応を防ぐために免疫抑制薬の内服が必要であることなどである。

対象糖尿病患者

1．膵島移植が必要な症例

　内因性インスリン分泌能が廃絶した糖尿病患者で、専門的治療によっても血糖変動の不安定性が大きく、重症低血糖のため良好な血糖管理を達成できない症例が対象となる。

2．適応基準（2024年6月時点）

① 膵島移植に関し本人の同意がある
② 同意取得時年齢は20〜75歳
③ 高度の内因性インスリン分泌の低下（随時血清Cペプチド値 ＜ 0.2 ng/mL）
④ 1年以上の糖尿病専門医による治療努力によっても血糖管理が困難
⑤ インスリン抗体や自律神経障害などにより③に該当しなくとも、血糖管理が極めて困難で、適応検討委員会で適応認定されたもの

3．除外基準（2024年6月時点）

① 中等度以上の肥満：BMI（体格指数）≧30
② 重度の虚血性心疾患または心不全
③ 肝疾患：高度の肝機能障害
④ 高度の腎障害：推算糸球体濾過率（eGFR）＜ 30 mL/min/ 1.73 m²（腎移植後の場合は経過も含め個別に評価）
⑤ 安定化していない前増殖または増殖網膜症（失明は除く）
⑥ 依存症：アルコール依存あるいは薬物依存
⑦ 感染症：移植後免疫抑制下での増悪が懸念される活動性および潜在性感染症
⑧ 活動性の足潰瘍・壊疽病変
⑨ 悪性腫瘍
⑩ その他移植に適さないもの

実施までの流れ

担当医が糖尿病専門医でない場合には、糖尿病専門医への紹介を検討するとよい。専門的

治療としては、食事の糖質量計算（カーボカウント）に基づくインスリン投与量の自己調整、持続皮下ブドウ糖濃度測定（Continuous Glucose Monitoring；CGM）や持続皮下インスリン注入（Continuous Subcutaneous Insulin Infusion；CSII）の利用を含めた治療改善の取り組みが検討されるべきである。低血糖頻度が高かったり<
無自覚性低血糖がある場合にはリアルタイムCGMが特に有用である。

　BMI（body mass index）30以上の肥満、重度の心・腎・肝疾患や安定していない網膜症・感染症・足病変、悪性腫瘍が除外基準となっており、それら合併症・併存症のスクリーニングを行い、問題が見つかれば治療や病状の安定化が必要である。

　患者と家族に膵島移植への希望があり、適応基準に該当するようであれば、希望する膵島移植実施施設へ紹介する。具体的な移植の説明を受けた結果、適応判定申請の意思があれば、同意書作成と、申請に必要な追加検査を治療施設や移植実施施設で行うスケジュールを相談することになる。

表1．適応判定に参考とされる検査一覧

一般検査	血液型（ABOとRh） 血算（白血球、赤血球、ヘモグロビン、ヘマトクリット、血小板） 凝固（PT、APTT） 生化学（HbA1c、総蛋白、アルブミン、AST、ALT、LDH、γ-GTP、ALP、Ch-E、総および直接ビリルビン、総およびLDL、HDLコレステロール、Na、K、Cl、Ca、P、クレアチニン、尿素窒素、シスタチンC、尿酸）、ほか
血液検査	腫瘍マーカー［CEA、CA19-9、AFP、PSA（男性）、CA125（女性）］ 感染症（B型肝炎、C型肝炎、HIV、HTLV-1、梅毒、サイトメガロウイルス、抗酸菌） インスリン分泌能（血中Cペプチド） 膵島関連自己抗体（GAD抗体、IA-2抗体）
尿検査	尿蛋白、尿アルブミン
血糖管理困難である所見	原則2週間以上の持続皮下ブドウ糖濃度測定（Continuous Glucose Monitoring；CGM）記録 関連指標（TIR、TAR、TBR、MBG、SDなど）
糖尿病合併症検	眼科医による網膜症評価と視力検査 末梢神経障害（腱反射、振動覚検査、神経伝導速度検査） 自律神経障害（心電図R-R間隔の心拍変動係数、起立性低血圧検査） 虚血性心疾患（心電図、必要時に心臓超音波、冠動脈CT、負荷心筋シンチグラム、冠動脈造影） 脳血管障害（必要時に頭部CT・MRI） 末梢神経障害（Ankle brachial Pressure Index；API、足首上腕血圧比） 胸部疾患評価（胸部レントゲン）
悪性腫瘍スクリーニング	腫瘍マーカー検査 胸腹部CT 上部消化管検査 便潜血検査 女性（40歳以上）：子宮癌と乳癌検診

┃登録のための検査┃

　膵島移植の適応判定申請書には、**表1**のような各種検査の記載欄があり、必要な範囲の検査を行い申請する（2024年6月時点）。

　日本膵・膵島移植学会のホームページには、「膵島移植適応判定申請書」の書式、記入例、記載上の留意事項などが公開されている（https://plaza.umin.ac.jp/~jpita/islettransplant/05.html）。

┃待機期間中の留意点┃

　移植待機期間中であっても通常どおりの生活を続け、定期通院を継続して、安全な血糖管理と良好な体調管理に努める。

　ドナーの出現時期は予測できないため、待機患者は移植実施施設に固定・携帯電話番号を含め可能な連絡先を複数知らせておき、転居や連絡先の変更があった場合には早めに通知する。

　併存症や合併症により療養や入院が必要となった場合、また仕事など個人的な都合によって移植を受けたくない場合には、前もって移植実施施設へ通知し対応を相談しておく。

2 膵島移植後における移植実施施設と非実施施設の役割

POINT!

① 膵島移植は、インスリン依存糖尿病に対して局所麻酔のみで実施可能な低侵襲な移植法である。
② 比較的新しい治療法で、近年治療成績が改善してきた。
③ ほかの移植と同様、免疫抑制薬の内服が必要であり、移植外科医、糖尿病内科医との連携が重要である。

はじめに

　糖尿病専門医による厳格なインスリン治療によっても血糖コントロールが困難なインスリン依存糖尿病の病状を改善する、からだへの負担が少ない移植が膵島移植である。近年、治療成績が改善し、日本でも保険診療として移植を受けることが可能である。

膵島移植登録患者数

　膵島移植を希望しているレシピエント候補者の情報は、2024年時点においては膵島移植班事務局（藤田医科大学医学部移植・再生医学内）で一元管理されている。膵島移植の適応基準に基づき2018年12月末の時点では延べ191名が登録され、3回の移植を終了、あるいはさらなる移植を希望しない移植完了者が14名、辞退者50名、待機中の死亡は12名であり、115名が待機中であった。その後の膵島移植の保険収載（2020年4月）を受けて、病状などの変化から待機の取り消し、保留する一方で、新規に希望する患者も徐々に増えてきている。膵島移植を受ける順番は以下のように定められている。

1．心停止後提供の場合
　①地域性
　②ABO血液型一致
　③再移植、再々移植症例（ただし、再移植か再々移植に優先順位はない）
　④待機日数（再移植、再々移植に関しては最終移植日より計算する）
2．脳死下提供の場合
　①ABO血液型一致
　②再移植、再々移植症例（但し、再移植か再々移植かに優先順位はない）
　③待機日数（再移植、再々移植に関しては最終移植日より計算する）

④地域性

　血液型一致候補がいない場合は、血液型適合不一致候補の中から再度選択順位を決定する。再移植、再々移植とは、既に膵島移植を受け、移植された膵島（グラフト）機能が確認されるものの、インスリン離脱が得られていない症例のことである。既に膵島移植を受け、移植された膵島（グラフト）機能が確認できない症例は再移植、再々移植として優先されないこととなっている。

治療成績

　日本での、2004～2007年までに18名に対して実施した膵島移植では、複数回（2回あるいは3回）の膵島移植を受けた3名で一時的にインスリン離脱が得られた。特に3回移植例では移植後36ヵ月までHbA1cの平均値が7.0を超えず、血糖コントロールは良好であった。しかし、その当時の免疫抑制プロトコールでは、5年を超える長期生着は困難であった。その後、免疫抑制療法の改良が進められ、海外からインスリン離脱率の向上と、インスリン離脱達成後のインスリン離脱期間の延長などの有効性が報告された[1]。欧米で膵島移植を一般医療として確立するための臨床試験が実施され、質の高い多施設での臨床試験でも有効性が確認された[2]。日本でも、この海外の臨床試験と同様の免疫抑制療法を用いた多機関での臨床試験が実施され、膵島移植の有効性と安全性が確認された。それを受けて2020年4月からは、『同種膵島移植術』として保険導入され、日本では膵島移植を保険診療として受けることが可能となった。

　わが国における2004～2007年の膵島移植実施成績では、初回移植後3、5、10年時における移植した膵島の生着率がそれぞれ42.9%、28.6%、14.3%であった[3]。膵島の生着とは、空腹時でも一定レベルのC-ペプチドが検出されること（膵島からインスリンが産生されていること）で定義されるが、膵島生着中は全例で重症低血糖発作は起きなかった[3]。一方、2014年以降に実施した膵島移植では、初回移植後2年生着率が100%、5年生着率が80%であり、80%の症例では、移植後1年の時点で、重症低血糖発作を認めず、血糖コントロールの改善の報告もある。

　移植手技に伴う合併症としては、腹腔内出血、胆道出血、胆汁漏、門脈塞栓症、門脈化血栓症、気胸などがあるが、本邦では、肝内カテーテル留置に伴う出血例が1例報告されたのみで、その他の合併症の報告はない。

免疫抑制療法

　免疫抑制薬として使用される薬剤は『膵臓移植』に対する効能効果が承認されている以下の薬剤である。移植時に抗ヒト胸腺細胞ウサギ免疫グロブリン製剤を使用し、移植後の維持療

表2．免疫抑制薬の副作用と注意事項

	商品名	一般名	副反応/注意事項
1	サイモグロブリン®	抗ヒト胸腺細胞・ウサギ免疫グロブリン	＊発熱、熱感、頭痛、発疹、関節痛、悪寒、感染症、悪心、嘔吐、下痢、腹痛、貧血、脱力など。 ＊副腎皮質ホルモン剤、解熱剤および抗ヒスタミン剤などの併用で軽減される。
2	シムレクト®	バシリキシマブ・(抗CD25モノクローナル抗体)	＊発熱、頭痛、口腔咽頭痛、咳嗽、鼻漏、湿性咳嗽、高血圧・血圧上昇、感染症など。 ＊初回投与は移植後2時間以内に、2回目の投与は移植後4日後に行う。
3	プログラフ®	・タクロリムス	＊感染症、腎障害、糖尿病、手指の震え、心臓の障害、息苦しい、頭痛、吐気、脱毛、便秘、発熱、喉の痛み、発疹、胃の痛みなど。 ＊血中濃度には個人差があり、朝の内服前の血中濃度を測定し適切な投与量が決められる。
4	ネオーラル®	・シクロスポリン	＊感染症、腎障害、糖尿病、高血圧、多毛、手指の震え、歯肉が厚くなる、発疹、胃の痛み、肝障害など。 ＊血中濃度には個人差があり、朝の内服前、または内服後2時間の血中濃度を測定し適切な投与量が決められる。
5	セルセプト®	・ミコフェノール酸モフェチル	＊吐気、下痢、腹痛、わき・耳の下・足の付け根が腫れる、便が黒い、息がしづらい、動悸、皮膚や白目が黄色い、痙攣、耳が聞こえにくい、貧血、高尿酸血症など。 ＊通常、プログラフやネオーラルと併せて使われる。ほかの免疫抑制薬が効きにくい、治りにくい拒絶反応の治療にも使われる。し、妊娠を希望される方は胎児に影響が出る可能性があり、ほかの薬剤に変更する必要がある。
6	グラセプター®	タクロリムス水和物・(徐放性カプセル)	＊副作用/注意事項については、プログラフと同じ。2010年から使用されており、緩やかに効果が持続し、1日に1回の内服で効果が得られる。血中濃度の測定も必要である。

法としてカルシニューリン阻害薬であるタクロリムスと、代謝拮抗薬であるミコフェノール酸モフェチルの内服を継続する方法が現時点では標準的である。免疫抑制薬は、その血中の濃度を適宜測定して、状況に応じて内服量を調整する（**表2**参照）。

免疫抑制薬の注意点 （**表2**参照）

免疫抑制薬が過剰であれば感染症などの悪影響を引き起こし、不十分であれば拒絶反応が起こりうるため、移植後は、決められた時間・量を守って毎日内服することが重要である。免疫抑制薬の治療薬物モニタリングは重要であり、通常は免疫抑制薬内服前の朝の血中濃度(トラフ値)で内服量を調整する。また、免疫抑制薬と飲み合わせの悪い(血中濃度に影響を与える)薬剤があるため、新たに薬剤を内服する際には注意が必要である。また、グレープフルーツジュースなどは免疫抑制薬の血中濃度を上昇させるため摂取を避ける必要がある。

　膵島移植は、移植術が低侵襲であることもあり、移植後の重篤な感染症の報告は少ないが、免疫抑制薬の使用に伴い、易感染性な状態であることには注意する。特に、膵島移植では抗ヒト胸腺細胞ウサギ免疫グロブリン製剤が使用されるため、サイトメガロウイルス感染症の発症リスクが高い。

　また、移植後の免疫抑制薬の使用は、悪性腫瘍の発症にも留意する。世界的には、非メラノーマ皮膚がんの発症が最も注意すべきであるが、日本では報告は少ない。臓器移植ごと、免疫抑制薬の種類ごとに頻度の高い悪性腫瘍が報告されているが、膵島移植に関しては症例数や実施年数が少なく、現時点では発症頻度の高い悪性腫瘍は指摘されていない。

拒絶反応への対応

　膵島移植後は拒絶反応を早期に診断する方法は確立していない。拒絶反応が起こった場合、それまで安定していた血糖値が急激に上昇することが多い。血糖値が上昇してしまった時点では、ステロイドパルス療法などの拒絶反応治療には不応なことが多く、治療は困難である。拒絶反応により、移植膵島機能が廃絶した後は、移植前と同様に適切なインスリン治療が必要となる。

感染症予防

　移植後は、免疫抑制薬により易感染性・日和見感染症リスク増大が懸念される。特に、移植後3ヵ月頃までは一般的な細菌感染症に加え、ウイルス感染や真菌感染にも注意が必要となる。

　基本的な感染予防策として、日常の手洗い、うがいの励行が勧められる。移植直後の免疫抑制薬内服量の多い時期（通常移植後半年程度）は生ものの摂取は控えることが望ましい（243頁参照）。流行性感染症に罹患した場合、健常人に比して重症化のリスクが高い。インフルエンザワクチンの接種は流行期前の接種が推奨され、新型コロナウイルス感染症に対するワクチン接種も現時点では接種が推奨されている。

　流行性感染症に罹患した場合は、その感染症の種類によって対応が異なるため、主治医との相談が必要である。例えば、新型コロナウイルス感染症に罹患した場合は、その症状の程度にもよるが、免疫抑制薬のうち、ミコフェノール酸モフェチルの内服量の減量あるいは休薬が考慮される。新型コロナウイルス感染症治療薬には、免疫抑制薬（特にカルシニューリン阻害薬）と相互作用を有する薬剤があり、どの治療薬を選択するかについても主治医と相談することが望ましい。

食事、運動、性生活

　膵島移植後は、移植した膵島から血糖値に応じた内因性のインスリン分泌が回復するため、血糖値の安定が得られる。一方で、免疫抑制薬の内服が加わることへの注意が必要となる。食事については、極端な過食、少食を避けること、グレープフルーツジュースなどの免疫抑制薬に相互作用を及ぼす食品を避けることなど、基本的には大きな制限はない。運動については、免疫抑制薬の内服量が多い移植後初期や、感染症などの併発がある時期以外では、基本的には一般の人と同じレベルで行うことができる。

　性生活に制限はないが、性感染症予防には注意する。女性の場合は、ほかの臓器移植と同じく移植後1〜2年で計画的な妊娠・出産が許可されているように、妊娠を希望する場合は、主治医と相談のうえ妊娠・出産が可能である。ただし、移植後内服している免疫抑制薬には流産や催奇形性を生じる可能性がある薬剤があり、妊娠希望に合わせて免疫抑制薬の変更が必要となる。例えば、ミコフェノール酸モフェチルは、妊娠中に胎児に影響を及ぼす可能性が高く避けるべきとされており、アザチオプリンなどのほかの薬剤に変更することが示されている。

通院、血糖測定、インスリン注射など

　膵島移植は複数回実施すれば、インスリンから離脱できる可能性があるが、通常は、移植後も少量のインスリンを継続使用する場合が多い。インスリンの投与方法は、移植膵島の機能を踏まえて適切に調整する。また膵島移植後の有害事象の有無の確認を定期的に行う必要があるため、基本的には移植を受けた施設に定期的に通院する。遠方の場合には、地元のかかりつけ医と移植実施施設で情報を共有しながら経過観察を受けることも可能である[4]。移植後もインスリン注射量の調整のため、血糖測定を継続することが望まれ、血糖値が通常より上昇した場合は、拒絶反応やなんらかの併発症の発症の可能性がある。

参考文献

1) Barton FB, Rickels MR, Alejandro R, et al : Improvement in outcomes of clinical islet transplantation ; 1999-2010. Diabetes Care 35(7) : 1436-1445, 2012.
2) Hering BJ, Clarke WR, Bridges ND, et al : Phase 3 Trial of Transplantation of Human Islets in Type 1 Diabetes Complicated by Severe Hypoglycemia. Diabetes Care 39(7) : 1230-1240, 2016.
3) Anazawa T, Saito T, Goto M, et al : Long-term outcomes of clinical transplantation of pancreatic islets with uncontrolled donors after cardiac death ; a multicenter experience in Japan. Transplant Proc. Jul-Aug 46(6) : 1980-1984, 2014.
4) 日本移植学会Transplant Physician委員会(編)：必携 内科医のための臓器移植診療ハンドブック. ぱーそん書房, 東京, 2023.

3 移植人生における日常生活

POINT!

① 膵島移植の待機期間は、およそ1〜2年であるが、血液型や体格によっても異なる。5年以上の待機となる場合もある。

② 膵島移植後、インスリンポンプが外れても、毎朝の血糖測定と少量のインスリン投与はもちろん、体温測定とともに排尿・排便の回数や性状の観察を行う。

③ 移植後、血糖コントロールや免疫抑制薬血中濃度も安定し体調も落ち着いていれば、移植後3ヵ月頃から職場や学校に復帰できる。復帰しても、感染症予防や日常生活の注意点は遵守する。

はじめに

　膵島移植は、脳死下または心停止後のドナーから膵島(膵臓)を提供されることにより実施できる医療である。また、ほかの臓器移植と同じく、免疫抑制療法が必須となる。提供されたドナーの方とその家族に感謝し、その尊い意思に報いるためにも移植後の自己管理は重要である。

膵島移植の待機期間

　膵島移植の待機期間は、およそ1〜2年であるが、血液型や体格によっても異なる。5年以上の待機となる場合もある。

　脳死下・心停止後の臓器提供による移植には、いつ候補者に選ばれるかわからないため、移植実施施設から連絡を受けたら速やかに入院できるよう、常に1泊2日程度の入院に必要な着替えや日用品を含めた荷物をまとめておくとよい。

費用、社会保障

　臓器移植では、JOTへ登録に必要な登録料を支払う必要があるが、膵島移植の場合は日本膵・膵島移植学会が登録の作業を行っており、現時点では登録料を支払う必要はない。

　膵島移植の待機期間の医療費は、通常の外来通院の費用となる。また、膵島移植となった場合には、膵島移植に関する入院費用のほかに、膵臓摘出[※1]から搬送について、摘出チーム(臓器摘出医師＋膵島移植ドナーコーディネーター)の交通費(＋宿泊費)は患者負担とな

[※1] 膵臓摘出：膵島移植は膵臓が摘出され、その膵臓を移植実施施設に搬送し膵島分離が行われて移植されるため、臓器(膵臓)摘出と明記する。

る。この費用は、一旦全額負担された後、療養費払い制度により還付請求ができるので、このような支払いがあることについて、あらかじめ加入している健康保険組合に相談しておくとよい。

　脳死下または心停止後の提供にかかわらず膵島移植は保険診療となったが、保険診療で膵島移植を受けられる施設は、2023年末時点では藤田医科大学病院、京都大学医学部附属病院、福岡大学病院の3施設である。保険診療の場合は、『高額療養費制度』が受けられ、また保険組合によっては、事前手続き（受領委任払い申請）で自己負担限度額までの支払いで可能な場合もあるため、登録が完了したら早めに加入の保険組合に相談しておく。その他の膵島移植実施施設については、一部医療費を負担される場合もあるが、詳細については各膵島移植実施施設の担当部署に確認が必要である。

待機中の注意事項

　脳死下または心停止後移植の場合、移植候補者に選ばれ移植じ施設の担当医師から連絡を受けたら、その当日、または翌日から翌々日には入院が必要である。いつ候補者に選ばれるかわからないため、携帯電話は必ず携帯しておくこと、また移植実施施設から連絡を受けたら速やかに入院できるよう、日頃から1泊2日程度の入院に必要な保険証や診察券、着替えなどの日用品を含めた荷物を準備しておく。

　入院の連絡を受けた際に発熱などの体調不良を認める場合は必ず医師に報告し、移植を受けることができる状態であるか判断される。血糖値測定と同様に毎朝体温を測るようにしておくとよい。

　仕事や家庭事情、社会的な事情で受けられない場合は、その時点で連絡を受けた担当医師にはっきりとその旨を伝える。それは次の候補者に連絡が必要となるためで、すぐに返事ができない場合は、なるべく早く（30分以内）返事ができるように努める。いずれであっても、次回の移植候補として挙がれば連絡が入る。断ったからといって、選ばれる順位が最後に回されることはないが、次の候補者が既に膵島移植を受けられた場合には、再移植（3回まで）の候補者が優先される。

入院期間

　移植後の入院期間は、移植実施施設によっても多少異なるが、膵島移植は前述のとおり、肝臓の血管（門脈）に管（カテーテル）を通して行われるため、移植後早期の合併症として出血や発熱などを認める場合がある。また、移植直後の免疫抑制薬の投与量調整などを含めて、全身状態が落ち着くまでに1週間程度かかる。その後は膵島移植後の血糖管理と免疫抑制薬の調整について安定するまで内科的な管理が必要となり、入院期間は数週間〜1ヵ月程度

である。

　退院後の外来通院についても、移植実施施設ごとに多少異なるが、退院後しばらくは1ヵ月ごと、半年を過ぎると2〜3ヵ月ごと、その間に短期精査入院が必要な場合もある。

日常生活での注意点

　退院後も移植前と同じく、規則正しい生活を送ることに変わりはない。心身ともに健全に、1日の生活リズムを規則正しく保つこと、自分に合った適度な運動（毎日の散歩など）を行い、できるだけストレスを溜めずにリフレッシュすることも大切である。

　インスリンポンプ[※2]が外れても、毎朝の血糖測定、少量のインスリン投与はもちろん、体温測定とともに、排尿・排便の回数や性状の観察を行い、全身状態で心配なことがあれば、外来受診時に担当医や看護師、またはRTCに相談する。

　また、免疫抑制薬については決められた時間に内服し、外来受診時に血中濃度を測定し、副作用（252頁**表2**参照）が出ていないかを含めて適正量が維持される。そのため、外来受診日の朝の免疫抑制薬は飲まない状態で血中濃度を測る必要があり、もし当日朝の免疫抑制薬を内服後に採血を受けた場合は、必ず担当医に申告する。採血後は速やかに免疫抑制薬を内服するが、採血時間が遅くなった場合についても、内服について担当医に確認する。

　それ以外で飲み忘れに気づいた場合は、移植実施施設の担当医またはRTCに飲み忘れの分をどうしたらよいか確認する（252頁**表2**参照）。

1. 退院後の食事について

　免疫抑制薬の血中濃度を適正に保つためには、この血中濃度に影響する食物やほかの薬剤の内服には注意が必要である。
1. タクロリムス・シクロスポリンの血中濃度を上げる食物
　　①柑橘類
　　　・食べてはいけない：グレープフルーツジュース
　　　・少量であれば食べてもよい：スウィーティー、文旦、はっさく、ざぼん、きんかん、夏みかん、いよかん、清見オレンジ、甘夏、でこぽん、ぽんかん、シークワサーなど
　　②食べてもよい柑橘類：バレンシアオレンジ、温州みかん、レモン、かぼす、ゆず
2. タクロリムス・シクロスポリンの血中濃度を下げる食物：西洋オトギリソウ（セント・ジョーンズ・ワート）を含む健康食品（サプリメントなど）は避ける
3. タクロリムス・シクロスポリンの血中濃度を上げる薬剤：歯の治療などで抗生剤を処方された場合には、マクロライド系の抗生剤は免疫抑制薬の血中濃度を上げるため、ほか

[※2] インスリンポンプ：皮下に穿刺した細い管から必要量のインスリンを少量ずつ常時注入するポンプ。

のセフェム系またはペニシリン系の薬剤を考慮してもらう。

食事についてはバランスのよい食事（主食・主菜・副菜）と消化吸収のよい献立を心がけ、外食する場合にはカロリー表示に気をつけるなど、体重管理にも留意する。ただし、それがストレスにならないよう、旬のものを楽しむこと、そして塩分の摂り過ぎに注意し、できるだけ添加物（保存料や着色料）の少ない食品を摂るようにする。

また、免疫抑制薬を内服しているため、基本的には加熱調理したものを摂取する。

免疫抑制薬の投与量や血中濃度には個人差があり、生ものを食べてよい時期については、退院時や外来診察時に担当医や看護師、RTCなどの担当スタッフに確認する。

2．手洗い・うがい、口腔内の衛生管理

免疫抑制薬の服用により、感染症にかかりやすくなっているため、同居する家族も含めて、日頃から手洗い、うがいの励行は必須である。

また、虫歯や歯周病からの感染予防のため、毎朝、毎食後、就寝前の歯磨きは重要である。歯科の定期受診を心がけ、抜歯などの出血を伴う処置を受ける場合は、処置の前日からマクロライド系以外の抗生剤の内服が必要である。

3．がん検診について

前述のとおり、免疫抑制薬の服用により悪性疾患の発症にも留意する必要がある。したがって、早期発見のため、積極的に、また定期的に職場健診や市民健診などの地域で行われるがん検診を受けることが大切である。もし異常が認められた場合には、まず地元の専門の医療機関を速やかに受診のうえ、悪性疾患と診断されたら、移植実施施設と連携を取りながら早期に適切な治療を受けられるような体制を取る。

4．ペットについて

動物には、まだまだ未知の病原体があると考えられ、中には動物からヒトに移る感染症も数多く存在している。しかしながら、ペットは家族の一員として大切な存在であり、精神的な支えとなっている場合も少なくない。

移植前からペットを飼っている場合は、移植後半年間は家の中での生活スペースを分ける（1階と2階など）、または別の場所で預かってもらう必要がある。また、できるだけ室内で飼育し、ペットと野生の動物との接触に注意する。また移植後に新たにペットを飼うことは、できるだけ避けることが望ましい。

いずれにせよ、担当医に必ず相談することが大切である。

社会復帰

　移植後、血糖コントロールや免疫抑制薬の血中濃度も安定し体調も落ち着いていれば、移植後3ヵ月頃から職場や学校に復帰することが可能となる。しかし移植後の経過により復帰時期は変わるため、担当医とよく相談することが大切である。復帰しても、原則マスクを着用し、できるだけ人混みやラッシュ時を避けるなど、時差出勤やテレワークから始められるように、あらかじめ職場と相談しておくとよい。

　また、感染症が流行している間は、職場を休む必要があることについても、職場に理解を得ておく。

　移植後は、原則生ワクチンの接種はできないが、インフルエンザワクチンや新型コロナワクチンは生ワクチンではないため、移植後半年を経過していれば接種は可能である。ただし、免疫抑制薬の投与量などにより判断される場合もあるため、必ず担当医に相談が必要である。

結婚、妊娠・出産

　結婚については、パートナーに自分が膵島移植後であり免疫抑制薬の内服が必要で、本人はもちろん、パートナーの感染予防も大切であることを理解してもらう必要がある。そのために、外来受診時には一緒に来院してもらい、担当医や移植コーディネーターから説明を受け、遠慮なく相談する。

　膵臓や肝臓、腎臓の移植後に妊娠・出産した方は、少しずつ増えてきている。膵島移植後については、臓器移植に比べて移植を受けた方が少ないため、妊娠・出産した方はおられないが可能である。しかし、妊娠・出産においては健康な方でも一定のリスクを伴うため、移植後1～2年を経過し血糖コントロールや免疫抑制薬の血中濃度など全身状態も安定した中で安全に経過するよう、パートナーも含めて必ず担当医に相談し、計画的に行うことが大切である。

　また、ミコフェノール酸モフェチルを内服している場合は、胎児に悪影響が出る可能性が高いため、ほかの薬剤(アザチオプリンなど)に変更する必要がある。

　男性の場合には、特に影響はないとされている[1][2]。

文献

1）京都大学医学部附属病院 肝胆膵・移植外科 臓器移植医療部 看護部：肝臓移植のためのガイドブック. 2020年8月版, 2020.
2）剣持　敬, 佐藤　滋, 明石優美, ほか：臓器移植後妊娠・出産ガイドライン2021. 日本移植学会移植後妊娠・出産ガイドライン策定委員会(編), pp75-84, 星雲社, 東京, 2021.

SMALL INTESTINE TRANSPLANT

6.小腸移植

1 移植前における移植実施施設と非実施施設の連携

POINT!

① 移植適応の可能性がある腸管不全の患者に対して腸管リハビリテーションが実施される。患者・家族のQOLの改善・維持を目的として、多職種がかかわる。

② 非実施施設は、肝障害や腎機能障害などの臓器障害、カテーテルが留置可能な中心静脈ルートの減少(消失)により小腸移植のタイミングを逸さないように、移植実施施設へ紹介し、患者は小腸移植についての情報を得る。

③ 移植待機中、非実施施設は移植実施施設と連携し、患者と家族に精神的サポートや教育を提供することで、待機中の不安やストレスを軽減し、移植に向けた準備を支援する。

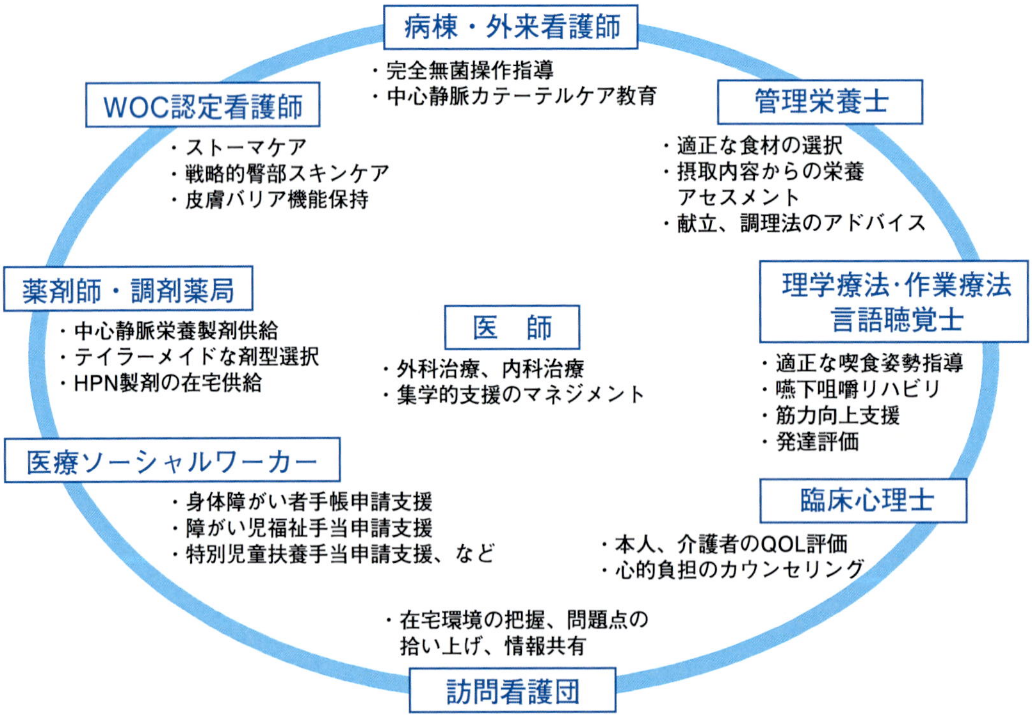

病棟・外来看護師
・完全無菌操作指導
・中心静脈カテーテルケア教育
WOC認定看護師
・ストーマケア
・戦略的臀部スキンケア
・皮膚バリア機能保持
管理栄養士
・適正な食材の選択
・摂取内容からの栄養アセスメント
・献立、調理法のアドバイス
薬剤師・調剤薬局
・中心静脈栄養製剤供給
・テイラーメイドな剤型選択
・HPN製剤の在宅供給
医　師
・外科治療、内科治療
・集学的支援のマネジメント
理学療法・作業療法
言語聴覚士
・適正な喫食姿勢指導
・嚥下咀嚼リハビリ
・筋力向上支援
・発達評価
医療ソーシャルワーカー
・身体障がい者手帳申請支援
・障がい児福祉手当申請支援
・特別児童扶養手当申請支援、など
臨床心理士
・本人、介護者のQOL評価
・心的負担のカウンセリング
・在宅環境の把握、問題点の拾い上げ、情報共有
訪問看護団

図1　多職種介入の支援
腸管不全発症早期から多職種による包括的かつ継続的な支援介入が求められる。実践プログラムのことを腸管リハビリテーションプログラムという。

はじめに

　腸管不全患者の治療において、小腸移植は腸管リハビリテーション(intestinal rehabilitation program；IRP)の一環である。患者の病態は個々で異なるため、患者に合わせた栄養療法をはじめとした腸管リハビリテーションが実施される(**図1**)。腸管リハビリテーションは、内科的治療や外科的治療だけでなく、患者・家族の支援など、総合的に患者・家族のQOLの改善・維持を目的として、多職種がかかわることで実施される。このIRPが積極的に実施されるようになり、安全な中心静脈ルートの管理や肝機能障害の悪化を回避できる患者が増加したことなどにより、近年では小腸移植手術よりも静脈栄養を継続する患者の割合が増加している。

　しかし、患者の全身状態が安定していても静脈栄養に依存している患者は、基本的には移植適応である。非実施施設は、肝臓や腎臓などの臓器障害や多臓器不全、そしてカテーテルが留置可能な中心静脈ルートの減少(消失)により小腸移植のタイミングを逸さないように移植実施施設に紹介し、患者へ小腸移植についての情報を提供することが必要である。

非実施施設からの紹介のタイミング

　移植の紹介は、患者の病状や治療選択肢に応じて慎重に検討する。移植実施施設は、非実施施設からの紹介を受けて患者を評価し、移植の適格性を判断する。移植が適切と判断された場合に移植待機患者としてリストに登録される。

1. 適応疾患(表1)[1] と病態からみた紹介のタイミング

　小腸移植の長期成績はいまだ満足できるものではないため、QOLを前提に安定した静脈

表1. 移植適応となる腸管不全の分類

適応疾患		
1)短腸症	①中腸軸捻転 ②小腸閉鎖症 ③壊死性腸炎 ④腹壁破裂・臍帯ヘルニア ⑤上腸間膜動静脈血栓症 ⑥クローン病 ⑦外傷 ⑧デスモイド腫瘍 ⑨腸癒着症	疾患およびその治療の結果生じた栄養吸収障害のため電解質、主要栄養素、微量元素などの維持を中心静脈栄養に依存する状態
2)機能的難治性小腸不全	①慢性特発性偽小腸閉塞症 ②広汎腸無神経節症 ③巨大膀胱短小結腸腸管蠕動不全症 ④腸管神経節細胞僅少症 ⑤microvillus inclusion 病 ⑥その他	改善が期待できない小腸蠕動運動または消化吸収能の異常のために健常な小腸機能が保たれていない状態

(文献1)による)

表2. 移植適応となる腸管不全の分類

病期	臨床経過分類		期間	病態	主な治療
I 期	（早期）術後後期	a.腸麻痺期	術直後2〜7日間	腸管麻痺	・適度で至適カロリーの静脈栄養 ・適度な消化管の減圧 ・点滴からの補充による水分バランス維持 ・輸液内容での電解質補正 ・ビタミン・ミネラル補充 ・止瀉薬、PPIなどの投与
		b.腸蠕動亢進期	術後3〜4週間	頻回の下痢（10〜20回/日）、水分・電解質不平衡、低タンパク血症、易感染性	
II 期	（中期）回復適応期		術後数〜12ヵ月	代償機能の始まる時期、下痢の減少（2〜3回/日）消化吸収障害による低栄養	・無理をしない適度な濃度と量の経腸栄養の再開
III 期	（晩期）安定期		II 期以降数年	残存小腸の能力に応じた代謝状態	・食事療法へ移行 ・PN離脱へ
IV 期	慢性期（非代償期）		II〜III期以降長期的	腸管吸収機能不全、低栄養、脱水、小児では発達・発育障害	・継続的なPN ・肝機能障害を回避するための腸管リハビリテーション

（文献2）3）による

栄養を希望する患者・家族も多い。短腸症では、腸管リハビリテーションにより、静脈栄養への依存を減量できる可能性もあるが、栄養吸収障害のため電解質、主要栄養素、微量元素などの維持を中心静脈栄養に依存する慢性期（不可逆期）（**表2**）[2][3]であれば、小腸移植の適応になる。また、機能的難治性小腸不全において、小腸蠕動運動または消化吸収能の異常のため中心静脈栄養に完全に依存し、小腸機能の改善が見込めない場合も、小腸移植の適応になる。

このように患者が静脈栄養に依存している場合、患者・家族が移植をそれほど考慮していない時期から、医療者は腸管リハビリテーションの一環として将来的に患者が移植適応の条件に外れていないかどうかを慎重に考えておく必要がある。

患者・家族が希望すれば、移植適応に関係なく、患者・家族は移植実施施設を受診して移植医およびレシピエントコーディネーターから、移植適応・移植登録・移植手術・術後合併症・術後管理・家族支援など、小腸移植治療に関する説明を聞くことができる。

2. 指針による移植適応からみた紹介のタイミング

原則として小腸移植は65歳以下が望ましいとされている。一方で、幼少であればよいというわけでもない。その理由は、小腸移植は体重差が−50〜＋200％であることが望ましいとされており、最低でも生体移植を受けるには10kg程度あることが理想とされるため、小児では脳死下移植の待機となる患者が多い。移植待機の場合、特に小児ドナーが少ない本邦の現状では、腸管リハビリテーションにより、いかに安定した栄養状態・カテーテル管理を維持できるかが大切となる。

適応基準（**表3**）[1]は、中心静脈栄養の合併症として、①中心静脈栄養による肝障害（血清総

表3. 小腸移植の適応基準

1. 中心静脈栄養の合併症	
(ア) 中心静脈栄養による肝障害	血清総ビリルビン値が2.0mg/dL以上を持続、または門脈圧亢進症、肝線維化、肝硬変など肝障害がある状態
(イ) 中心静脈の閉塞	3ヵ所以上の上部中心静脈*の閉塞 *上部中心静脈：左右の内頸静脈、鎖骨下静脈の計4本
(ウ) 頻回のカテーテル敗血症	入院が必要なカテーテル敗血症が年2回以上真菌血症で敗血症性ショック[注1]または急性呼吸窮迫症候群(ARDS)のエピソード
(エ) 輸液管理によっても頻回の重篤な脱水症または腎障害	
2. 高リスク症例	
(ア) 先天性粘膜異常(microvillus inclusion 病、intestinal epithelial dysplasia)	
(イ) 超短腸症	残存小腸：小児 10cm未満、成人 20cm未満
3. 高い罹病率(High morbidity)	
頻回に入院を繰り返す	

（文献1）による）

ビリルビン値が 2.0mg/dL以上を持続、または門脈圧亢進症、肝線維化、肝硬変など肝障害がある状態）を認める場合、②中心静脈の閉塞がある場合、特に上部中心静脈（左右内頸静脈、鎖骨下静脈）の計4本中、3ヵ所以上の閉塞がある場合、③頻回のカテーテル敗血症［年2回以上の入院治療、真菌血症、急性呼吸窮迫症候群（Acute Respira-tory Distress Syndrome；ARDS)[注2]の既往］、④輸液管理によっても頻回の重篤な脱水症または腎障害がある場合、である。

　これらの適応は、腸管不全発症早期の急性期でなく、不可逆的な腸管不全において検討される。なお、不可逆性の肝機能障害を合併している場合は、異時性または同時性の肝臓移植が適応となる場合もある。また、敗血症の治療中には移植が実施不可能となる。移植適応前〜移植待機中においては、肝機能障害の対応および、カテーテル管理は非常に重要である。

腸管リハビリテーションとは [4)-7)]

　移植適応前〜移植待機中において、腸管リハビリテーションが重要である。多職種による腸管リハビリテーションは1980年代に始まり、1990年代後半から2000年代に欧米の小

※1)敗血症性ショック：感染症などにより臓器障害が引き起こされた病態を敗血症と呼び、そのために血圧が危険なレベルまで低下したショック状態のこと。
※2)急性呼吸窮迫症候群(acute respira-tory distress syndrome；ARDS)：肺炎や敗血症、外傷などがきっかけとなって肺に水が溜まり重症の呼吸不全をきたす疾患の総称。

児病院を中心に急増した。結果として、小腸移植待機中の患児の死亡率は、1980年代後半のカナダにおいては50％に上っていたが、最近のUNOS(United Network for Organ Sharing)データでは33％と改善している。しかし、依然として待機患児の死亡率は肝臓移植など、ほかの臓器を待機する患児より高い。この理由として患児を移植実施施設に紹介する時期の遅れ、若年代の患児に適合する大きさのドナーが少ないことなどが考察されている。そのため、近年、腸管リハビリテーションは移植医療中心のものから腸管不全そのものや合併症の治療、長期静脈栄養の合併症を予防、治療するものに変遷した。NAPGHAN(North American Society for Pediatric Gastroen-terology, Hepatology and Nutrition)の推奨する職種を**表4**[5]に示す。

　小児の診療においては、小児外科医、小児消化器内科医、栄養士、看護師、新生児科医を中心に、医療ソーシャルワーカー、小児精神科医、リハビリテーション科(理学療法士、作業療法士、言語聴覚士)、インターベンション放射線科医[※3]、チャイルド・ライフ・スペシャリストなど、多くの医療関係者によるチーム医療が理想的とされている(**表4**)[5]。

　患児の状態に基づき**表5**の項目について病状に応じ1週～1ヵ月ごとに、回診やカンファレンスで多職種による検討を行い可能な治療を行う。本邦ではまだ未承認だがオメガベン®、

[※3] インターベンション放射線科医：インターベンショナル・ラジオロジー（Interventional Radiology）を行う放射線科医のことで、X線透視やCTなどの画像ガイド下に体内を透見しながらカテーテルや針を使用して治療を行う。

表5. 小児腸管リハビリテーションプログラムの検討項目と治療法

検討項目	治療法
中心静脈カテーテルの管理	輸液ルート管理、交換、消毒、閉塞時の対応、エタノールロック療法、抜去
静脈栄養	輸液組成、投与カロリー量、電解質、微量元素、ビタミン剤の投与、脂肪製剤の選択(オメガベン®、SMOFリピッド®)、間欠的静脈栄養
経腸栄養と経口摂取	成分栄養、消化態栄養剤、半消化態栄養剤、固形食などの選択、投与量
薬物療法	H_2ブロッカー、プロトンポンプ阻害薬、オクトレオチド、コレスチラミン、プロバイオティクス、抗生剤やロペラミン、グルタミン、成長ホルモン、腸管内投与
外科的手術	狭窄部の切除・形成術、拡張腸管のテーパリング・縫縮術、腸瘻・人工肛門閉鎖、腸管延長術(Bianchi手術、STEP手術)
移植手術	小腸単独移植、肝・小腸同時/異時移植、多臓器移植

SMOFリピッド®も効果的である。近年、登場したGLP-2アナログ製剤による効果として、腸管順応の促進、輸液依存の減少、QOLの向上が期待されている。

多職種による腸管リハビリテーションにより腸管不全と長期静脈栄養による合併症を改善または予防する効果が期待される。多職種ケアのメリットとしては、①専門的に密に話し合うことで患者ケアが継続できること、②それぞれの職種が治療計画を患児・家族に伝え教育することにより不安など不安なども軽減できること、外来においても患児と密接にフォローアップできること、③合併症をより早期に発見し治療できること、が挙げられる。しかし、合併症が不可逆的と予測されれば、移植実施施設に早期かつ適切に紹介することも腸管リハビリテーションの一環であることを忘れないようにすべきである。

待機中の非実施施設の関与

移植待機中、かかりつけとなる非実施施設は患者の定期的なフォローアップや治療を継続する。健康状態の管理や、待機中に発生する合併症や問題の管理を担うことが多い。非実施施設は、移植実施施設へ待機期間中の患者の検査結果や、患者の全身状態などの情報共有を行うことで患者の移植待機をサポートする。

かかりつけの医療機関(非実施施設)からの情報共有により、移植実施施設は待機患者の状態をタイムリーに把握し、ベストなタイミングでの移植手術が可能となる。

待機中の患者サポートと教育

移植待機中、非実施施設は移植実施施設と円滑に連携し、患者とその家族に対して精神的なサポートや指導を行う。それには、移植手術や待機中のケアに関する情報提供や、心理的な支援が含まれる。医療スタッフは患者・家族とのコミュニケーションを重視し、適

265

切なサポートと指導を行うことで待機中の不安やストレスを軽減し、移植の成功に向けた準備を支援する。

1．心理的・精神的サポート

移植待機期間が比較的長い小腸移植において、患者・家族はカテーテル合併症の出現や肝機能障害の悪化などに対して不安やストレスを抱えている。本邦において移植実施施設は限定的であり、遠方に居住する患者も多い。かかりつけ医である非実施施設は、日常において心理的なサポートを提供し、患者・家族の移植待機中の心理的な負担の軽減に努める。必要に応じて、心理カウンセリングや心理療法の導入も検討される。この心理的・精神的なサポートは、移植後の生活のサポートにも大切である。

2．医療情報の提供

待機中、医師、看護師、レジデントコーディネーターは患者と家族に対して、定期的に小腸移植に関する医療情報を提供する。移植手術の適格性、手術の過程、合併症やリスク、手術後の生活への影響についての説明とともに、移植手術を受ける意思の確認も行う。非実施施設で患者・家族への情報提供が困難な場合は、移植実施施設がその役割を担う。

3．栄養アセスメント・栄養管理

小腸移植待機患者は、しばしば栄養不良や栄養吸収不良の問題を抱えている。待機中に、栄養士や管理栄養士、栄養サポートチーム（Nutrition Support Team；NST）、腸管リハビリテーションチームが関与し、適切な栄養状態を維持するための指導を行う。

4．移植後のケアに関する教育

待機中、患者と家族は移植後の生活について理解し、準備する必要がある。このため、小腸移植の待機中に、移植後のケアに関する教育も定期的に行われる。免疫抑制療法の理解、薬物管理、食事管理、移植関連の合併症の早期発見に関する内容も含まれるため、非実施施設での情報提供が困難な場合は、移植実施施設がその役割を担う。

栄養士や管理栄養士は移植後も継続して、適切な栄養状態を維持するための指導を行う。

5．移植待機リスト（移植優先）の更新

移植待機中、医療スタッフは定期的に患者の健康状態をモニタリングし、必要に応じて検査や評価を行う。また、移植候補者としての優先順位や待機期間に関する登録情報の更新を行う。

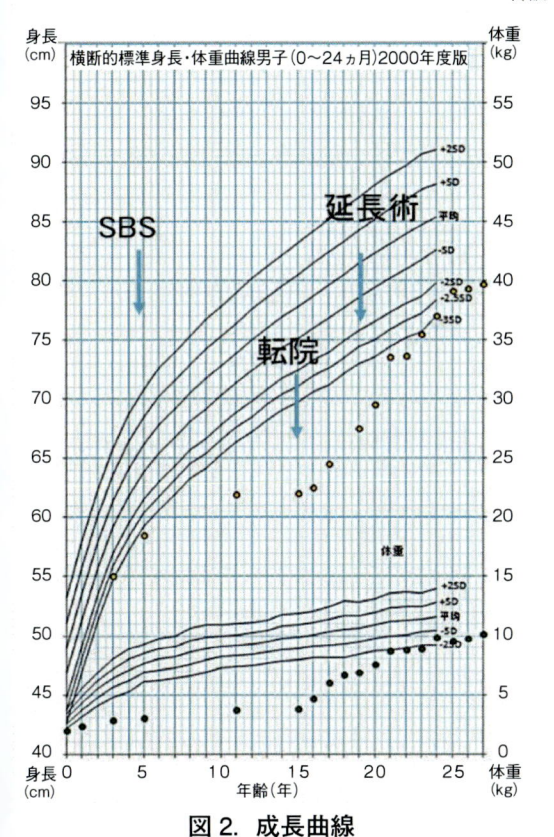

図2. 成長曲線

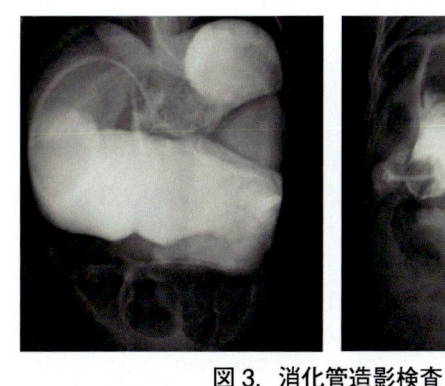
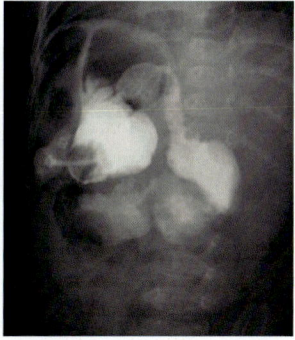

図3. 消化管造影検査

左：術前、拡張腸管を認める。右：術後、腸管延長とともに拡張は改善した。

非実施施設～移植実施施設～腸管リハビリテーションの例

　2歳男児。腹壁破裂にて出生（出生体重：1.99kg）。小腸閉鎖症の合併を認め、大量小腸切除後、空腸結腸吻合が行われた。残存腸管は5～10cm、回盲弁（バウヒン弁）なしであり、非実施施設から体重増加不良にて、腸管不全治療センターへ移植適応も含め紹介され、入院時の体重3.9kg、身長62cm：W/H（体重/身長）＝56％、H/A（身長/年齢）＝83％（図2）。汎下垂体機能低下症と甲状腺機能低下症を合併していた。経鼻胃管から1日500mLの排液があり、また、水様便を認めた。入院時の経静脈栄養は、現体重換算で水分量124mL/kg/日、熱量443.5kcal/日＝99.8kcal/kg/日、アミノ酸2.1g/kg/日であった。

　栄養状態の改善を優先し、腸管リハビリテーションが開始となった。下痢に伴うスキンケアはWOCナース（ウォックナース；皮膚・排泄ケア認定看護師）がかかわり、中心静脈栄養の管理においては看護師・薬剤師が指導にあたった。体重増加とともに栄養状態は改善し、下垂体機能低下症、甲状腺機能低下症も治癒した。その後、残存していた小腸の拡張（図3）

に対して腸管延長術を行い、残存腸管は約30cmとなった。便性(下痢)改善のためにGLP-2アナログ製剤を導入し、便性は軟便となった。管理栄養士による栄養指導介入により経口摂取も進んだこともあり、総合的に現在静脈栄養の依存度は低下している。就学においては、ケースワーカーが訪問看護ステーション、保健所、就学施設(幼稚園など)関係者とともに児の病状の情報共有を行い、就学に向けた準備を行っている。

　なお、超短腸のため、長期的に小腸移植適応となる可能性もあり、移植実施施設での定期的な診療を継続している。

文献

1) 日本小腸移植研究会:生体小腸移植実施指針(日本小腸移植研究会, 2016/11/20)(www.asas.or.jp/jst/pdf/info_20180401.pdf?isbn=9784307470421)(最終アクセス2024年6月20日).

2) 田附裕子,ほか:短腸症候群の診療における問題点〜短腸症候群と栄養管理.小児外科54(3):289-295, 2022.

3) 小山　真,ほか:小腸広範切除後の代謝と管理.外科治療 51:43-50, 1984.

4) Merritt RJ, Cohran V, Raphael BP, et al:Intestinal rehabilitation programs in the management of pediatric intestinal failure and short bowel syndrome. JPGN 65:588-596, 2017.

5) 長谷川利路:多職種による小児腸管リハビリテーション」海外施設での試み.日小外会誌56(6):1037-1045, 2020.

6) 松浦俊治, 河野雄紀, 髙橋良彰, ほか:腸管リハビリテーションと小腸移植.移植54(6):285-290, 2019.

7) 田附裕子, 上野豪久, 木村武司, ほか:短腸症候群の診療における問題点;短腸症候群と栄養管理.小児外科54(3):289-295, 2022.

2 | 移植後における移植実施施設と非実施施設の連携

POINT!

① 腸管リハビリテーションプログラムのリーダーとなる医師の役割はオーケストラを束ねる指揮者の役割に似ている。非実施施設腸管リハビリテーションプログラムの医師には、小腸移植の前後一貫して患者支援を担う役割が与えられている。

② 非実施施設での術後患者フォローは、細やかな変化を経時的に把握することが重要で、移植実施施設との密な報告・連絡・相談が必要である。

はじめに

　小腸移植は2018年4月より脳死下、生体共に保険収載され、従来の経済的負担緩和が図られた。公的負担を受けての治療が可能となったことは、患者・家族にとって大きな恩恵と言える。保険収載後は全例が脳死ドナーからの移植となっているが、ほかの臓器移植に比べその実施件数は少なく、年間数例で推移している（**図4**）。各移植実施施設での経験症例数は非常に限られているため、移植前・移植後の患者支援情報共有が特に重要な分野である。本邦では、2019年に前身の「日本小腸移植研究会」から「日本腸管リハビリテーション・小腸移植研究会」が発足し、移植実施施設、非実施施設から多職種にわたる医療従事者が参集し包括的な患者支援策の創出に努めており、小腸移植に関し、患者と医療者の相互理解を推進が必要である。

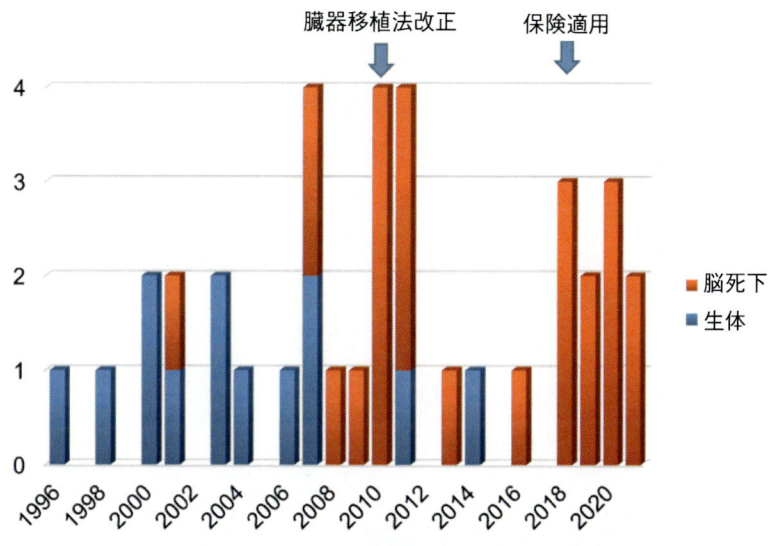

図4. 日本における小腸移植実施件数の推移
（日本移植学会：2022 臓器移植ファクトブックによる）

腸管リハビリテーションプログラムにおける非実施施設の役割

　小腸移植は、腸管リハビリテーションプログラムにおける外科的治療の最終段階として位置づけられる。脳死下小腸移植認定施設では普段から移植周術期管理に携わっている経験豊富な多職種スタッフが揃っており、移植前の早い段階から腸管リハビリテーションプログラム遂行可能な環境が整っている。しかしながら、認定施設は全国にわずか12施設で、日々の腸管不全患者への理想的な支援を図るためにはむしろ全国各地の非実施施設である基幹病院においてこそ、腸管リハビリテーションプログラムの確立と日々の実践が求められている。

　腸管全患者に対する多職種支援チームを新たに創るためには、チームリーダーとなる医師が必要である。患者にとって解決すべき問題点は何かを鋭敏に把握し、その都度専門職の知恵と技術を集めながら解決を積み重ねていくリーダーの任務は、オーケストラの指揮者に例えるとわかりやすい。指揮者＝医師は常に全体を俯瞰して適切なリクエストを明示せねばならない。そして、非実施施設のリーダーは、適時に速やかに患者を移植医療へ橋渡しできるよう心得ておかねばならない。小腸のみならず、同時に機能障害が進行しつつある肝臓にも常にフォーカスし、移植実施施設と連携を図ることが重要である。移植までの時間を患者とともに歩んでいる非実施施設の医師にこそ、患者家族を慮る心情もある。また、移植後も一貫して平生の診療にあたっていくことを伝えることは意義深い。

非実施施設における術後管理

　非実施施設での腸管不全患者とのかかわりは、小腸単独、あるいは異時性／同時肝小腸移植を受けた後にも続く。非実施施設での術後患者管理においては、特に日々の細やかな変化を見逃さないことが重要であり、移植実施施設との密な報告・連格・相談体制を維持することが肝要である。例えば、小腸移植後遠隔期管理のポイントは、「拒絶症候の早期把握」に尽きる。拒絶はいつ何時でも起こりうるとの認識のもと、以下の症状があれば、速やかに入院のうえ、精査加療を開始する。

・発熱（38℃以上）
・増強する腹痛、腹部膨満
・嘔気・嘔吐
・ストーマ排泄量の急な増加あるいは低下
・ストーマ自体の色調が暗赤色に変化

　また、拒絶の進行を示唆する以下の症状を常に留意し、外来管理する。
・ストーマ排液の血性変化、消化管出血

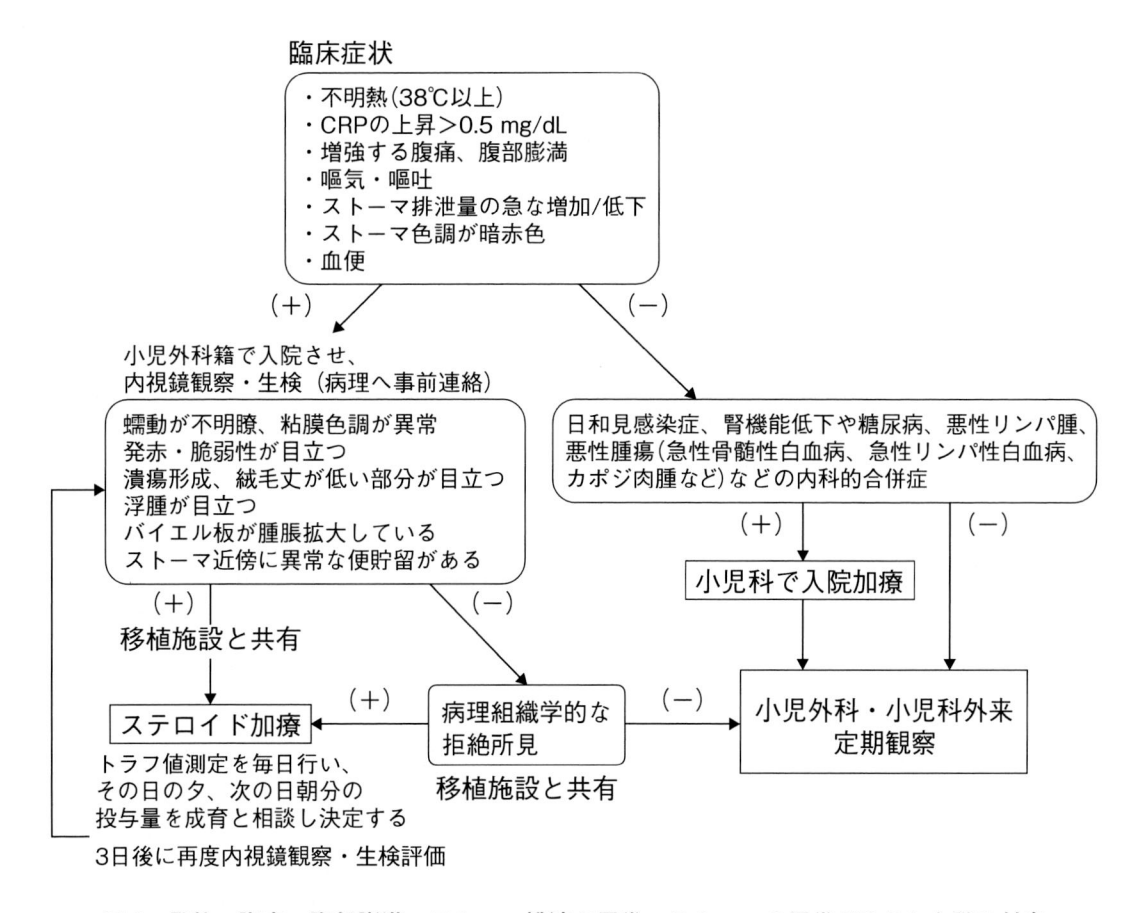

図5. 発熱、腹痛、腹部膨満、ストーマ排液の異常、ストーマの異常がみられた際の対応

・グラフト小腸のイレウス症状

・敗血症（グラフトのバリア機能不全によるbacterial translocation）

・呼吸困難感、急性呼吸窮迫症候群などの呼吸器症状

　危惧すべき移植後臨床症状（拒絶を示唆する症状）を認めた際は迅速に対応を図ることが重要である。フローチャート（**図5**）でその対応例を示す。

　以下に、外来管理で念頭におくべきポイントを提示する。

1．免疫抑制療法と拒絶反応

　小腸移植の免疫抑制療法は、昨今では抗ヒト胸腺細胞ウサギ免疫グロブリン製剤（ATG:サイモグロブリン®）を用いた導入免疫療法が有用とされる。維持免疫療法にはタクロリムスとメチルプレドニゾロンを併用投与する。しかしながら、拒絶反応をきたしやすく重症化しやすい小腸移植においては2剤での管理に難渋することも多く、タクロリムスによる腎機能障害などの合併症を軽減するためmTOR阻害薬（エベロリムスなど）を併用する施設も増えて

いる。

a.移植腸管のモニタリング

　移植小腸はほかの臓器に比べて拒絶反応を起こしやすいだけでなく、急速に進行し重症化しやすい。また移植後数年が経過してから急性拒絶反応を発症することもある。急性拒絶反応を早期に診断し重症化する前に適切に治療するため、ストーマからの定期的な内視鏡検査が重要である。そのため、内視鏡検査を移植後3～4日目より開始し、移植後4週間までは2～3回/週、その後1ヵ月間は1回/週、その後2ヵ月間は1回/2週、それ以降は1回/2週～1回/月などの頻度で行うことがある。

　急性拒絶反応の臨床症状としては、発熱、腹痛などの消化器症状のほかに、ストーマからの排液が増加することが多いが、稀に減少することもある。また、性状の変化やストーマ自体の色調や脆弱性などの変化も生じる。拒絶反応を疑う臨床症状の出現時は、早急に内視鏡検査にて移植腸管の状態を観察し、絨毛のが委縮や脱落など拒絶反応が疑われる場合には粘膜生検を行う。

b.拒絶反応の治療

　拒絶反応と診断された際には、免疫抑制療法を強化する。具体的には軽度であればステロイドパルス療法を行うが、重症例ではATGなどの強力な免疫抑制薬の投与が望ましい。また、小腸移植後の拒絶反応は急速に進行するため、治療開始後も内視鏡検査や生検による評価は不可欠である。

　免疫抑制療法を強化しても拒絶反応を制御できない際には、腸管粘膜の脱落から敗血症を引き起こし死亡に至る可能性もあるため、グラフト（移植された臓器）摘出のタイミングを逸さないように注意する。治療過程においては、拒絶反応のみならず免疫抑制療法の強化に伴う合併症にも留意する。患者は食事を摂り平穏に過ごしていた日常から、突然の腹痛や発熱に見舞われ入院し、内視鏡検査や合併症、副作用のリスクも高い治療を必要するという劇的な変化に遭遇するため、身体的のみならず精神的な落胆も大きい。治療が奏効した場合でも拒絶反応によりダメージを受けた腸管粘膜が再生するには時間を要し、静脈栄養（parenteral nutrition；PN）の増量や再開は必須となり入院は長期に及ぶ。患者の心身の回復には拒絶反応や合併症に対する治療のみならず、後述のメンタルケアは欠かせず、患者や家族とのコミュニケーションをより密にし、よいことも悪いことも含めて伝え支援していく姿勢が重要である。

c.免疫抑制薬の投与方法と服薬管理

　タクロリムスは小腸で吸収されるが、移植腸管が機能し始めるまでにはある程度の時間を要するため、移植後おおよそ10日までは注射薬の点滴による持続投与、その後、経腸投与へ切り替え、経口摂取開始前後より経口投与へと切り替える。移植後の服薬アドヒアランス

は移植臓器の長期予後に大きく影響するため、患者の服薬アドヒアランス向上を含めた服薬指導は不可欠である。そのため、移植前から患者へなぜ免疫抑制薬を内服しなければいけないのかを理解してもらうことから開始し、投与方法については、原疾患や病状によって胃瘻もしくは腸瘻投与、経口投与と投与方法が異なるため投与方法が決まり次第、内服薬の自己管理ができるよう患者個々に応じた指導を行う。退院後においても外来診察時に怠薬、残薬の確認や自宅での管理方法を確認し、随時指導を行う。

2．感染症・内科的合併症の注意点

日和見感染症(カリニ肺炎予防目的でトリメトプリムは永続服用する)、腎機能低下や糖尿病、悪性リンパ腫の発症や、悪性腫瘍(急性骨髄性白血病、急性リンパ性白血病、カポジ肉腫など)などの内科的合併症にも留意し管理する。骨代謝・内分泌側面の定期管理も必要である。必要に応じ専門医の併診が勧められる。サイトメガロウイルス核酸定量検査、EBVのEBV-PCR検索は定期的に行う。

3．栄養・補液管理と栄養指導

小腸移植は、腸管不全そのものや中心静脈栄養の合併症により静脈栄養管理が困難な症例に適応とされ、静脈栄養から離脱し、経口あるいは経腸栄養のみで生命の維持や成長発育を可能とすることが、その最大の目標となる。移植臓器は栄養や水分吸収を司るため、移植早期には慎重な栄養管理や水分管理が特に重要である。静脈栄養は循環動態や耐糖能が安定した時点で速やかに開始し、術後5～7日目には高カロリー輸液を、14日目には輸液カロリーをさらに上げることが望まれる。術後7日目からは脂肪乳剤の投与も開始する。

また、後述のように(「4．ストーマ管理」275頁参照)移植早期にはストーマからの腸液の排液が多いため排液量に応じた補液管理も非常に重要である。一方、経腸栄養に関しては、術後7日目を目安に胃瘻または腸瘻から経口補水液、アルジネードウォーター®、経腸栄養剤の投与を開始し、徐々に成分栄養剤、経腸栄養剤へと切り替える。プロバイオティクスの使用で腸内環境の改善を図り、術後2～4週間を目途に流動食から経口摂取を始め、徐々に固形へと食形態を変更しながら摂取量を増やす。この段階でも、ストーマからの排液量も考慮して補液量を調整することが重要である。

移植後に摂取可能な食品のリストを**表6**に示す。移植後3～6ヵ月間は、脂質、大豆、ピーナッツ、卵などのタンパク質、乳糖・糖質を制限し、静脈栄養から離脱し、中心静脈カテーテルを抜去するまではカテーテル関連血流感染症を予防するために納豆などの発酵食品を制限する。刺身や生魚、生肉の摂取は原則的には推奨せず、適切に加熱された食品の摂取を基本とするが、移植後1年以上経過し特に希望する症例に限り、新鮮かつ清潔に調理された食品を許可している。

定期的に身体測定、血液検査、InBodyによる体組成評価および管理栄養士による栄養評

表6. 移植後摂取可能食品リスト一覧

食品	移植後3ヵ月まで	移植後3ヵ月以降	移植後6ヵ月以降
乳酸菌飲料	経過をみながら解除	開封後すぐであれば解除	早め（開封後2〜3日）に飲むなら、大きいパックでもよい
チーズ	×	×	開封後すぐならよい（ブルーチーズ・カマンベールは×）
バター・マーガリン	×	×	よい
アイスクリーム・シャーベット	よい（術後すぐは注意）	よい	よい
肉・魚	加熱調理後すぐのもの	加熱調理したもの	加熱調理したもの
豆腐	加熱調理後すぐのもの	よい（冷奴もよい）	よい
しっかり火の通った卵	よい	よい	よい
生卵・半熟卵	×	×	できれば食べない方がよい
果物	×	よい	よい
野菜	加熱調理後すぐのもの	加熱調理後すぐのもの	生野菜もよい（新鮮なものを）
漬物（購入した食品）	開封後すぐならよい	よい	よい
納豆	CV挿入中は禁止		
味噌	×	×	よい
ジャンクフード、インスタントラーメン	×	できれば食べない方がよい	よい
レトルト食品	食べる前に加熱すればよい	食べる前に加熱すればよい	よい
マヨネーズドレッシング	開封後すぐならよい	よい	よい
ナッツ、ドライフルーツ	×	×	×
お菓子	スナック菓子は避ける	よい	よい
ケーキ	生ケーキは× 焼き菓子はよい	よい	よい
水	開封後すぐの購入した製品	購入した製品	よい（井戸水・湧き水は×）

CV：中心静脈

価や患者への経口摂取や嗜好の聞き取りを行いながら、静脈栄養、経腸栄養、経口栄養の配分や調整を行い、静脈栄養の離脱を目指す（**図6**）。

　小腸移植患者、家族への栄養指導において特筆すべきこととして、小腸移植を必要とする患者は静脈栄養に依存しており、特に原疾患が腸管運動機能障害の患者においては、そもそも食べることに慣れていないことが挙げられる。口から固形物を食べた経験がなく「食べる」という行為をそもそも知らないという症例もおり、医学的には経口摂取が可能となっても経口摂取への抵抗感が強いことをしばしば経験する。こうした事例において医療者側は、まずは「食べることは嬉しいこと、楽しいことである」と食に対してよいイメージをもってもらうことから開始し、体組成検査結果や成長曲線を示して説明するなど、食べられるようになり、また食べることで身長が伸び体重が増え、成長していることを患者・家族に実感してもらうことが大切である。

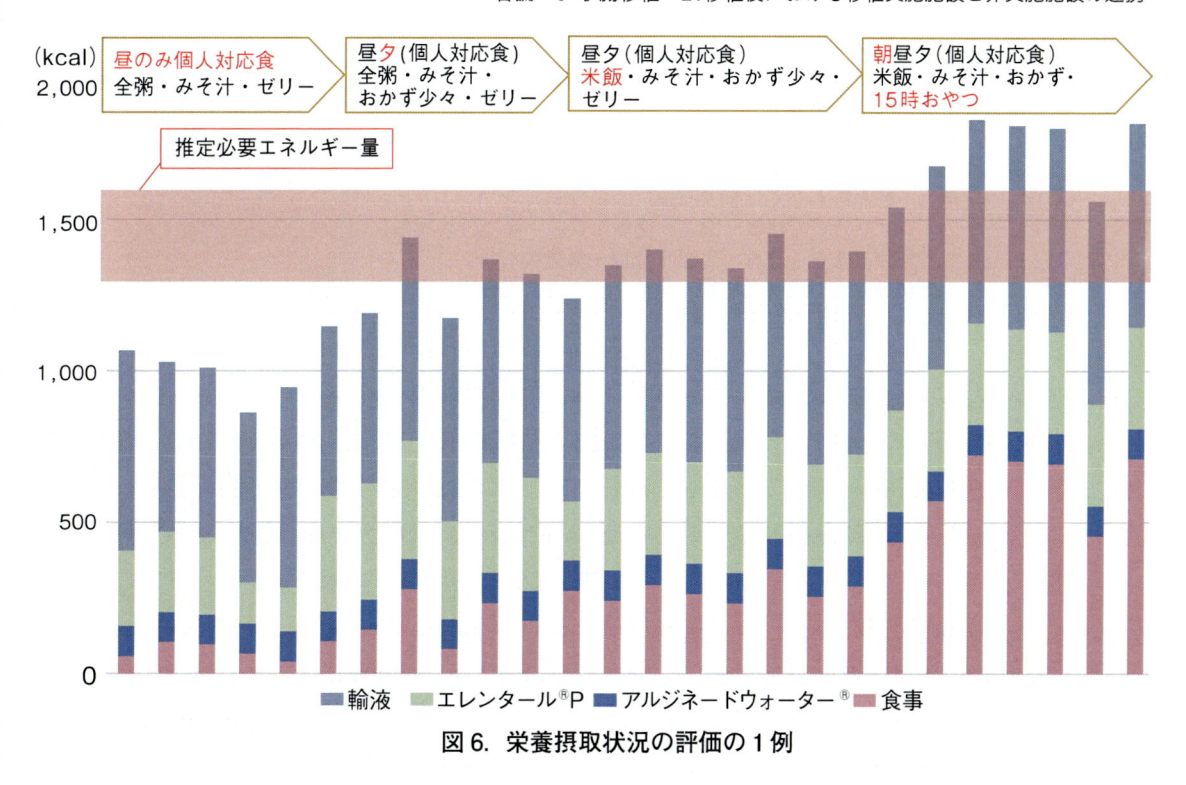

図6. 栄養摂取状況の評価の1例

　また、1日3食、食べる習慣を身につける、好きなものだけを食べるのではなくバランスよく食べる、体調によって食べ物を選択するなど食生活における自己管理能力を獲得できるよう、患者、家族と一緒に目標を設定し、指導していくことも重要である。家族からは、移植前は何も食べることができなかったので何を食べさせたらよいかわからないと相談されることが多く、病院の日々の献立表を収集し参考にしてもらう、管理栄養士との面談を提案するなどの指導も必要である。

4．ストーマ管理

　小腸移植では、移植腸管にストーマ（人工肛門）を造設する。これは、小腸は複雑な免疫防御機能をもっており、急性拒絶反応の発症率がほかの臓器移植後よりも高く、臨床所見も非特異的で血液検査では診断できないため、ストーマからの内視鏡による移植腸管の観察と採取した粘膜生検の病理学的評価が唯一の早期診断の手段であるからである。

　移植直後の腸管は、再灌流障害などによりダメージを受けており、浮腫が軽減し機能し始めるまでに時間を要するため、この間ストーマからの排液はほとんどみられないが、移植後3〜4日目から1日1,500〜3,000mLほどの腸液がストーマから排出されるようになり、経腸、経口摂取が開始されると1日3,000〜4,000mLとさらに増加する。腸液の喪失による血管内脱水を予防するために、補液による水分、電解質の補正が必要である（「3.栄養・補液管理と栄養指導」273頁参照）。ストーマパウチは、移植直後の排液が水様性のうちは短期型のドレナージタイプを選択するが、経管栄養、経口摂取開始後は食形態に応じて便性

表7. ストーマの観察項目

① 排液量の増加・減少	
② 便の性状	
③ サイズの変化	
④ 色調：鮮赤色もしくはピンク色	
⑤ ストーマ部の腸管粘膜：出血・発赤・浮腫・脆弱性の有無	
⑥ 皮膚粘膜接合部：発赤・腫脹・疼痛・排膿の有無	
⑦ 皮膚粘膜接合部周囲の皮膚：発赤・びらん・潰瘍の有無	

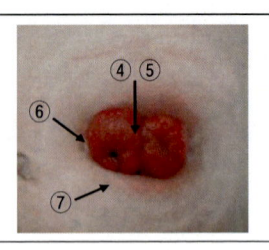

が固形化してくるため、ツーピースタイプのパウチへ移行する。

　通常の外科的ストーマとは異なり、術後数ヵ月以上経過しても1日4,000mL程度の排液が続く症例もおり、紅斑やびらんなどストーマ近接部のスキントラブルも多くみられる。スキントラブルを可能な限り予防し悪化させないためにもWOCナース（皮膚・排泄ケア認定看護師）と移植前のストーママーキングの段階から連携を図り、移植後早期から介入してもらうことも重要である。ストーマの観察項目を**表7**に示す。

　小腸移植候補患者に対する説明において多くの患者は、移植後にストーマ造設が必要であることを告げられるとボディイメージの変化に対する不安、お腹から便が出ることに対する恐怖などを感じる。特に移植前にストーマのない患者はストーマ造設後の日常生活がイメージできないため不安や嫌悪感に襲われ、移植に対し消極的になる事例も経験する。こうした事例に対し医療者側は、移植を検討する段階から、患者、家族にまずはストーマ造設の必要性に対する理解を深めてもらうことが重要で、ストーマの模型や実際のストーマ用品を用いてのストーマ造設後の食事・入浴・服装・外出・運動・睡眠など日常生活を送るうえでの具体的な管理方法を指導しながら、ストーマのある生活を徐々に受容できるよう支援していく。実際には手術前にストーマの必要性についてある程度理解し手術に臨んだとしても手術後にストーマを見ると衝撃を受け、精神的に不安定な状態になる事例も少なくはない。個々の患者のストーマに対する受容のペースに合わせながらセルフケアを習得できるようストーマ管理指導においては心がける必要がある。また小児の場合には家族への指導が中心になるが、装具交換の物品を準備するなど、患児本人ができることを見つけながら指導することも重要である。

┃患者からみた小腸移植┃

　脳死下小腸移植、生体部分肝移植を受けた自験例両親へのインタビューから、実生活に基づいた声をコラム（以下）で共有する。医療者側は胸にとどめておくべきコメントである。

小腸移植前に悩んでいたこと、心配ごとは？
　移植前にいろいろな先生から移植の利点、注意点をたくさん聞けました。一番心配だっ

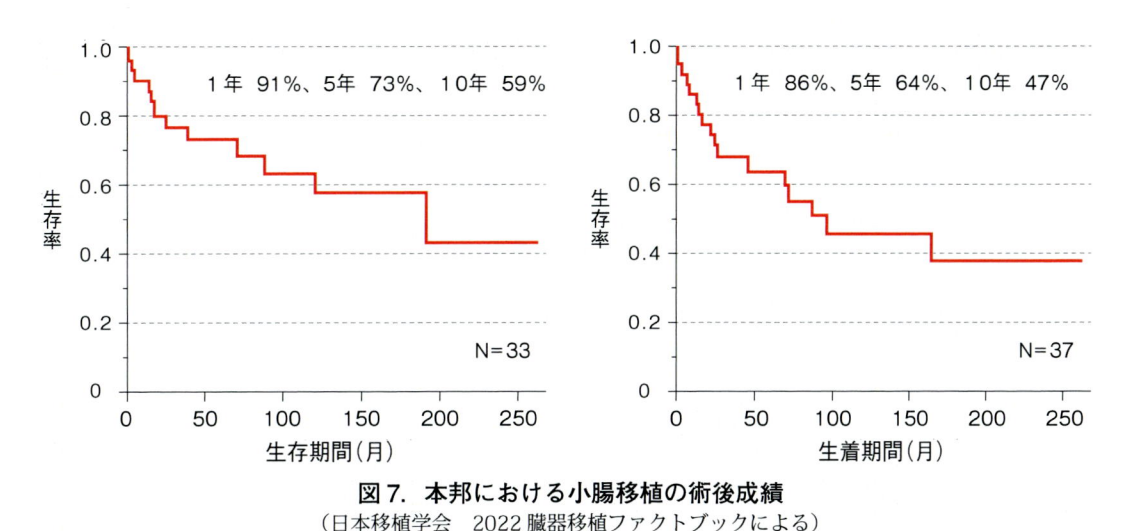

1 年　91%、5 年　73%、10 年　59%　　N=33

生存率 / 生存期間（月）

1 年　86%、5 年　64%、10 年　47%　　N=37

生存率 / 生着期間（月）

図7. 本邦における小腸移植の術後成績
（日本移植学会　2022 臓器移植ファクトブックによる）

たのは、やはり移植後の拒絶反応のこと（急性拒絶、慢性拒絶）でした。移植を受けることで、今（移植前当時）よりも体調が悪化してしまい、却ってつらい状況にさせてしまうのではないかと思うと辛かったです。免疫抑制薬を一生飲まなければならないこと、重い感染症に罹ってしまうのではないかという不安もありました。（移植前はストーマがなかったけれども）ストーマになることで、どんなケアが必要になるのか、（幼稚園や学校に行った時に）周囲の反応はどうなのか想像がつきませんでした。

　患者が腸管不全に陥った時点で、今後の治療について移植医療を含めた全体像（患者病状とともに、本邦の小腸移植術後成績データ）（**図7**）を正確に伝えておくことが、以後の"情報と決断の共有"の入り口になると考えている。術後成績の解釈は患者・患者家族ごとに多様であろうが、移植後5年後、10年後の情報は移植登録の意思決定において重要な情報である。

移植を受けるまでのタイムスケジュールについて

　移植実施施設の先生方から移植に関して丁寧に説明をいただき、頭では理解していたつもりでした。でも、（移植を受けられるチャンスが、ある日突然に来たために）事前に心の準備が整っていない中での移植の決断でした。手術を受けるまで1～2日しかなかったため、不安も大きかったですが、手術の性質上、仕方がないことであり、何より無事に終わってほっとした気持ちの方が大きかったです。

　登録から移植実施までの時間の感じ方は人それぞれと思われるが、現実の実感のないまま時間が過ぎていくことも多い。移植医療にまつわる、心のケアの質、量、タイミングが重要である。

小腸移植してよかったと思うことは？

（腸管不全に対する治療が始まってから）今後いつかは、移植手術を受けなければならないかもしれないという毎日の不安がなくなったことが大きいです。（移植を受けた）腸がうまく機能してくれれば、将来的に点滴に頼らずに、口から食べる栄養で生活していけるという希望がもてたことです。

小腸移植後の悩み、心配事は？

ストーマが脱腸（プロラプス）しているので、ちゃんと便が出るか、将来ストーマを閉じることができるのか案じています。（移植を受けた）腸が今後もうまく機能してくれるのかなどは毎日思います。本人がもっといろいろわかるようになった時に、（移植臓器と共にあるという）自分の身体の状態を受け入れ、（身体的にも、精神的にも）うまくつきあっていけるのか、そして自分で自分のケアができるようになるのかが心配です。

慢性期拒絶に対する心がまえは大切である。感覚は、移植実施施設と同じ温度でいなければならないと感じている。思春期を迎え、社会人となり、1人暮らしの生活に移行するにつれての服薬アドヒアランスの低下の危険性もある。生活環境、家庭環境の変化に応じ、医療者側も臨機応変な対応が必要である。

免疫抑制薬について何か感じていることは？

飲まなくてもよいのであれば、飲みたくはありませんが、いただいた臓器と共存していくために必要なものですので、仕方がないことだと思っています。いつか、血中濃度を病院に行かなくても自宅で測れるようになればいいなあなんてことも思います。

免疫抑制薬は生涯飲まなければならない大切な薬であると理解いただいていると感じる。医療者側は患者・患者家族の発言を傾聴し、言葉の裏にある想いを汲み取ることが大切である。

移植に関する費用について

運よく保険適用後のタイミングで移植を受けられましたので、治療費用については特に負担を感じてはいません。ただ、術後は長期の入院や定期的な通院が必要だったので、移植実施施設から離れた場所に住んでいる方には（私たちと同じように）、移動費（交通費）や（付き添いでない家族の）宿泊費用の負担が大きいと感じます。

時間的負担、体力的負担、経済的負担、心理的負担など、さまざまな負担を乗り越えて未

来の時間が拓かれていくことを、医療者側も認識することが大切である。

おわりに

　腸管不全患者支援のための、腸管リハビリテーションプログラムが今後全国に広がっていくことを期待したい。腸管不全患者の小腸移植適応段階には、肝臓移植の必要性も生じていることが多い。肝・小腸同時移植の実績も増え、かつ慢性拒絶が克服され、術後患者の長期予後がさらに改善されることが望まれる。

参考文献

1）Roberts AJ, Wales PW, Beath SV, et al：An international multicenter validation study of the Toronto listing criteria for pediatric intestinal transplantation. Am J Transplant 22：2608-2615, 2022. doi：10.1111/ajt.17150.
2）Muto M, Kaji T, Onishi S, et al：An overview of the current management of short-bowel syndrome in pediatric patients. Surgery Today 52：12-21,2022. doi：10.1007/s00595-020-02207-z.

3 移植人生における メンタルケアと日常生活

POINT!

① 移植後のさまざまな問題を解決していくには、医療者と患者・家族が双方向的な関係を築くことが不可欠である。

はじめに

　小腸移植は、静脈栄養（PN）からの離脱を可能とし、腸管不全患者の予後や生活の質（QOL）を向上させる根治的な治療法である。手術後は、経過が順調であれば数ヵ月程度で退院が可能だが、PNの離脱までには、消化管変更手術やストーマ閉鎖術など、段階的な手術や処置が必要になるため、経過が順調であっても長期的な治療を要する（図8）。その間には、食事や（経腸および静脈）栄養、ストーマや排便管理、他臓器よりも頻度が高いとされる拒絶反応の治療を含む免疫抑制療法や合併症など、数多くの留意点がある。さらに、これらは患者やその家族の生活や社会的、精神的な状況にも影響するため、患者・家族と医療者との双方向的な関係性に基づいた診療が重要である。

メンタルケア

　小腸移植後の患者が抱える精神的な問題は、原疾患による要因と移植後による要因の2つに大別される（表8）。多くの場合、複数化した背景をもつ患者や家族に対して、移植後からではなく移植を考える時期から精神的、心理的問題に対し、携わる精神科医師、リエゾン、臨床心理士、チャイルド・ライフ・スペシャリストなどの他職種との協働を図りながら長期

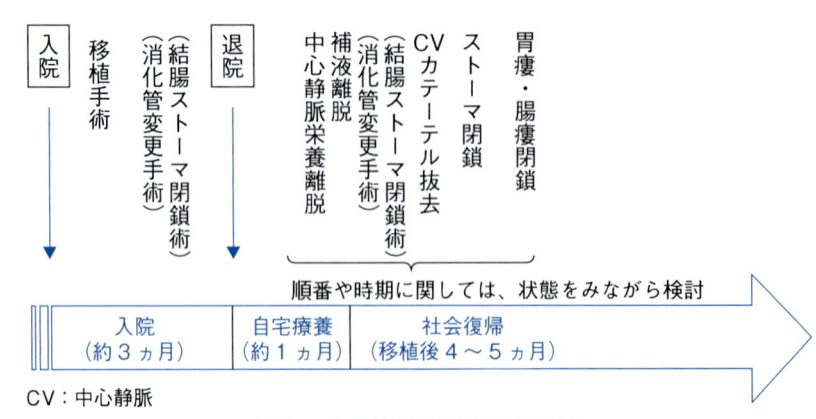

CV：中心静脈

図8. 小腸移植術後経過の概要

表8. 小腸移植患者にかかわる精神的要因

原疾患による要因
・病脳期間が長期である
・慢性疼痛
・長期にわたる日常生活の制限（食事制限、行動制限など）
・学校、職場などの集団での活動制限や経験不足

移植による制限
・ストーマ造設、胃瘻・腸瘻造設によるボディイメージの変化
・苦痛を伴う医療的処置や治療
・食生活の変化
・中・長期においても急性拒絶反応を発症する不安
・入院の長期化
・居住地を離れての療養生活

的に支援することが重要である。

日常生活

1. 復学就学

　小腸移植を必要とする患者の多くは、原疾患に伴う成長発育障害や医療的ケアを受ける必要性から特別支援学校や特別支援学級で学んでいる。移植後の復学のタイミングは、免疫抑制薬やステロイドの内服量や移植腸管の状態、合併症などに伴う全身状態が安定していれば退院後比較的早期より可能になるが、復学後も静脈栄養やストーマ管理などの医療ケアが必要である。学校側は必要に応じて新たな教員の調整や看護師配置などの準備を進めるため、早い段階から学校関係者とのカンファレンスの機会を設けるなど連携し、円滑に復学が行えるよう支援する（**表9**）。

2. 復職就労

「臓器提供・移植データブック2017」によれば、移植臓器が生着し生存している5例全例が、

表9. 医療者と学校関係者との情報共有項目

・移植後の経過、現在の状態
・学校での医療的ケア：服薬、静脈栄養・補液管理・CVカテーテル管理などの具体的ケア
・排泄：ストーマからの排便、トラブル時の対応方法
・食事制限
・登下校：通学方法、登下校時間
・授業：体育時の参加や制限、クラブ活動
・学校行事：運動会、課外授業、就学旅行
・感染症流行時の対応
・緊急時の対応・連絡先
・外来通院の頻度

CV：中心静脈

完全社会復帰を果たしていた[1]。移植後の復帰や再就職には通常、数ヵ月〜1年ほどを要するため、退院して一定期間の外来診療を継続しながら復職の準備を進めていく。病気休暇などの制度を使用し仕事を休んでいる場合には、職場の上司などと移植後の医療的処置の継続や外来通院の頻度、職場環境の整備や制限、復帰に向けて必要な諸手続きなどについての情報を共有しておく必要がある。また勤務時間についても、段階的に復帰するのか、フルタイムとして復帰するのかなどを職場と調整する。

3. 妊娠、出産

「臓器移植後妊娠・出産ガイドライン2021」によると、本邦での報告は2019年現在ないものの海外では小腸移植後に妊娠・出産に至った例が報告され、移植後少なくとも2年以上経過し、全身状態、腎機能、腸管機能や免疫抑制が安定していることを妊娠考慮の条件としている[2]。また、小腸移植後に児を設けた男性患者は報告されている[3]。

4. 費用、社会保障

脳死下小腸移植、生体小腸移植は、2018年よりいずれも保険診療になった。脳死下小腸移植においてはほかの臓器移植と同様に、日本臓器移植ネットワーク（JOT）への登録、斡旋費用および移植臓器の運搬に係る費用は患者の自己負担となる。一方、小腸移植を希望する患者は不可逆的腸管（小腸）不全の患者で、経腸栄養のみでは生命の維持、成長に必要な栄養や水分を腸管から吸収することができずPNの必要な病態であり、ほとんどの場合、推定エネルギー必要量に対するPNの依存度や小腸が切除された場合の残存空腸・回腸の長さに応じた等級の小腸機能障害の障害者手帳を有しており、障害者医療費助成制度（重度医療）により自己負担額を軽減できる。さらには移植後に日常生活の制限が大幅に改善された場合であっても等級は変わらない、もしくは1級への等級変更が可能である。ほかにも、18歳未満の慢性特発性偽性腸閉塞症、腸管神経節細胞僅少症、巨大膀胱短小腸結腸腸管蠕動不全症、短腸症候群、クローン病の患者においては小児慢性特定疾病医療費助成制度が、18歳以上で原疾患がクローン病、ヒルシュスプルング病（全結腸型または小腸型）、慢性特発性偽性腸閉塞症、腸管神経節細胞僅少症、巨大膀胱短小腸結腸腸管蠕動不全症であれば特定疾患医療費助成制度（指定難病）、それ以外の原疾患であれば自立支援医療（更生医療）が活用できる。小腸移植後にストーマを造設した際には、膀胱・直腸機能障害の申請が必要になる。居住地や収入によって活用可能な医療費助成制度が異なるため、医療ソーシャワーカーなどと連携しての支援が必要である（付録2「費用と社会保障」288頁参照）。

｜レシピエントコーディネーターの役割｜

レシピエントコーディネーターは、患者や家族が移植を考える時期から介入し、移植の決

定支援から移植後の遠隔期までの全過程における身体的・社会的・精神的・倫理的側面からアセスメントを行い、紹介元の医療機関や他職種と連携を図りながら継続した支援を行う。

1．意思決定支援

　小腸移植は、ほかの臓器移植に比べて非常に症例数が少なく、また限られた移植実施施設でのみ実施しているため、一般的には小腸移植に対する認識は薄く正確な情報が届きにくい。その中には、中・長期成績の問題、小腸移植を選択する時期にかかわる問題、ストーマ造設の必要性や多段階手術、急性拒絶反応に伴う治療の長期化などの問題なども含まれる。

　患者や家族へ正しい情報を提供し、正確な情報をもとに患者自身が自発的に小腸移植を希望する/しないの意思決定をできるよう支援を行う必要がある。患者がたとえ移植を希望しないという選択をした場合でも、かかわりを断つのではなくその決定を尊重し、現状を維持するための治療の提供や病状、意思の変化に応じて、いつでも相談できる窓口としてかかわっていくことも重要になる。

2．待機中

　患者の状態を定期的に把握することにより腸管不全の合併症の進行を抑え、さらなる栄養状態の悪化を回避するため紹介元の医療機関と密な連携を図ることが重要である。また、患者は移植を希望した後も移植手術やその後の治療に対しての漠然とした不安や移植を受けることへの迷いなどをもっているため、患者の気持ちを傾聴しながら適合する突然の脳死ドナー情報の連絡に対しても移植を前向きに考えられるよう支援していく。また家族の支えは患者にとって大きな力となるため家族のサポート体制は定期的に確認する。

3．周術期

　移植前は、医療的ケアや日常生活の大部分を家族や医療者へ依存した生活を過ごしていた患者に対しても、移植後においては主体的に服薬管理、感染予防、栄養管理、ストーマ管理や胃瘻・腸瘻の管理などが行えるように指導し、患者のセルフケア能力の獲得に努める。また、治療による身体的苦痛や精神的苦痛、社会的苦痛に対するメンタルケアも必要である。

4．遠隔地より紹介された患者に対して

　遠隔地より移植のために紹介された患者の場合には、退院後、病状の落ち着いた時点でもとの居住地へ戻り、紹介元の医療機関で定期的に経過観察されることが多い。専門的な治療や必要な緊急時の対応として居住地の近隣で小腸移植実施施設との協力体制を整えておく必要があり、退院可能な状態となった時点で、患者・家族が居住地に戻っても安心して過ごせるよう各施設の医療スタッフへ移植後の医療的ケアや日常生活における注意点などの情報を提供する。

また遠隔地においても患者、家族からの日常生活における相談・指導やメンタルケアなどの支援を継続し、緊急時の対応、紹介元の医療機関や緊急対応を担当する移植実施施設の医療スタッフとの窓口となり連絡調整を行う。

文献

1）日本臓器移植ネットワーク：第14章　小腸移植. 臓器提供・移植データブック 2017, p527, 2017.
2）日本移植学会臓器移植後妊娠・出産ガイドライン策定委員会：第3章 臓器移植後の妊娠・出産 3-6小腸. 臓器移植後妊娠・出産ガイドライン2021, pp105-113, 2021.
3）日本移植学会臓器移植後妊娠・出産ガイドライン策定委員会：第7章 男性の臓器移植患者のパートナーの妊娠について. 臓器移植後妊娠・出産ガイドライン2021, pp147-152, 2021.

付　録

■ 心臓移植

　心臓移植の術式は、以前はドナーの右房をレシピエントの右房に吻合する方法が主であったが、近年は上大静脈と下大静脈（に近い右房）をそれぞれ吻合する両大静脈法（わが国ではその変法）が主流となっている。摘出心の虚血時間（4時間未満が望ましい）が予後に影響するため、綿密な手術計画に加えてドナーチームとレシピエントチームの緊密な連絡が必須である。胸骨正中切開で行い、吻合は通常は左房より始め、右房（または上・下大静脈）、肺動脈、大動脈を吻合する。現在は、ほとんどの症例に植込型補助人工心臓（ventricurarassist device；VAD）が装着されているため、移植時に植込型VAD も同時に取り出すことになるが、高度の癒着や投与されていた抗血栓薬の内服のため止血に時間を要したり、再開胸になることもある。

■ 肺移植

　肺移植の術式（片肺移植、両肺移植）により、手術の体位や皮膚切開が異なる。両肺移植の場合、皮膚切開は体前面を横断する。

　ドナー肺の気管支とレシピエントの気管支を吻合し、肺動脈吻合を行う。通常、脳死肺移植では肺静脈吻合はドナーおよびレシピエントの左心房を吻合する。

■ 肝臓移植

　レシピエントの上腹部を逆T字切開し、肝を摘出したうえで左葉グラフト（移植臓器）の場合は正中、右葉グラフトの場合は右横隔膜窩腔に移植される。脳死肝臓移植の全肝移植の場合は、固有肝の位置に移植される。

■ 腎臓移植

　レシピエントの右下腹部に約20 cm程度の弓状切開を入れ、通常は右腸骨窩に移植する。

■ 膵臓移植

1．膵臓移植（約80％は膵腎同時移植、約15％は腎移植後膵臓移植）

　ドナーから提供された膵臓と十二指腸の一部を、通常は右外腸骨動静脈につないで移植する。膵臓からの膵液を排出するために、移植した十二指腸と患者の小腸（もしくは膀胱）をつなぐ必要がある。膵臓と腎臓を同時に移植する場合は、左側の血管に腎臓をつないで移植する。通常は患者の膵臓や腎臓を摘出することはない。

2．膵島移植

　膵島移植は膵臓から膵島だけを分離して移植する組織（細胞）移植で、局所麻酔で超音波ガイド下に肝臓の血管（門脈）に体外からカテーテル（管）を留置し、膵島を点滴の要領により輸注（移植）する。全身麻酔にて行う臓器移植と異なり局所麻酔下に実施でき、侵襲は小さく、また移植術に伴う合併症の発生も少ない。

　移植する膵島は、膵島分離、という作業により調製される。膵島分離では、膵臓に消化酵素を作用させて細かい膵組織とし（膵臓消化）、膵臓のほとんどを占めている膵外分泌腺を除去して膵島のみを集める（膵島純化）。膵島分離の結果、質が高い十分な膵島収量が得られた場合にのみ膵島移植を行う。

　膵島移植は、分離した膵島を点滴用バッグに入れて、局所麻酔下に肝内門脈に挿入したカテーテル（管）より点滴の要領で膵島の移植を行う（図）。治療の所要時間は、カテーテル留置などに30分〜1時間、膵島の移植に30分〜1時間程度である。

　処置後一定時間は絶対安静が必要であるが、当日中に離床可能となる。

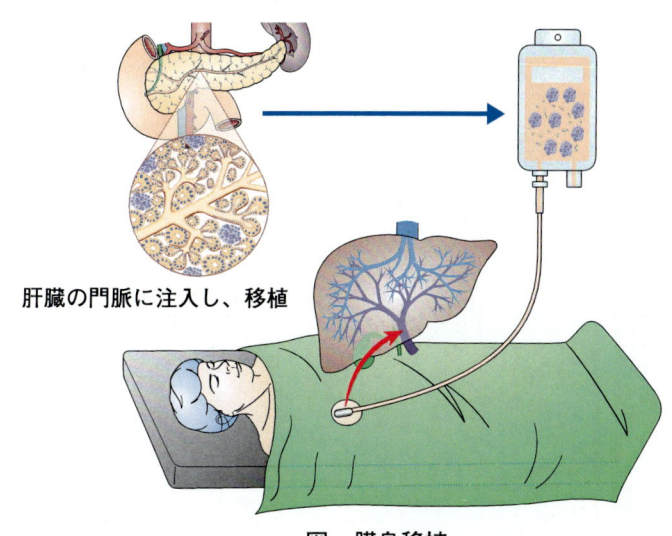

肝臓の門脈に注入し、移植

図．膵島移植

■ 小腸移植

　小腸移植の術式は、障害を受ける消化管の範囲、また腸管不全に伴う肝障害の進行度により、①小腸単独移植、②肝・小腸同時移植、③多臓器移植、に大別される。なお、多臓器移植を本邦において実施することは困難な状況である。臓器は脳死ドナーから提供を受けることが主流であるが、生体ドナーから部分小腸の提供を受ける場合もある。また、移植する腸管に大腸を含める場合もある。

　レシピエントの上・下腹部正中切開にて行い、術後の移植腸管の内視鏡検査のために腸瘻（ストーマ）を造設する。移植腸管の機能が安定すれば移植後一定期間後に腸瘻閉鎖を行う。

参考文献　1）　日本移植学会Transplant Physician委員会（編）：必携 内科医のための臓器移植診療ハンドブック．ぱーそん書房，東京，2023．

※ここに記している内容は2024年8月時点のものであり、その後変更されている可能性があります。また、各都道府県や市町村により異なる場合がありますので、詳細につきましては各移植施設のソーシャルワーカーなど担当部署に必ずご確認ください。

	心臓移植	肺移植	
臓器提供タイプ	脳死下	脳死下	生体
対象者	レシピエント	レシピエント	ドナー
全般	A. 高額療養費制度の限度額適用認定証（要申請）で自己負担額を軽減できる。 【適用となる制度】 高額療養費制度・限度額適用認定証 健康保険の制度。医療費（診療・検査・手術など）の自己負担額（1～3割）は、一定の基準額（所得状況により異なる）を超えて支払った場合、健康保険の窓口から、申請により基準額を超えた金額を高額療養費として後から戻してもらうことができる。限度額適用認定証は、手続きによりあらかじめ一定の基準額（上限額）までの支払いとすることができ、自己負担額を軽減できる制度。 【キーポイント】 限度額適用認定証は手続きをした月の1日までさかのぼって適用となる。ただし手続きが翌月となった場合、前月分は適用できないため、いったん自己負担額（1～3割）を支払った後、通常の高額療養費として戻してもらうことになる。		
待機中	A. 高額療養費制度の限度額適用認定証（要申請）で自己負担額を軽減できる。 ※上記参照 以下、「移植時」「移植後」においても公費助成制度が適用できない場合などに活用できる。	A. 高額療養費制度の限度額適用認定証（要申請）で自己負担額を軽減できる。 ※上記参照 以下、「移植時」「移植後」においても公費助成制度が適用できない場合などに活用できる。	C. 移植前検査（生体ドナー） 生体ドナー候補者は移植成立前の各種検査は保険適応外で自費診療になる。 レシピエントと生体ドナー候補（以下ドナー候補）の2名分の医療費を考える必要がある。 ※移植後に検査費用などは返金される。 レシピエント、ドナー候補の両者がすべての検査に合格して生体肺移植が成立すると、HLA検査、クロスマッチなどの検査も含め、ドナーの術前診療・検査、手術の費用は、レシピエントの保険適応になり、レシピエントの保険で支払われる。 なお、移植実施施設以外で受けた検査は自費となるが、後から払い戻してもらうことができる。ただし、術前検査で問題があった場合、移植手術に至らなかった場合、もしくはドナー不適格あるいは治療が必要な疾患が発見された場合はドナーの実費負担となる。入院中の個室などの室料差額はド★、に請求される

時期	項目・内容	
待機中	**B-1. 公費助成となる制度で自己負担額が軽減される。** 【適用となる制度】 ①身体障害者手帳による障害者医療費助成制度（重度医療）※1 ②難病医療費助成制度※2 ③小児慢性特定疾病医療費助成制度※3 上記①〜③は病状や年齢などにより対象は異なる。 【キーポイント】 ②難病医療費助成制度と③小児慢性特定疾病医療費助成どちらも対象疾患の場合は、③小児慢性特定疾病医療費助成制度が優先（自己負担額が半額）となる。	**D. 組織適合検査など** 適応判定に必要な登録前検査（保険診療）、組織適合性検査（HLA検査）（自己負担）がある。
登録時	**E. 日本臓器移植ネットワーク（JOT）登録費用** 登録費用として新規登録料が30,000円、更新料が毎年5,000円（生活保護世帯、住民税の非課税世帯は所定の手続きにより免除になる）。	
移植時	**F. 臓器搬送費・摘出医師派遣費用** 臓器摘出時の医師派遣にかかる交通費や臓器搬送費などは、全額自己負担した後、加入されている各健康保険（協会けんぽ・健康保険組合、国民健康保険など）に療養費、移送費として申請をすることで7割程度（自己負担割合が3割の場合）が還付される。 【キーポイント】 あらかじめ加入している各健康保険などに相談しておくとよい。	**G-1. 生体ドナーの医療費（手術費）** 生体ドナーにかかる手術費用はレシピエントの健康保険から支払われ、ドナーの費用負担はない。 ただし、生体ドナーに発生した合併症に対する費用は、レシピエントの治療費には含まれず、生体ドナー自身の治療費となることがある。

B-1. 公費助成となる制度で自己負担額が軽減される。
【適用となる制度】
①身体障害者手帳による障害者医療費助成制度（重度医療）※1
②難病医療費助成制度※2
③小児慢性特定疾病医療費助成制度※3
上記①〜③は病状や年齢などにより対象は異なる。
【キーポイント】
②難病医療費助成制度と③小児慢性特定疾病医療費助成どちらも対象疾患の場合は、③小児慢性特定疾病医療費助成制度が優先（自己負担額が半額）となる。
D. 組織適合検査など
適応判定に必要な登録前検査（保険診療）、組織適合性検査（HLA検査）（自己負担）がある。
E. 日本臓器移植ネットワーク（JOT）登録費用
登録費用として新規登録料が30,000円、更新料が毎年5,000円（生活保護世帯、住民税の非課税世帯は所定の手続きにより免除になる）。
F. 臓器搬送費・摘出医師派遣費用
臓器摘出時の医師派遣にかかる交通費や臓器搬送費などは、全額自己負担した後、加入されている各健康保険（協会けんぽ・健康保険組合、国民健康保険など）に療養費、移送費として申請をすることで7割程度（自己負担割合が3割の場合）が還付される。
【キーポイント】
あらかじめ加入している各健康保険などに相談しておくとよい。

	心臓移植	肺移植	
臓器提供タイプ	脳死下	脳死下	生体
対象者	レシピエント	レシピエント	ドナー
移植時	B-2. 公費助成制度で自己負担額が軽減される。 移植手術にかかる医療費 【適用となる制度】 ①身体障害者手帳による障害者医療費助成制度（重度医療）※1 ②難病医療費助成制度※2 ③小児慢性特定疾病医療費助成制度※3 ④自立支援医療（更生医療）※4 ⑤自立支援医療（育成医療）※5 上記①〜⑤は病状や年齢などにより対象は異なる。 【キーポイント】 自立支援医療（更生医療）は入院前の申請が原則であるが、心臓手術など緊急の場合は入院後（術前）の申請や身体障害者手帳との同時申請も認められる場合がある。 自立支援医療（育成医療）の申請には身体障害者手帳の有無は問われない。	B-2. 公費助成制度で自己負担額が軽減される。 移植手術にかかる医療費 【適用となる制度】 ①身体障害者手帳による障害者医療費助成制度（重度医療）※1 ②難病医療費助成制度※2 ③小児慢性特定疾病医療費助成制度※3 上記①〜③は病状や年齢などにより対象は異なる。 【キーポイント】 自立支援医療（更生医療、育成医療）は肺移植手術は適用外。	
移植後	B-3. 公費助成制度で自己負担額が軽減される。 退院後の診療・検査・処置・内服（免疫抑制薬など）にかかる医療費 【適用となる制度】 ①身体障害者手帳による障害者医療費助成制度（重度医療）※1 ②難病医療費助成制度※2 ③小児慢性特定疾病医療費助成制度※3 ④自立支援医療（更生医療）※4 ⑤自立支援医療（育成医療）※5 上記①〜⑤は病状や年齢などにより対象は異なる。	B-3. 公費助成制度で自己負担額が軽減される。 退院後の診療・検査・処置・内服（免疫抑制薬など）にかかる医療費 【適用となる制度】 ①身体障害者手帳による障害者医療費助成制度（重度医療）※1 ②難病医療費助成制度※2 ③小児慢性特定疾病医療費助成制度※3 上記①〜③は病状や年齢などにより対象は異なる。	G-2. 生体ドナーの医療費（退院後） 退院後の定期的な経過観察検査や合併症に対する医療費は生体ドナーが加入されている健康保険の適用となる。

【キーポイント】 移植後の抗免疫療法を必要とする期間は身体障害者手帳は 1 級に該当。	【キーポイント】 ①移植後の抗免疫療法を必要とする間は身体障害者手帳は 1 級に該当。 ②自立支援医療（更生医療、育成医療）は肺移植手術は適用外。
H. コーディネート経費	H. コーディネート経費
移植から 3 ヵ月が経過した時点で日本臓器移植ネットワーク（JOT）へコーディネーター料として100,000円を支払う（住民税の非課税世帯や生活保護を受給している場合は、JOTへ免除申請を行うことで支払いが免除）。	移植から 3 ヵ月が経過した時点で日本臓器移植ネットワーク（JOT）へコーディネーター料として100,000円を支払う（住民税の非課税世帯や生活保護を受給している場合は、JOTへ免除申請を行うことで支払いが免除）。

※ 1：所得制限や等級および年齢制限の有無、助成および助成方法は居住地域による。
※ 2：国が指定した疾患について医療費の自己負担額を所得に応じて軽減できる制度。
※ 3：18歳未満（20歳まで延長可能）で国が指定した疾患について、医療費の自己負担額を所得に応じて軽減できる制度。
※ 4：身体障害者手帳取得者が手術などを受ける場合、所得に応じて自己負担額を軽減できる。腎臓、小腸は手術および抗免疫療法、心臓や肝臓は移植後の抗免疫療法は 1 度かつ継続「対象で、自己負担額の上限は最大で月額 2 万円までとなる。
※ 5：18歳未満で手術などにかかる自己負担額を軽減できる。身体障害者手帳の有無は問われない。世帯の所得状況に応じた段階的な自己負担となる。

291

臓器提供タイプ	肝臓移植		腎臓移植	
	脳死下	生体	脳死下・心停止後(献腎移植)	生体
対象者	レシピエント	ドナー	レシピエント	ドナー
全般	A. 高額療養費制度の限度額適用認定証(要申請)で自己負担額を軽減できる。 【適用となる制度】 高額療養費制度・限度額適用認定証 高額療養費の制度。医療費(診療・手術など)の自己負担額(1〜3割)は、一定の基準額(所得状況により異なる)を超えて支払った場合、健康保険の窓口から、申請により基準額を超えた金額を高額療養費として後から戻ることができる。限度額適用認定証は、手続きによりあらかじめ一定の基準額(上限額)までの支払いとすることができ、自己負担額を軽減できる制度。 【キーポイント】 限度額適用認定証は手続きをした月の1日までさかのぼって適用となる。ただし手続きが翌月となった場合、前月分は適用できないため、いったん自己負担額(1〜3割)を支払った後、通常の高額療養費として戻してもらうことになる。		A. 高額療養費制度の限度額適用認定証(要申請)で自己負担額を軽減できる。	
待機中	A. 高額療養費制度の限度額適用認定証(要申請)で自己負担額を軽減できる。 ※上記参照 以下、「移植時」「移植後」においても公費助成制度が適用できない場合などに活用できる。	C. 移植前検査(生体ドナー) 生体ドナー候補者は移植成立前の各種検査は保険適応外で自費診療になる。レシピエントと生体ドナー候補(以下ドナー候補)の2名分の医療費を考える必要がある。 ※移植後に検査費用などは返金される。レシピエント、ドナー候補の両者がすべての検査に合格して生体肝移植が成立すると、HLA検査、クロスマッチなどの検査も含め、ドナーの術前診療・検査、手術の費用は、レシピエントの保険適応になり、レシピエントの保険で支払われる。なお、移植施設以外で受けた検査は自費となるが、後から払い戻してもらうことができる。ただし、術前検査に至らなかった場合、もしくはドナー不適格あるいは治療が必要な疾患が発見された場合はドナーの実費負担となる。入院中の個室などの全料金はドナーに請求される。	A. 高額療養費制度の限度額適用認定証(要申請)で自己負担額を軽減できる。 ※上記参照 以下、「移植時」「移植後」においても公費助成制度が適用できない場合などに活用できる。	C. 移植前検査(生体ドナー) 生体ドナー候補者は移植成立前の各種検査は保険適応外で自費診療になる。レシピエントと生体ドナー候補(以下ドナー候補)の2名分の医療費を考える必要がある。 ※移植後に検査費用などは返金される。レシピエント、ドナー候補の両者がすべての検査に合格して生体腎移植が成立すると、HLA検査、クロスマッチなどの検査も含め、ドナーの術前診療・検査、手術の費用は、レシピエントの保険適応になり、レシピエントの保険で支払われる。なお、移植施設以外で受けた検査は自費となるが、後から払い戻してもらうことができる。ただし、術前検査に至らなかった場合、もしくはドナー不適格あるいは治療が必要な疾患が発見された場合は治療中の個室などの実費負担はドナーの実費負担となる。

減される。

	待機中	登録時

待機中

【適用となる制度】
①身体障害者手帳による障害者医療費助成制度 ※1
②難病医療費助成制度 ※2
③小児慢性特定疾病医療費助成制度 ※3
④自立支援医療（更生医療）※4
⑤自立支援医療（育成医療）
⑥特定疾病療養受療証 ※6
上記①～④と⑥は病状や年齢などにより対象は異なる。

【キーポイント】
人工透析導入中の場合、身体障害者手帳は1級。人工透析未導入の場合は、基準に応じた等級となり、特定疾病療養受療証や自立支援医療（更生医療）は対象外。
②難病医療費助成制度と③小児慢性特定疾病医療費助成制度どちらも対象疾患の場合は、③小児慢性特定疾病医療費助成制度が優先（自己負担額が半額）となる。
人工透析の医療費に対し、生活保護世帯の場合、④自立支援医療（更生医療）の適用となる。

登録時

D. 組織適合検査など
適応判定に必要な登録前検査（保険診療）、組織適合性検査（HLA検査）（自己負担）がある。
※腎移植の場合、自治体によっては検査費用の一部について助成あり。

E. 日本臓器移植ネットワーク（JOT）登録費用
登録費用として新規登録料が30,000円、更新料が毎年5,000円（生活保護世帯、住民税の非課税世帯は所定の手続きにより免除になる）。

減される。

【適用となる制度】
①身体障害者手帳による障害者医療費助成制度 ※1
②難病医療費助成制度 ※2
③小児慢性特定疾病医療費助成制度 ※3
上記①～③は病状や年齢などにより対象は異なる。

【キーポイント】
②難病医療費助成制度と③小児慢性特定疾病医療費助成制度どちらも対象疾患の場合は、③小児慢性特定疾病医療費助成制度が優先（自己負担額が半額）となる。

D. 組織適合検査など
適応判定に必要な登録前検査（保険診療）、組織適合性検査（HLA検査）（自己負担）がある。

E. 日本臓器移植ネットワーク（JOT）登録費用
登録費用として新規登録料が30,000円、更新料が毎年5,000円（生活保護世帯、住民税の非課税世帯は所定の手続きにより免除になる）。

臓器提供タイプ	肝臓移植		腎臓移植	
	脳死下	生体	脳死下・心停止後（献腎移植）	生体
対象者	レシピエント	ドナー	レシピエント	ドナー
移植時	F. 臓器搬送費・摘出医師派遣費用 臓器摘出時の医師派遣にかかる交通費や臓器搬送費などは、全額自己負担した後、加入されている各健康保険（協会けんぽ・健康保険組合、国民健康保険など）に療養費、移送費として申請をすることで7割程度（自己負担割合が3割の場合）が還付される。 【キーポイント】 あらかじめ加入している各健康保険などに相談しておくとよい。	G-1. 生体ドナーの医療費（手術費） 生体ドナーにかかる手術費用はレシピエントの健康保険から支払われ、ドナーの費用負担はない。 ただし、生体ドナーに発生した合併症に対する費用は、レシピエントの治療費には含まれず、生体ドナー自身の治療費となることがある。	F. 臓器搬送費・摘出医師派遣費用 臓器摘出時の医師派遣にかかる交通費や臓器搬送費などは、全額自己負担した後、加入されている各健康保険（協会けんぽ・健康保険組合、国民健康保険など）に療養費、移送費として申請をすることで7割程度（自己負担割合が3割の場合）が還付される。 【キーポイント】 あらかじめ加入している各健康保険などに相談しておくとよい。	G-1. 生体ドナーの医療費（手術費） 生体ドナーにかかる手術費用はレシピエントの健康保険から支払われ、ドナーの費用負担はない。 ただし、生体ドナーに発生した合併症に対する費用は、レシピエントの治療費には含まれず、生体ドナー自身の治療費となることがある。
	B-2. 公費助成制度で自己負担額が軽減される。 移植手術にかかる医療費 【適用となる制度】 ①身体障害者手帳による障害者医療費助成制度（重度医療）[※1] ②難病医療費助成制度[※2] ③小児慢性特定疾病医療費助成制度[※3] ④自立支援医療（更生医療）[※4] ⑤自立支援医療（育成医療）[※5] 上記①～⑤は病状や年齢などにより対象は異なる。 【キーポイント】 自立支援医療（更生医療）は入院前の申請が原則。 自立支援医療（育成医療）の申請には身体障害者手帳の有無は問われない。		B-2. 公費助成制度で自己負担額が軽減される。 移植手術にかかる医療費 【適用となる制度】 ①身体障害者手帳による障害者医療費助成制度（重度医療）[※1] ②難病医療費助成制度[※2] ③小児慢性特定疾病医療費助成制度[※3] ④自立支援医療（更生医療）[※4] ⑤自立支援医療（育成医療）[※5] ⑥特定疾病療養受療証[※6] 上記①～⑥は病状や年齢などにより対象は異なる。 18歳以上で透析未導入（先行的腎臓移植）の場合は、身体障害者手帳（基準に応じた等級）を取得のうえ、自立支援医療（更生医療）の適用を受けることができる。	

	B-3. 公費助成制度で自己負担額が軽減される。	G-2. 生体ドナーの医療費（退院後）	自立支援医療（更生医療）は入院前の申請が原則。 自立支援医療（育成医療）の申請には身体障害者手帳の有無は問われない。
移植後	退院後の診療・検査・処置・内服（免疫抑制薬など）にかかる医療費 【適用となる制度】 ①身体障害者手帳による障害者医療費助成制度（重度医療）※1 ②難病医療費助成制度※2 ③小児慢性特定疾病医療費助成制度※3 ④自立支援医療（更生医療）※4 ⑤自立支援医療（育成医療）※5 上記①〜⑤は病状や年齢などにより対象は異なる。 【キーポイント】 移植後の抗免疫療法を必要とする期間は身体障害者手帳は1級に該当。 H. コーディネート経費 移植から3ヵ月が経過した時点で日本臓器移植ネットワーク（JOT）へコーディネーター料として100,000円を支払う（住民税の非課税世帯や生活保護を受給している場合は、JOTへ免除申請を行うことで支払いが免除）。	退院後の定期的な経過観察検査や合併症に対する医療費は生体ドナーが加入されている健康保険の適用となる。	退院後の定期的な経過観察検査や合併症に対する医療費は生体ドナーが加入されている健康保険の適用となる。

※1：所得制限や等級制限の有無、助成および助成方法は居住地域による。
※2：国が指定した疾患について医療費の自己負担を所得に応じて軽減できる制度。
※3：18歳未満（20歳まで延長可能）で国が指定した疾患について、医療費の自己負担額を所得に応じて軽減できる。所得に応じて自己負担を軽減できる。
※4：身体障害者手帳取得者が手術などを受ける場合。腎臓は手術後および抗免疫療法。心臓や肝臓は移植後の抗免疫療法は「重度かつ継続」対象で、自己負担額を軽減できる。
※5：18歳未満で身体障害者手帳などにかかる自己負担を軽減できる。世帯の所得状況に応じた段階的な自己負担となる。
※6：健康保険による制度。人工透析にかかる自己負担の上限が月額1万円または2万円までとなる。

	膵臓移植	小腸移植
臓器提供タイプ	脳死下	脳死下
対象者	レシピエント	レシピエント
全般	A. 高額療養費制度の限度額適用認定証（要申請）で自己負担額を軽減できる。 【適用となる制度】 高額療養費制度・限度額適用認定証 健康保険の制度。医療費（診療・検査・手術など）の自己負担額（1〜3割）は、一定の基準額（所得状況により異なる）を超えて支払った場合、健康保険の窓口から、申請により基準額を超えた金額を高額療養費として後から戻してもらうことができる。限度額適用認定証は、手続きによりあらかじめ一定の基準額（上限額）までの支払いとすることができ、自己負担額を軽減できる制度。 【キーポイント】 限度額適用認定証は手続きをした月の1日までさかのぼって適用となる。ただし手続きが翌月となった場合、前月分は適用できないため、いったん自己負担額（1〜3割）を支払った後、通常の高額療養費として戻してもらうことになる。	
待機中	A. 高額療養費制度の限度額適用認定証（要申請）で自己負担額を軽減できる。 ※上記参照 以下、「移植時」「移植後」においても公費助成制度が適用できない場合などに活用できる。	A. 高額療養費制度の限度額適用認定証（要申請）で自己負担額を軽減できる。 ※上記参照 以下、「移植時」「移植後」においても公費助成制度が適用できない場合などに活用できる。
	B-1. 公費助成制度で自己負担額が軽減される。 【適用となる制度】 （膵腎同時移植・腎臓移植後膵移植） 腎臓移植と同様の公費助成制度が適用される。 （膵臓単独移植） 20歳未満：1型糖尿病として小児慢性特定疾病医療費助成制度[※3]による公費助成の対象となる。ただし新規申請は18歳まで。 20歳以上：公費助成の対象にはならず通常の保険診療となる。 【キーポイント】 膵臓は身体障害者手帳の対象外。	B-1. 公費助成制度で自己負担額が軽減される。 【適用となる制度】 ①身体障害者手帳による障害者医療費助成制度（重度医療）[※1] ②難病医療費助成制度[※2] ③小児慢性特定疾病医療費助成制度[※3] 上記①〜③は病状や年齢などにより対象は異なる。 【キーポイント】 ②難病医療費助成制度と③小児慢性特定疾病医療費助成どちらも対象疾患の場合は、③小児慢性特定疾病医療費助成制度が優先（自己負担額が半額）となる。
	D. 組織適合検査など 適応判定に必要な登録前検査（保険診療）、組織適合性検査（HLA検査）（自己負担）がある。	

	E. 日本臓器移植ネットワーク（JOT）登録費用	E. 日本臓器移植ネットワーク（JOT）登録費用
登録時	登録費用として新規登録料が30,000円、更新料が毎年5,000円（生活保護世帯、住民税の非課税世帯は所定の手続きにより免除になる）。	登録費用として新規登録料が30,000円、更新料が毎年5,000円（生活保護世帯、住民税の非課税世帯は所定の手続きにより免除になる）。
移植時	F. 臓器搬送費・摘出医師派遣費用 臓器摘出時の医師派遣にかかる交通費や臓器搬送費などは、全額自己負担した後、加入されている各健康保険（協会けんぽ・健康保険組合、国民健康保険など）に療養費、移送費として申請をすることで7割程度（自己負担割合が3割の場合）が還付される。 【キーポイント】 あらかじめ加入している各健康保険などに相談しておくとよい。	F. 臓器搬送費・摘出医師派遣費用 臓器摘出時の医師派遣にかかる交通費や臓器搬送費などは、全額自己負担した後、加入されている各健康保険（協会けんぽ・健康保険組合、国民健康保険など）に療養費、移送費として申請をすることで7割程度（自己負担割合が3割の場合）が還付される。 【キーポイント】 あらかじめ加入している各健康保険などに相談しておくとよい。
	B-2. 公費助成制度で自己負担額が軽減される。 移植手術にかかる医療費 【適用となる制度】 （膵腎同時移植・腎臓移植後膵移植） 腎臓移植と同様の公費助成制度が適用される。 （膵臓単独移植） 20歳未満：1型糖尿病として小児慢性特定疾病医療費助成制度[※3]による公費助成の対象となる。ただし、新規申請は18歳まで。 20歳以上：公費助成の対象にはならず通常の保険診療となる。 【キーポイント】 膵臓は身体障害者手帳の対象外。	B-2. 公費助成制度で自己負担額が軽減される。 移植手術にかかる医療費 【適用となる制度】 ①身体障害者手帳による障害者医療費助成制度（重度医療）[※1] ②難病医療費助成制度[※2] ③小児慢性特定疾病医療費助成制度[※3] 上記①～③は病状や年齢などにより対象は異なる。

	小腸移植	膵臓移植
臓器提供タイプ	脳死下	脳死下
対象者	レシピエント	レシピエント
移植後	B-3. 公費助成制度での自己負担額が軽減される。 退院後の診療・検査・処置・内服（免疫抑制薬など）にかかる医療費 【適用となる制度】 ①身体障害者手帳による障害者医療助成制度※1（重度医療） ②難病医療費助成制度※2 ③小児慢性特定疾病医療費助成制度※3 上記①～③は病状や年齢などにより対象は異なる。 【キーポイント】 移植後の抗免疫療法を必要とする期間は身体障害者手帳は1級に該当。 H. コーディネート経費 移植から3ヵ月が経過した時点で日本臓器移植ネットワーク（JOT）へコーディネーター料として100,000円を支払う（住民税の非課税世帯や生活保護を受給している場合は、JOTへ免除申請を行うことで支払いが免除）。 小腸移植の生体については各移植実施施設のソーシャルワーカーなど、担当部署の方に確認ください。	B-3. 公費助成制度での自己負担額が軽減される。 退院後の診療・検査・処置・内服（免疫抑制薬など）にかかる医療費 【適用となる制度】 （膵腎同時移植・腎臓移植後膵移植） 腎臓移植と同様の公費助成制度が適用される。 （膵臓単独移植） 20歳未満：1型糖尿病として小児慢性特定疾病医療費助成制度※3による公費助成の対象となる。ただし新規申請は18歳まで。 20歳以上：公費助成の対象にはならず通常の保険診療となる。 【キーポイント】 膵臓は身体障害者手帳の対象外。 H. コーディネート経費 移植から3ヵ月が経過した時点で日本臓器移植ネットワーク（JOT）へコーディネーター料として100,000円を支払う（住民税の非課税世帯や生活保護を受給している場合は、JOTへ免除申請を行うことで支払いが免除）。 生体膵移植については主治医または各病院のソーシャルワーカーなど、担当部署の方に確認ください。

※1：所得制限や等級制限の有無、助成および助成方法は住地域による。

※2：国が指定した疾患について医療費の自己負担額を所得に応じて軽減できる制度。

※3：18歳未満（20歳まで延長可能）で国が指定した疾患について、医療費の自己負担額を所得に応じて軽減できる制度。

おわりに

　患者さんと医療側の、お互いの信頼関係を得るための「患者への説明」と「患者からの質問」のやりとりは医療を進める時にとても大切ですが、相互理解を深めることは意外に難しいものです。特に移植医療では、レシピエント、ドナー（生体においても）、そしてそれぞれの方々に家族がおられ、医療側には移植医、レシピエントコーディネーター、看護師、薬剤師など多職種のスタッフがかかわるため、全体としての情報共有と相互理解は重要です。

　この本が患者さんと医療者の相互理解と信頼関係のための第一歩となり、高品質な移植医療につながることを切に願っております。

2024年9月吉日

「移植人生のための患者・医療者マニュアル」副編集委員長
恵比寿ガーデンクリニック　院長
北里大学泌尿器科学　客員教授

吉田　一成

欧文索引

移植人生のための患者・医療者マニュアル

ISBN978-4-907095-91-8 C3047

令和6年9月12日　第1版発行

監　　修 ─── 一般社団法人 日本移植学会
　　　　　　　医療安全委員会
編集責任 ─── 布　田　伸　一
発 行 者 ─── 山　本　美　惠　子
印 刷 所 ─── 三　報　社　印　刷 株式会社
発 行 所 ─── 株式会社 ぱーそん書房
　　　　　　　〒101-0062 東京都千代田区神田駿河台2-4-4 (5 F)
　　　　　　　電話 (03) 5283-7009 (代表) /Fax (03) 5283-7010

Printed in Japan　　　　　　　　　　　　Ⓒ NUNODA Shinichi, 2024